国家卫生和计划生育委员会"十二五"规划教材

全国卫生职业教育教材建设指导委员会"十二五"规划教材

全国高职高专院校教材

供护理、助产专业用

U0324324

# 生 理 学

主　编　彭　波

副主编　杨桂染　郑向红

编　者（以姓氏笔画为序）

王　腾（大庆医学高等专科学校）

王　静（黑龙江护理高等专科学校）

杨　月（黑龙江中医药大学附属第一医院）

杨桂染（沧州医学高等专科学校）

吴惠文（山西医科大学汾阳学院）

郑向红（福建卫生职业技术学院）

徐　丽（莆田学院医学院）

高惠宁（哈尔滨医科大学附属肿瘤医院）

黄黎月（厦门医学高等专科学校）

彭　波（黑龙江护理高等专科学校）

鲁兴梅（甘肃省卫生学校）

樊　蓉（黑龙江护理高等专科学校）（兼秘书）

人民卫生出版社

图书在版编目（CIP）数据

生理学 / 彭波主编. —北京：人民卫生出版社，2014
ISBN 978-7-117-18474-8

Ⅰ. ①生…　Ⅱ. ①彭…　Ⅲ. ①人体生理学－高等职业
教育－教材　Ⅳ. ①R33

中国版本图书馆 CIP 数据核字（2013）第 292176 号

| 人卫社官网　www.pmph.com | 出版物查询，在线购书 |
|---|---|
| 人卫医学网　www.ipmph.com | 医学考试辅导，医学数据库服务，医学教育资源，大众健康资讯 |

生　理　学

主　　编：彭　波
出版发行：人民卫生出版社（中继线 010-59780011）
地　　址：北京市朝阳区潘家园南里 19 号
邮　　编：100021
E - mail：pmph @ pmph.com
购书热线：010-59787592　010-59787584　010-65264830
印　　刷：中国农业出版社印刷厂
经　　销：新华书店
开　　本：850×1168　1/16　　印张：14　　插页：8
字　　数：376 千字
版　　次：2014 年 1 月第 1 版　2014 年 1 月第 1 版第 1 次印刷
标准书号：ISBN 978-7-117-18474-8/R·18475
定　　价：39.00 元
打击盗版举报电话：010-59787491　E-mail：WQ @ pmph.com
（凡属印装质量问题请与本社市场营销中心联系退换）

# 修订说明

第一轮全国高职高专护理专业卫生部规划教材出版于 1999 年，是由全国护理学教材评审委员会和卫生部教材办公室规划并组织编写的"面向 21 世纪课程教材"。2006 年第二轮教材出版，共 23 种，均为卫生部"十一五"规划教材；其中 8 种为普通高等教育"十一五"国家级规划教材，《基础护理学》为国家精品教材。本套教材是我国第一套高职高专护理专业教材，部分教材的读者已超过百万人，为我国护理专业发展和高职高专护理人才培养作出了卓越的贡献！

为了贯彻全国教育工作会议、《国家中长期教育改革和发展规划纲要（2010—2020 年）》《教育部关于"十二五"职业教育教材建设的若干意见》等重要会议及文件精神，在全国医学教育综合改革系列精神指引下，在护理学成为一级学科快速发展的前提下，全国卫生职业教育护理类专业教材评审委员会于 2012 年开始全国调研，2013 年团结全国 25 个省市自治区 99 所院校的专家规划并共同编写完成第三轮教材。

第三轮教材的目标是"服务临床，立体建设，打造具有国内引领、国际领先意义的精品高职高专护理类专业教材"。本套教材的编写指导思想为：①坚持国家级规划教材的正确出版方向。②坚持遵循科学规律，编写精品教材。③坚持职业教育的特性和特色。④坚持护理学专业特色和发展需求，实现"五个对接"：与服务对象对接，体现以人为本、以病人为中心的整体护理理念；与岗位需求对接，贯彻"早临床、多临床、反复临床"，强化技能实训；与学科发展对接，更新旧的理念、理论、知识；与社会需求对接，渗透人文素质教育；与执业考试对接，帮助学生通过执业考试，实现双证合一。⑤坚持发挥教材评审委员会的顶层设计、宏观规划、评审把关的作用。⑥坚持科学地整合课程，构建科学的教材体系。⑦坚持"三基五性三特定"。⑧坚持人民卫生出版社"九三一"质量控制体系。⑨坚持"五湖四海"的精神，建设创新型编写团队。⑩坚持教学互长，教材学材互动，推动师资培养。

本套教材的特点为：

1. 教材体系创新　全套教材包括主教材、配套教材、网络增值服务平台、题库 4 个部分。主教材包括 2 个专业，即护理、助产；5 个模块，即职业基础模块、职业技能模块、人文社科模块、能力拓展模块、临床实践模块；38 种教材，其中修订 23 种，新编 15 种。以上教材均为国家卫生和计划生育委员会"十二五"规划教材，其中 24 种被确定为"十二五"职业教育国家规划教材立项选题。

2. 教材内容创新　本套教材设置了学习目标、导入情景 / 案例、知识拓展、课堂讨论、思考与练习等栏目，以适应项目学习、案例学习等不同教学方法和学习需求；注重吸收护理行业发展的新知识、新技术、新方法；丰富和创新实践教学内容和方法。

3. 教材呈现形式创新　本套教材根据高职高专护理类专业教育的特点和需求，除传统的纸质教材外，创新性地开发了网络增值服务平台，使教材更加生活化、情景化、动态化、形象化。除主教材外，开发了配合实践教学、护士执业考试的配套教材，实现了教材建设的立体化。

4. 教材编写团队创新　教材编写团队新增联络评审委员、临床一线护理专家，以保证教材有效的统筹规划，凸显权威性、实用性、先进性。

全套教材将于 2014 年 1 月出版，供全国高职高专院校使用。

# 教材目录

说明：

- 职业基础模块：分为传统和改革2个子模块，护理、助产专业任选其一。
- 职业技能模块：分为临床分科、生命周期、助产3个子模块，护理专业在前两个子模块中任选其一，助产专业选用第三个子模块。
- 人文社科模块：护理、助产专业共用。
- 能力拓展模块：护理、助产专业共用。
- 临床实践模块：分为护理、助产2个子模块，供两个专业分别使用。

| 序号 | 教材名称 | 版次 | 主编 | 所供专业 | 模块 | 配套教材 | 评审委员 |
|---|---|---|---|---|---|---|---|
| 1 | 人体形态与结构 | 1 | 牟兆新 夏广军 | 护理、助产 | 职业基础模块 I | √ | 路喜存 |
| 2 | 生物化学 | 1 | 何旭辉 | 护理、助产 | 职业基础模块 I | √ | 黄 刚 |
| 3 | 生理学 | 1 | 彭 波 | 护理、助产 | 职业基础模块 I | √ | 赵汉英 |
| 4 | 病原生物与免疫学※ | 3 | 刘荣臻 曹元应 | 护理、助产 | 职业基础模块 I | √ | 陈命家 |
| 5 | 病理学与病理生理学※ | 3 | 陈命家 丁运良 | 护理、助产 | 职业基础模块 I | √ | 吕俊峰 |
| 6 | 正常人体结构※ | 3 | 高洪泉 | 护理、助产 | 职业基础模块 II | √ | 巫向前 |
| 7 | 正常人体功能※ | 3 | 白 波 | 护理、助产 | 职业基础模块 II | √ | 巫向前 |
| 8 | 疾病学基础※ | 1 | 胡 野 | 护理、助产 | 职业基础模块 II | √ | 杨 红 |
| 9 | 护用药理学※ | 3 | 陈树君 秦红兵 | 护理、助产 | 职业基础模块 I、II 共用 | √ | 姚 宏 |
| 10 | 护理学导论※ | 3 | 李晓松 | 护理、助产 | 职业基础模块 I、II 共用 | | 刘登蕉 |
| 11 | 健康评估※ | 3 | 刘成玉 | 护理、助产 | 职业基础模块 I、II 共用 | √ | 云 琳 |
| 12 | 基础护理学※ | 3 | 周春美 张连辉 | 护理、助产 | 职业技能模块 I、II、III 共用 | √ | 姜安丽 |
| 13 | 内科护理学※ | 3 | 李 丹 冯丽华 | 护理、助产 | 职业技能模块 I、III 共用 | √ | 尤黎明 |
| 14 | 外科护理学※ | 3 | 熊云新 叶国英 | 护理、助产 | 职业技能模块 I、III 共用 | √ | 李乐之 党世民 |
| 15 | 儿科护理学※ | 3 | 张玉兰 | 护理、助产 | 职业技能模块 I、III 共用 | √ | 涂明华 |
| 16 | 妇产科护理学 | 3 | 夏海鸥 | 护理 | 职业技能模块 I | √ | 程瑞峰 |

续表

| 序号 | 教材名称 | 版次 | 主编 | 所供专业 | 模块 | 配套教材 | 评审委员 |
|---|---|---|---|---|---|---|---|
| 17 | 眼耳鼻咽喉口腔科护理学※ | 3 | 陈燕燕 | 护理、助产 | 职业技能模块Ⅰ、Ⅲ共用 | √ | 姜丽萍 |
| 18 | 母婴护理学 | 2 | 简雅娟 | 护理 | 职业技能模块Ⅱ | √ | 夏海鸥 |
| 19 | 儿童护理学 | 2 | 臧伟红 | 护理 | 职业技能模块Ⅱ | √ | 梅国建 |
| 20 | 成人护理学※ | 2 | 张振香 蔡小红 | 护理 | 职业技能模块Ⅱ | √ | 云 琳 |
| 21 | 老年护理学※ | 3 | 孙建萍 | 护理、助产 | 职业技能模块Ⅰ、Ⅱ、Ⅲ共用 | √ | 尚少梅 |
| 22 | 中医护理学※ | 3 | 温茂兴 | 护理、助产 | 职业技能模块Ⅰ、Ⅱ、Ⅲ共用 | √ | 熊云新 |
| 23 | 营养与膳食※ | 3 | 季兰芳 | 护理、助产 | 职业技能模块Ⅰ、Ⅱ、Ⅲ共用 | | 李晓松 |
| 24 | 社区护理学 | 3 | 姜丽萍 | 护理、助产 | 职业技能模块Ⅰ、Ⅱ、Ⅲ共用 | √ | 尚少梅 |
| 25 | 康复护理学基础 | 1 | 张玲芝 | 护理、助产 | 职业技能模块Ⅰ、Ⅱ、Ⅲ共用 | | 李春燕 |
| 26 | 精神科护理学※ | 3 | 雷 慧 | 护理、助产 | 职业技能模块Ⅰ、Ⅱ、Ⅲ共用 | √ | 李 莘 |
| 27 | 急危重症护理学※ | 3 | 王惠珍 | 护理、助产 | 职业技能模块Ⅰ、Ⅱ、Ⅲ共用 | | 李春燕 |
| 28 | 妇科护理学※ | 1 | 程瑞峰 | 助产 | 职业技能模块Ⅲ | √ | 夏海鸥 |
| 29 | 助产学 | 1 | 魏碧蓉 | 助产 | 职业技能模块Ⅲ | √ | 程瑞峰 |
| 30 | 优生优育与母婴保健 | 1 | 宋小青 | 助产 | 职业技能模块Ⅲ | | 夏海鸥 |
| 31 | 护理心理学基础※ | 2 | 李丽华 | 护理、助产 | 人文社科模块 | | 秦敬民 |
| 32 | 护理伦理与法律法规※ | 1 | 秦敬民 | 护理、助产 | 人文社科模块 | | 王 瑾 |
| 33 | 护理礼仪与人际沟通※ | 1 | 秦东华 | 护理、助产 | 人文社科模块 | | 秦敬民 |
| 34 | 护理管理学基础 | 1 | 郑翠红 | 护理、助产 | 能力拓展模块 | | 李 莘 |
| 35 | 护理研究基础 | 1 | 曹枫林 | 护理、助产 | 能力拓展模块 | | 尚少梅 |
| 36 | 传染病护理※ | 1 | 张小来 | 护理、助产 | 职业技能模块Ⅱ | √ | 尤黎明 |
| 37 | 护理综合实训 | 1 | 张美琴 邢爱红 | 护理、助产 | 临床实践模块Ⅰ、Ⅱ共用 | | 巫向前 |
| 38 | 助产综合实训 | 1 | 金庆跃 | 助产 | 临床实践模块Ⅱ | | 夏海鸥 |

注：凡标"※"者已被立项为"十二五"职业教育国家规划教材。

# 全国卫生职业教育护理类专业教材评审委员会名单

顾 问

  郭燕红 李秀华 尤黎明 姜安丽 涂明华

主 任 委 员

  巫向前 熊云新

副主任委员

  金中杰 夏海鸥

委 员（按姓氏拼音字母排序）

  陈命家 程瑞峰 党世民 黄 刚 姜丽萍
  李 莘 李春燕 李乐之 李晓松 刘登蕉
  路喜存 吕俊峰 梅国建 秦敬民 尚少梅
  王 瑾 杨 红 杨 军 姚 宏 云 琳
  赵汉英

## 主编简介与寄语

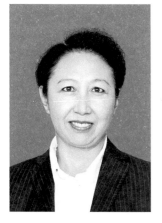

彭波，教授，现任黑龙江护理高等专科学校副校长。参加工作以来一直从事生理学的教学和研究工作。主编十余部国家规划教材和统编教材《生理学》、《解剖生理学基础》等；在国家级核心期刊上发表多篇论文；获国家、省级教科研成果奖多项。荣获黑龙江省政府特殊津贴专家待遇、生理学省级学科带头人、黑龙江省卫生系统首批有突出贡献中青年专家；曾荣获全省中等卫生学校优秀教育工作者，厅直优秀党务工作者、优秀党员、优秀教育工作者，全省卫生系统政风行风建设先进工作者，香坊区创新型妇女干部等荣誉称号。

兼任全国高职高专医药类专业教学资源建设专家委员会委员，黑龙江省生理科学会常务理事，黑龙江省医学会医学教育分会副主任委员，省卫生职业教育研究会解剖生理学分会副主任委员，省卫生职业教育研究会生理学分会主任委员，全省中等职业学校高级职务评审委员会副主任委员，黑龙江女医师协会副主任委员。

### 写给同学们的话——

护士是医者，更是传送爱的"白衣天使"。所以，同学们从学习医学基础知识开始，就要时刻感悟护士职业的真谛，练就精湛的护理技术，用爱心、用真情、用温柔和奉献，去实现"白衣天使"的人生价值追求。

# 前言

根据我国医药卫生事业和卫生职业教育发展的新形势和新要求,高素质卫生职业技术人才的培养目标已从应试教育向素质教育转变,从知识本位向能力本位转变,以保证医学生整体素质和服务能力的提升。本教材紧紧围绕高素质技能型护理人才培养目标的新要求,以学生的学习为中心,以先进护理理念为主线,以服务于护理职业岗位需求为宗旨,以"必需"、"够用"为尺度,突出职业道德与职业精神的培养,充分体现高等卫生职业教育的特色,并与护士执业资格考试紧密接轨,适合于三年制高职高专护理及助产专业师生使用。

本教材在编写过程中,遵循"三基"、"五性"、"四贴近"原则,体现职业教育"五个对接",力争做到让本教材更加实用、好用、管用、乐用、耐用。①实用:在内容选择上定位准确,符合专科层次认知规律和要求,并与执业护士考试紧密结合,努力做到"学生易学,老师易教"。②好用:各章正文之前,首先列出"学习目标",并且融知识、能力和素质目标于一体,给学生以正确的引导,着重培养学生的综合素质。③管用:增设"知识拓展"、"疾病链接"、"应用与实践"等特色栏目,把生理学知识与临床护理和生活实际紧密结合起来,提高学生的知识应用能力。④乐用:在各章的理论叙述之前,以"情景导入"为引导,提出相应的思考题,引领学生进行探究式学习。同时,根据教材的重点内容和学生的学习心理,精心设计能提高学生学习兴趣的文字作引言,激发学生主动学习和积极思考的欲望,引导学生积极探索机体生命的奥秘。⑤会用:本教材的整体结构设计注重授之以"渔",引导学生发现、掌握生理学知识本身蕴涵的规律,同时注重培养和训练学生独立获取信息、分析与解决问题的能力。⑥耐用:反映现代生理学最新进展,适当介绍著名生理学家获得生理成果的思路和过程,适当增添近年来人们关注的热点知识,体现科学精神与人文精神的结合,力争让本教材经得起时代的检验,成为学生终生学习的参考书。

在编写过程中我们参考了国内最新的生理学教材,得到了各参编学校的大力支持,尤其是黑龙江护理高等专科学校王怡平老师为本教材做了大量统稿工作。谨此一并致谢!

由于时间紧迫,加之编写水平有限,教材难免存在疏漏和不妥之处,恳请广大师生批评指正。

彭 波

2013 年 11 月

# 目 录

# 第一章 绪 论

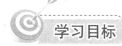

## 学习目标

1. 掌握生命活动的基本特征,内环境和稳态的概念及生理意义,生理功能的反馈控制。
2. 熟悉人体功能的调节方式。
3. 了解生理学的研究内容、研究水平及与医学和护理学的关系。
4. 运用本章所学基本知识,解释相关护理操作技术(如肌内注射)和日常生活现象。
5. 感悟生命的意义,懂得珍惜、尊重生命,自觉做生命的守护神和捍卫者。

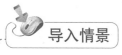

**情景描述:**

    56 岁的张阿姨,2 个月来一直照顾分娩的女儿,非常劳累。近日偶尔感觉心慌、胸闷,自行服药便可缓解。今日去超市购物,结账时发觉钱包被盗,顿时脸色苍白、呼吸急促、心跳加速,随后晕倒在地。这时在超市购物的两名医科大学的学生立即过来救助并拨打 120。查看发现张阿姨脉搏和呼吸已消失,便立刻采取胸外按压、人工呼吸等急救措施。很快张阿姨苏醒过来,呼吸和心跳恢复。此时 120 救护车也赶到,这两名医学生陪同张阿姨去了医院,并联系了张阿姨的家属。经医院检查诊断为冠心病、心律失常,需住院治疗。家属赶来后得知这些情况,非常感谢两位学生的救命之恩,但是他俩却没有留下姓名和联系方式,只是说"这是作为医学生应该做的",便离开了医院。

**请思考:**

1. 张阿姨为什么会突然晕倒并停止呼吸和心跳?
2. 通过张阿姨的经历,我们能获得哪些启示?
3. 从两位医学生身上,我们能够学到些什么?

    在这个世界上,最宝贵的财富是人的生命,而生命对每个人却只有一次。因此,每个人都应该懂得珍爱生命。19 世纪法国著名生理学家克劳德·伯尔纳(Claude Bernard)曾说过:"医学是关于疾病的科学,而生理学是关于生命的科学。"

## 第一节 生理学的任务和研究方法

### 一、生理学的任务

**(一)生理学的研究内容**

生理学是研究生物体生命活动规律的一门科学。生物体也称有机体,简称机体,泛指

1

自然界中包括人体在内的一切有生命的个体。生命活动即生命现象，如躯体运动、食物的消化和吸收、气体的吸入和呼出、血液循环、腺体分泌、代谢产物的排泄、大脑的思维活动、后代的繁衍等等。由于在人体内每种生命活动都起一定的作用，即实现一定的功能，所以，生理学的任务就是研究正常状态下人体及其各部分的功能，包括各种正常的生命现象、活动规律、产生机制、内外环境变化对这些功能活动的影响、以及机体所进行的调节，从而揭示各种生理功能在生命活动中的意义。

### （二）生理学与医学和护理学的关系

医学的任务是治疗和预防各种疾病，增进人体健康，提高生命质量，延长人的寿命。疾病和健康，都是生命的表现形式。人体出现的各种疾病，都是正常生命活动发生量变和质变的结果。只有全面掌握人体的正常功能活动规律，才能正确认识疾病的发生、发展规律，从而掌握防治疾病、促进康复的理论和技能，并进一步提出维护和促进健康、提高生命质量的措施。现代护理工作的范畴已从"以疾病为中心"的治疗型护理扩展到"以人的健康为中心"的整体护理，护理的目的是帮助病人恢复健康，帮助健康人提高健康水平。护理人员要根据护理对象的生理、心理、行为等各种因素，做出护理评估，进行护理诊断，制定护理计划，采取护理措施，进行健康指导等等。这些都要求护理人员具有坚实的生理学知识和技能，为进一步学好护理专业课及从事护理工作实践奠定必要的理论基础。

## 二、生理学的研究方法

生理学是一门实验性科学。大部分知识来自于生活和医疗实践以及动物实验，其中动物实验是生理学研究的基本方法。

### （一）生理学的实验方法

动物实验通常分为急性实验和慢性实验两类。急性实验是在动物麻醉状态下，通过手术暴露出要观察的组织器官，当即进行实验，周期较短。急性实验又可分为在体实验和离体实验两种方法。如果是在动物身上直接进行观察称为在体实验；若是将某一器官、组织或细胞从动物体内取出，在人工条件下进行观察称为离体实验。慢性实验是在动物清醒状态下进行，为了特定的实验目的，事先要给动物进行必要的手术等处理，待其康复后进行实验，周期较长，可反复进行。生理学的发展依赖于实验技术的进步和研究方法的创新。近些年来，随着放射性核素示踪、计算机、超速离心、电泳、色谱、磁共振等多种新技术的应用，以及信息论、控制论、系统论等理论和方法的问世，使生理学的研究日益深入和提高，尤其是以基因工程为核心的生物技术的迅猛发展，极大地推动了生理学理论的发展。

此外，在不损害健康，并得到受试者本人同意的情况下，可以进行人体实验。到目前为止，人体实验主要是进行人群资料调查，例如，人体血压、心率、肺通气量、血细胞数量的正常值等就是通过对大批人群采样，再对所得数据进行数据统计学分析而获得的。

#### 📶 知识拓展

#### 生理学鼻祖

早在 1628 年，英国医生威廉·哈维（William Harvey）首次应用动物实验的方法，即在多种动物身上采用活体解剖的方法，坚持用观察和实验代替主观的推测。经反复实验观察，第一次科学地阐明了血液循环的途径和规律，指出心脏是血液循环的中心，血液从心脏通过动脉流向各种组织，再经静脉流回心脏，形成闭路循环；并发表了著名的《心与血的运动》一书，这是历史上第一部基于实验证据的生理学著作，成为用实验方法解决生命科学和医学问题的典范。恩格斯在自然辩证法中这样写道："哈维由于发现了血液循环而把生理学（人体生理学和动物生理学）确立为一门科学。"因此，威廉·哈维被公认为生理学和实验医学的创始人。

### （二）生理学研究的不同水平

人体的结构和功能极其复杂，需要从三个不同的水平加以研究，即整体水平、器官和系统水平、细胞和分子水平。对人体生理功能的研究，首先是在器官和系统的水平上进行的，即观察和研究各个器官、系统的活动规律及其在整体生理功能中所起的作用，获得了大量的系统器官水平的生理学知识，构成了生理学的基本内容。人体各器官的功能是由构成该器官的组织细胞的特性决定的，而各种细胞的生理特性又取决于所含生物大分子的组成及其理化特性。因此，要揭开人体及其各器官功能的奥秘，就必须深入到细胞和分子水平，当今生命科学研究的重大课题——人类基因组计划，就属于这一水平的研究。人体是一个完整的统一体，人体的各种功能活动都是这个完整统一体的组成部分，相互联系、相互影响、相互协调，并与周围环境相适应。例如，剧烈运动时，为了适应骨骼肌活动增强的需要，在神经系统和内分泌系统的调节下，呼吸系统活动增强，呼吸加深加快，更多地吸入 $O_2$ 和排出 $CO_2$；心跳加强加快，运输更多的 $O_2$；消化、泌尿系统的活动相对减弱，保证心脏、脑、骨骼肌等组织优先获得血液供应。这些变化均有助于机体从整体上对运动状态的适应。因此，整体研究水平有助于研究人体功能的整体性和综合性。通过不同水平的研究，并将研究结果加以联系和综合，才能对人体的功能有更加全面、完整的认识。

## 第二节 生命活动的基本特征

生命活动的基本特征是指自然界中所有生物体均具有的最本质的共同特征，即生物体与非生物体之间最本质的区别。生物学家通过对各种生物体基本生命活动的观察和研究，认为新陈代谢、兴奋性和生殖是生物体生命活动的基本特征。

### 一、新 陈 代 谢

**新陈代谢**（metabolism）是指机体与周围环境之间不断地进行物质交换和能量交换，以实现自我更新的过程，包括合成代谢（同化作用）和分解代谢（异化作用）。**合成代谢**（anabolism）是指机体不断从外界摄取营养物质，并将其合成、转化为自身的物质，同时储存能量的过程；**分解代谢**（catabolism）是指机体不断分解自身的物质，同时释放能量供生命活动的需要，并将其分解产物排出体外的过程。因此，新陈代谢又包含着物质代谢和能量代谢两个密不可分、相伴而生的过程。

新陈代谢是生命活动的最基本特征，机体的一切生命活动都是在新陈代谢的基础上实现的，新陈代谢一旦停止，生命也就随之终结。

### 二、兴 奋 性

**兴奋性**（excitability）是指机体的组织或细胞接受刺激后发生反应的能力或特性。

#### （一）刺激与反应

能被组织或细胞感受到的环境变化，称为**刺激**（stimulus）。刺激的种类很多，按其性质可分为：①物理性刺激：如声、光、电、机械、温度、放射线等；②化学性刺激：如酸、碱、药物等；③生物性刺激：如细菌、病毒、寄生虫等；④社会心理性刺激：如语言、文字、思维、情绪等。

机体的组织或细胞接受刺激后所产生的一切变化，称为**反应**（reaction）。如骨骼肌受外力牵拉后引起收缩；外界气温升高后，汗腺分泌汗液等。不同的组织对刺激发生反应的形式不同，归纳起来有两种基本表现形式，即兴奋和抑制。**兴奋**（excitation）是指组织或细胞接受刺激后，由相对静止变为活动状态，或活动由弱变强。如电刺激动物的交感神经，可引起动物心跳加强、加快,就是一种兴奋反应。**抑制**(inhibition)是指组织或细胞接受刺激后,由活动变为相对静止状态,或活动由强变弱。如电刺激动物的迷走神经,引起动物心跳减慢、减弱,就是一种抑制反应。

兴奋和抑制是反应过程中既对立又协调的两个过程。组织或细胞接受刺激后产生兴奋还是抑制反应,主要取决于刺激的质和量以及机体所处的功能状态。相同的功能状态,刺激的强弱不同,反应可以不同。例如,疼痛刺激可引起心跳加强、呼吸加快、血压升高等,这是中枢兴奋反应的表现;但过度剧烈的疼痛则引起心跳减弱、呼吸变慢、血压降低,甚至意识丧失,这却是抑制的表现。当机体的功能状态不同时,同样的刺激,引起的反应也不同。例如,饥饿和饱食的人,对食物的反应截然不同。

### (二)衡量兴奋性的指标——阈值

实验证明,任何刺激要引起组织或细胞产生反应必须具备三个条件(刺激三要素),即足够的刺激强度、足够的刺激作用时间和一定的强度-时间变化率(单位时间内强度变化的幅度)。在生理学实验和医学实践中,电刺激是常用的刺激方法,因为电刺激的刺激强度、持续时间和强度-时间变化率均容易控制,而且对细胞损伤较小。如果将刺激持续时间、强度-时间变化率固定不变,刺激必须达到一定的强度,才能引起细胞产生反应。这种能引起细胞产生反应的最小刺激强度,称为**阈强度**(threshold intensity),简称**阈值**。相当于阈值的刺激称为**阈刺激**;大于阈值的刺激称为**阈上刺激**;小于阈值的刺激则称为**阈下刺激**。阈值通常作为衡量细胞兴奋性高低的指标,它与兴奋性呈反变关系,即阈值增大说明细胞的兴奋性下降,阈值减小说明细胞的兴奋性升高。在机体的各种组织细胞中神经细胞、肌细胞和腺细胞兴奋性较高,称为可兴奋细胞。

各种刺激只有作用于具有兴奋性的生物体上,才会产生反应,说明兴奋性是机体产生反应的基础和必要条件。如果兴奋性丧失了,生物体就失去了与环境间的联系,生命活动也将停止。

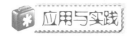
**应用与实践**

临床上,护士给病人作肌内注射时,为了尽量减轻病人的疼痛,要做到态度和蔼、"两快一慢"。"两快一慢"即进针快、出针快、推药慢。

**请思考:**

1. 试用兴奋性的知识解释:护士给病人作肌内注射时,"两快一慢"为什么可减轻病人的疼痛?

2. 为什么要求护士做到态度和蔼?

## 三、生　殖

每一个孩子都会好奇地问:"我是从哪里来的?""我长得为什么这么像我妈妈?"生物体发育成熟后,能够产生与自己相似的子代个体,这种功能称为**生殖**(reproduction)。任何生物个体的寿命都是有限的,只有通过生殖活动产生新的个体才能使生命得以延续,种族得以繁衍。所以,生殖是生命活动的基本特征之一。

笔记

## 第三节　机体与环境

机体的一切生命活动都是在一定的环境中进行的。脱离环境,机体或细胞将无法生存。

## 一、机体对外环境的适应

自然界是人体赖以生存的环境，称为外环境，包括自然环境和社会环境。人体的生命活动不仅受自然环境的影响，还受到社会心理因素的影响。如今，由于社会心理因素影响而导致疾病的情况明显增多，所以要特别注意人的社会性。外环境千变万化，这些变化都会对人体产生不同的刺激，人体也不断地做出反应，以适应外环境的变化，达到人体与外环境的协调统一。人体不仅有被动适应环境的能力，而且还有客观认识环境和改造环境的能力。例如，当外界气温降低时，人体就会产生相应的适应性反应，如皮肤血管收缩，以减少散热量；骨骼肌紧张性增强甚至出现寒战，以增加产热量，维持体温的相对稳定。如果气温过低，人体还可采取增加衣着、建造房屋、安装取暖设备等措施，有意识地对体温进行调节，以保持在寒冷环境中的体热平衡。这种人体具有根据环境变化不断调整自身生理活动和心理行为的能力，称为适应性。应当指出的是，随着科学技术、社会经济的发展，人类赖以生存的自然环境不断受到破坏，如环境污染、植被破坏、水土流失、生态失衡等等。因此，人体作为生态系统的重要组成部分，既要依赖环境、适应环境，又要不断地影响环境、改善环境，以保持人与自然的和谐统一，促进社会经济的可持续发展。

## 二、内环境和稳态

### （一）机体的内环境

机体的绝大多数细胞并不直接与外环境相接触，而是生活在体内的液体环境中。机体内的液体总称为**体液**（body fluid），成人体液总量约占体重的 60%，其中，约 2/3（占体重 40%）存在于细胞内，称为**细胞内液**（intracellular fluid）；约 1/3（占体重 20%）存在于细胞外，称为**细胞外液**（extracellular fluid），包括血浆、组织液、淋巴、房水和脑脊液等。细胞外液就是细胞直接生活的液体环境，细胞代谢所需的营养直接由细胞外液提供，细胞的代谢产物直接排到细胞外液中，因此，生理学中把体内细胞直接生存的环境，即细胞外液称为**内环境**（internal environment）。内环境是细胞直接进行新陈代谢的场所，对细胞的生存以及发挥功能十分重要。

### （二）稳态

外环境的各种因素是经常发生变化的，而内环境的各种理化因素如温度、酸碱度、渗透压及各种化学成分的浓度等总是相对稳定的。例如，外环境的温度有春夏秋冬的变化，但机体的体温总是维持在 37℃ 左右。这种内环境的各种理化性质和化学成分保持相对稳定的状态称为内环境的**稳态**（homeostasis）。对于高等动物来讲，稳态是维持细胞正常新陈代谢的必要条件，也是维持机体正常生命活动的基本条件。需要指出的是，在机体的生命活动过程中，稳态一方面受外环境多种因素变化的影响，如气温的升高和降低可影响体温；另一方面受体内细胞代谢活动的影响，如细胞的新陈代谢会使内环境中 $O_2$ 和营养物质减少，$CO_2$ 和代谢废物增多等。虽然如此，机体又通过一定途径不断地维持着内环境稳态。例如，通过呼吸运动不断补充 $O_2$ 和排出 $CO_2$；通过消化和吸收补充营养物质；通过生成尿排出各种代谢废物等。因此，内环境稳态是复杂的动态平衡过程，需要全身各系统和器官的共同参与和相互协调。机体的正常生命活动正是在稳态的不断破坏和不断恢复过程中得以维持和进行的。如果内环境的稳态不能维持，疾病就会随之发生，甚至危及生命。

从广泛意义上讲，稳态的概念已不再局限于专指内环境理化成分的动态平衡，而是被应用于机体各个水平功能状态的相对稳定和协调。稳态是生理学的基本概念，也是生理学研究的核心问题。机体一切调节活动的最终目的是维持内环境稳态，人类防治疾病的目的仍是维持内环境稳态。

**知识拓展**

内环境概念的提出

一百多年前,法国著名的生理学家克劳德·伯尔纳(Claude Bernard)首次提出了"内环境"这一概念。他通过大量实验观察到,机体生存在两个环境中,一个是不断变化着的外环境,另一个是比较稳定的内环境。内环境就是围绕在多细胞动物体内细胞周围的体液,即细胞外液,包括血液、淋巴和组织液等。他还观察到内环境的理化性质变动非常小,同时又观察到高等动物机体许多特性保持恒定的程度高于低等动物,并且认为这种差异是由于在进化中发展了内环境的缘故。据此,他进一步进行了高度的概括:内环境的相对稳定是机体自由和独立生存的首要条件;身体中所有的生命机制,尽管种类不同,功能各异,但只有一个目的,就是使内环境保持相对恒定。

**应用与实践**

陈爷爷,76 岁,患糖尿病近二十年,平时不注意控制饮食,靠每日早、晚皮下注射胰岛素控制血糖。近一周来,血压 180/95mmHg,双下肢水肿。今晨起胃区疼痛伴严重呕吐、腹泻入院。经检查,空腹血糖浓度为 13.6mmol/L,血 $K^+$ 浓度为 3.1mmol/L,红细胞 $4.8×10^{12}$/L,白细胞 $12×10^9$/L,尿糖(++++)。医生诊断陈爷爷为糖尿病,高血压,急性胃肠炎,低钾血症。

请思考:

1. 作为责任护士,要对陈爷爷失稳态的各项指标进行评估。陈爷爷的哪些指标属于失稳态?

2. 应对陈爷爷采取哪些护理措施?

# 第四节 人体功能的调节

人体功能的调节是指人体对内、外环境变化做出适应性反应的过程。它能使体内各器官和系统的功能相互协调构成一个整体,适应各种内、外环境的变化,以维持内环境稳态。

## 一、人体功能的调节方式

人体对各种功能活动进行调节的方式主要有三种,即神经调节、体液调节和自身调节。

### (一)神经调节

**神经调节**是指通过神经系统的活动对机体生理功能进行的调节。神经调节的基本方式是**反射( reflex )**。反射是指在中枢神经系统的参与下,机体对刺激产生的规律性反应。反射活动的结构基础是**反射弧**。反射弧由五个基本部分组成,即感受器、传入神经、中枢、传出神经和效应器(图 1-1)。每一种反射都有特定的反射弧。例如,当手无意触及火焰时,火的热刺激作用于皮肤,皮肤的痛觉和温度觉感受器将痛和热的刺激转换为神经冲动,沿传入神经传至中枢,中枢经过分析处理后发出指令,通过传出神经传至相应的肌肉(效应器),使这些肌肉收缩和舒张,协调配合,完成缩手动作。每一种反射的完成,都有赖于反射弧结构和功能的完整。反射弧的五个组成部分中,任何一个环节受到破坏或出现功能障碍,都将导致这一反射消失。

笔记

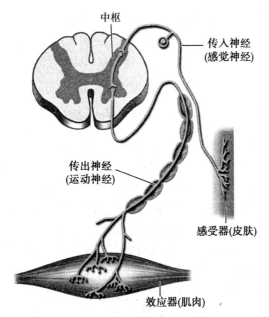

图 1-1　反射弧组成示意图

反射按其形成过程,可分为非条件反射和条件反射两类。非条件反射和条件反射的形成条件、特点及意义见表1-1。

表 1-1　非条件反射和条件反射的比较

| | 非条件反射 | 条件反射 |
|---|---|---|
| 形成 | 先天遗传,种族共有 | 后天在一定条件下形成 |
| 举例 | 吸吮反射、膝反射等 | "望梅止渴"等 |
| 神经联系 | 有恒定、稳固的反射弧联系 | 有易变、暂时性的反射弧联系 |
| 中枢 | 大脑皮质下各中枢就能完成反射 | 必须通过大脑皮质才能完成反射 |
| 意义 | 数量有限,适应性弱 | 数量无限,适应性强 |

整个机体的一切活动,就其本质来说,都属于反射活动。只要感受器感受到内、外环境的变化,机体就可通过相应的神经反射,对这些变化产生恰当的应答,以适应环境的变化,维持内环境稳态。神经调节是机体占主导地位的调节方式,具有调节迅速、精细而准确、作用时间短暂等特点,其意义在于使机体迅速对突发刺激及时作出反应。

**（二）体液调节**

**体液调节**是指体液中的化学物质通过体液运输而实现的功能调节。参与体液调节的化学物质主要是内分泌腺或内分泌细胞分泌的激素,如胰岛素、生长激素、肾上腺皮质激素等。与神经调节相比较,体液调节的特点是反应速度慢、作用范围广、持续时间长。主要调节新陈代谢、生长发育和生殖等持续进行的生理功能。

人体内大多数内分泌腺或内分泌细胞接受神经系统的支配,在这种情况下,体液调节便成为反射传出通路的一种延伸,这种调节称为神经 - 体液调节。例如,肾上腺髓质受交感神经节前纤维支配,交感神经兴奋时,一方面可通过神经纤维直接作用于心脏、血管和其他内脏器官,另一方面可引起肾上腺髓质分泌肾上腺素和去甲肾上腺素增多,从而使神经系统和内分泌系统共同参与调节。

**（三）自身调节**

**自身调节**是指体内的某些组织细胞不依赖于神经和体液因素的作用,自身对刺激产生的一种适应性反应。例如,心肌收缩力在一定范围内与收缩前心肌纤维的初长度成正比,

7

即收缩前心肌纤维越长，其产生的收缩力越大，反之，则收缩力越小。这一现象在脱离了神经和体液因素影响下的离体灌流心脏中同样存在，说明自身调节完全是由体内组织细胞自身的特性决定的。其特点是调节范围局限，幅度较小，灵敏度较低，但对维持某些组织细胞功能的相对稳定具有一定作用。

## 二、人体功能调节的反馈控制

人体功能活动的三种调节方式，都具有自动化的特点，与现代控制论的原理相似。从控制论的角度来看，体内存在着数以千计的自动控制系统。自动控制系统的基本特点是控制部分与受控部分之间存在着双向的信息联系，形成一个"闭环"回路。在机体内，通常将反射中枢或内分泌腺等看作是控制部分，而将效应器或靶细胞看作是受控部分。控制部分发出的指令作为控制信息送达受控部分改变其功能活动，而受控部分也能够将其活动的状况作为反馈信息送回到控制部分，使控制部分能不断地根据反馈信息来纠正和调整自己的活动，从而实现自动精确的调节（图1-2）。这种由受控部分发出的信息反过来影响控制部分活动的过程称为**反馈**（feedback）。机体经过指令控制与反馈控制不断往返的相互调节，使反应更准确、更完善，达到最佳效果。可见，反馈是机体自动控制系统的关键环节，贯穿于机体各种功能活动的调节过程。反馈作用主要包括负反馈和正反馈两种方式。

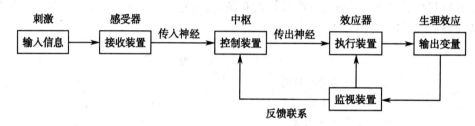

图1-2　自动控制系统模式图

### （一）负反馈

反馈信息与控制信息作用相反的反馈称为**负反馈**（negative feedback）。也就是说，当某种生理活动过强时，通过这种反馈控制可使该生理活动减弱；而当某种生理活动过弱时，又可反过来引起该生理活动增强。例如，在生理情况下，机体的动脉血压保持在相对稳定的水平。如果某种原因引起心脏的收缩活动加强、加快，血管收缩，使动脉血压高于正常时，体内的压力感受器就会检测到这种变化，并将这种信息反馈到心血管中枢，使心血管中枢的活动发生改变，导致心脏的收缩活动减弱、减慢，血管舒张，使升高的血压降到正常水平。反之，如果动脉血压低于正常时，则通过负反馈机制使血压回升到正常范围。由此可见，负反馈的意义在于维持机体各种生理功能的相对稳定。前面所说的内环境的稳态，主要是通过负反馈控制实现的。

### （二）正反馈

反馈信息与控制信息作用相同的反馈称为**正反馈**（positive feedback）。例如在排尿过程中，排尿中枢发出控制信息，使膀胱收缩，发动排尿反射，当尿液流经后尿道时，又可刺激尿道感受器，产生反馈信息送回到排尿中枢并加强其活动，导致膀胱进一步收缩，促进尿液的排出，此过程不断反复，直到膀胱内的尿液完全排出为止。由此可见，正反馈的意义在于促使某些生理活动一旦发动，就迅速加强，直到完成为止。正反馈在体内为数不多，除上述排尿反射的例子外，还有排便、分娩与血液凝固等过程。

笔记

（彭　波）

**思考题**

1. 反应与反射有何区别?

2. 举例说明负反馈和正反馈控制的过程及其生理意义。

3. 何种指标可衡量组织细胞的兴奋性?有何意义?

4. 将班级同学分成若干小组,请同学们根据所学知识及查阅相关资料,讨论要维持以下生理指标的相对稳定,需要哪些器官参与?哪些系统配合?这些指标若不能维持稳态会产生哪些紊乱表现?如何防治?每小组选派代表,进行全班讨论。

    A. 血糖浓度　　　B. 血压　　　C. 体温　　　D. pH

5. 请查阅与生理学相关的科学史话,选出2个经典小故事,谈谈你从中得到的启示。

# 第二章 细胞的基本功能

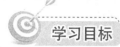

**学习目标**

1. 掌握细胞膜的物质转运形式,静息电位和动作电位的概念及产生机制,阈电位的概念,骨骼肌兴奋-收缩耦联的概念及耦联因子。

2. 熟悉受体的概念及功能,骨骼肌兴奋-收缩耦联的过程,动作电位的传导。

3. 了解细胞的跨膜信号转导功能,局部电位的特点,骨骼肌的收缩原理,骨骼肌的收缩形式及影响因素。

4. 能运用本章所学基本知识,解释相关临床应用及原理(如心电图、脑电图、细胞水肿),并能进行相关的健康教育及健康指导。

5. 具有救死扶伤的责任感,刻苦钻研,深刻理解细胞活动的过程和机制。

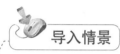

**情景描述:**

欧阳是刚入学的医学生,促使他选择学医的原因是家中患病的亲人。妈妈患有肾性糖尿病,烦渴多尿,尿液异常(糖尿),但血糖正常,一直无法治愈。他查阅资料得知这种疾病是由于细胞膜运输葡萄糖的载体功能出现障碍,肾小管不能吸收葡萄糖所致。哥哥患有神经性肌强直,从小行走不便,肌肉僵硬,动作笨拙,先是下肢,后来发展到上肢,生活不能自理。去医院检查,肌电图呈强直性电位。医生告诉他这是医学未解的难题,病因还不清楚,与遗传有关,目前也没有明确的治疗方法。

看到亲人遭受的痛苦,欧阳下定决心,立志学好医学知识,攻克医学难题,为家人和病人解除痛苦。

**请思考:**

1. 人体内各种物质进出细胞,细胞膜是如何进行转运的?

2. 肌肉活动有哪些电现象?如何产生的?

3. 骨骼肌是如何收缩的?哪些因素影响肌收缩?

细胞是构成人体的基本结构和功能单位,人体的各种生理活动都是在细胞功能活动的基础上进行的。根据功能的不同人体细胞可分为 200 余种,每种细胞都分布于特定的部位,执行特定的功能。但各种细胞普遍具有物质转运、信号转导的功能以及生物电现象,各种肌细胞都具有收缩和舒张功能。本章主要介绍细胞的这些基本功能。

笔记

# 第一节　细胞膜的物质转运功能

细胞新陈代谢过程中,不断有各种物质通过细胞膜进出细胞,细胞膜的物质转运功能与细胞膜的结构密切相关。细胞膜也称质膜,主要由脂质和蛋白质构成,还含有少量的糖类。**液态镶嵌模型**学说认为,液态的脂质双分子层构成细胞膜的基架,其间镶嵌着具有不同分子结构和生理功能的蛋白质,糖分子附在膜的表面(图 2-1),其中镶嵌的蛋白质(膜蛋白)在物质转运中发挥着重要的作用。

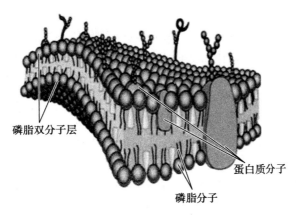

图 2-1　细胞膜的液态镶嵌模型示意图

## 一、小分子物质和离子的跨膜转运

根据跨膜转运的方向及是否耗能,将小分子物质和离子的转运分为被动转运和主动转运两种形式。

### (一)被动转运

被动转运是指物质从高浓度一侧向低浓度一侧(顺浓度差)的跨膜转运形式,转运过程不需细胞代谢提供能量,其动力为细胞膜两侧存在的浓度差(或电位差)。根据其跨膜转运过程中是否借助膜蛋白的帮助又可分为单纯扩散和易化扩散。

1. 单纯扩散　**单纯扩散( simple diffusion )**是指脂溶性小分子物质从高浓度一侧向低浓度一侧转运的方式。由于脂溶性的小分子物质能迅速溶解于脂质双分子层中,可以通过脂质分子之间的间隙进行扩散,只要细胞膜两侧存在浓度差,即可实现跨膜转运,属于单纯的物理扩散现象。其特点是不需要膜蛋白的帮助,也不消耗能量。如 $O_2$、$CO_2$ 等脂溶性的小分子物质都是以单纯扩散的方式转运的。

2. 易化扩散　**易化扩散( facilitated diffusion )**是指非脂溶性的小分子物质或离子借助膜蛋白的帮助,从高浓度一侧向低浓度一侧转运的方式。这种转运方式虽然也是顺浓度差转运,不消耗能量,但此类物质很难溶于脂质双分子层中,所以它们必须依靠特殊膜蛋白的帮助才能实现跨膜转运。易化扩散分为以下两种类型:

(1)经载体易化扩散:是水溶性小分子物质借助于载体蛋白顺浓度差的跨膜转运方式。载体蛋白上具有结合位点,在被转运物质浓度高的一侧与之结合后,载体蛋白迅速发生构象的改变,把物质转运到浓度较低的另一侧,随之与被转运的物质分离,载体又恢复原来的构象。体内的一些重要物质如葡萄糖、氨基酸等顺浓度差的运输,都是经载体易化扩散转运的(图 2-2)。

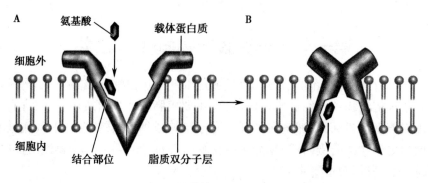

图 2-2　经载体易化扩散示意图

经载体易化扩散的特点是：①高度的特异性：一种载体只能选择性地与某种物质结合。②饱和现象：由于膜上载体及载体结合位点的数目都是有限的，当被转运物质全部占据载体结合位点时，无论被转运物质的浓度如何增加，单位时间内载体转运该物质的量也不再增加，即达到饱和。③竞争性抑制：化学结构相似的两种物质经同一载体转运时，可出现竞争性抑制，即一种物质的转运增多时，另一物质的转运相应减少。竞争性抑制在临床用药中具有重要的意义，如青霉素和丙磺舒在肾小管的排泄就表现为竞争性抑制，青霉素与丙磺舒同时使用，可延长青霉素的作用时间。

（2）经通道易化扩散：各种带电离子借助于通道蛋白顺浓度差的跨膜转运方式。因通道蛋白转运的几乎都是离子，因此也称离子通道。离子通道贯穿细胞膜的脂质双分子层，中央有亲水孔道。通道开放时，离子可以快速地经孔道由膜的高浓度一侧移向低浓度一侧；关闭时，即使膜两侧存在浓度差，该离子也不能进行跨膜转运（图 2-3）。细胞内外的一些带电离子如 $Na^+$、$K^+$、$Ca^{2+}$、$Cl^-$ 等的顺浓度差运输，都是经通道易化扩散转运的。

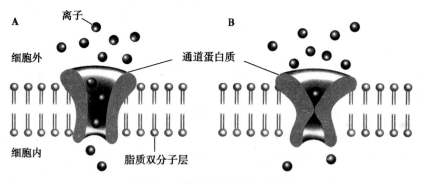

图 2-3　经通道易化扩散示意图
A. 通道开放　B. 通道关闭

经通道易化扩散的特点是：①离子选择性：每种通道只对一种或几种离子有较大的通透性，对其他离子通透性极小或不通透。如 $K^+$ 通道对 $K^+$ 和 $Na^+$ 都有通透性，但对 $K^+$ 通透性比对 $Na^+$ 大 1000 倍。根据通道对离子的选择性，通道分为 $Na^+$ 通道、$K^+$ 通道、$Ca^{2+}$ 通道等。②门控性：离子通道的开放和关闭，是由通道内"闸门"样的结构来控制的，故通道又被称为门控通道。根据引起"闸门"开闭的因素不同，可把通道分成不同的类型：由细胞膜内外的电位差变化引起开闭的通道称为电压门控通道，如神经元上的 $Na^+$ 通道；受环境中某些化学物质的影响而开闭的通道称为化学门控通道，如骨骼肌终板膜上的离子通道；由机械刺激引起开闭的通道称为机械门控通道，如感受触觉的神经末梢、感受听觉的毛细胞等都存在这类通道。

笔记

### （二）主动转运

**主动转运**（active transport）是指细胞膜通过本身的耗能过程，将小分子物质或离子从低浓度一侧向高浓度一侧（逆浓度差）转运的方式。主动转运主要是通过细胞膜上离子泵的活动实现的。目前已知的离子泵有 $Na^+-K^+$ 泵、$Ca^{2+}$ 泵、氢泵、碘泵、负离子泵，其中在细胞膜上普遍存在的是 $Na^+-K^+$ 泵（简称 $Na^+$ 泵）。

$Na^+$ 泵实质是镶嵌在细胞膜上的一种特殊蛋白质，它本身具有 ATP 酶活性，因此，也称为 $Na^+-K^+$ 依赖式 ATP 酶，ATP 酶激活后可将 ATP 分解为 ADP，随之释放能量供主动转运利用。主动转运分为两种：原发性主动转运和继发性主动转运，一般所说的主动转运是指原发性主动转运。

1. 原发性主动转运　是指细胞直接利用代谢产生的能量进行主动转运的过程。介导这一过程的主要是钠泵，即 $Na^+-K^+$ 依赖式 ATP 酶，当细胞外 $K^+$ 浓度升高或细胞内 $Na^+$ 浓度升高时，钠泵被激活。其作用是利用钠泵激活时水解 ATP 所释放的能量将 $Na^+$ 从膜内移到膜外，同时将 $K^+$ 由膜外移到膜内，从而形成并维持细胞外高 $Na^+$、细胞内高 $K^+$ 的生理状态。钠泵每分解 1 分子 ATP，可将 3 个 $Na^+$ 从膜内移到膜外，同时将 2 个 $K^+$ 从膜外移入膜内（图 2-4）。

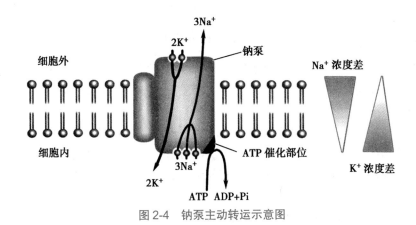

图 2-4　钠泵主动转运示意图

细胞代谢所获得的能量大约有 20%～30% 用于钠泵的转运，钠泵活动具有重要的生理意义：①由钠泵活动造成的细胞内高 $K^+$ 为细胞内许多代谢反应如蛋白质和糖原的合成等提供了必需条件。②钠泵活动造成的膜内外 $K^+$、$Na^+$ 的浓度差，是神经、肌肉等可兴奋细胞产生电活动，维持细胞兴奋性的基础。③钠泵活动形成的 $Na^+$ 势能储备，也是其他物质继发性主动转运的动力。

2. 继发性主动转运　有些物质主动转运时，所需的能量并不是直接来自 ATP 的分解，而是来自于钠泵利用分解 ATP 释放的能量建立起来的 $Na^+$ 在膜两侧的浓度势能储备。这种间接利用 ATP 能量的主动转运过程称为继发性主动转运（图 2-5）。继发性主动转运有特定的转运蛋白，转运蛋白必须与 $Na^+$ 和被转运物质的分子同时结合，才能利用 $Na^+$ 在膜两侧的浓度势能，将被转运物质的分子逆浓度

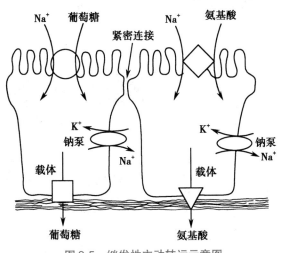

图 2-5　继发性主动转运示意图

13

差或电位差转运。继发性主动转运分为同向转运和逆向转运。肾小管上皮细胞对葡萄糖、氨基酸等营养物质的重吸收过程中,葡萄糖、氨基酸等物质与$Na^+$向同一方向转运称为同向转运;心肌细胞上的$Na^+$-$Ca^{2+}$交换,$Ca^{2+}$与$Na^+$转运方向相反则称为逆向转运。

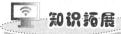

**知识拓展**

### $Na^+$-葡萄糖同向转运体与葡萄糖的吸收

小肠上皮细胞间的紧密连接将小肠上皮细胞膜分为两个转运区,一个是面向肠腔的顶端膜区,膜上有$Na^+$-葡萄糖同向转运体;另一个是基底部膜区,膜上有钠泵和葡萄糖载体。$Na^+$-葡萄糖同向转运体在葡萄糖继发性主动转运过程中具有重要作用。钠泵活动时利用ATP分解释放的能量将$Na^+$从胞质转运到组织间隙,造成细胞内低$Na^+$,在顶端膜区的膜内外形成$Na^+$浓度势能。膜上的同向转运体则利用$Na^+$的浓度势能,将肠腔中的$Na^+$和葡萄糖一起转运到上皮细胞内。这一过程中$Na^+$是顺浓度差转运,而葡萄糖的转运则是逆浓度差,但$Na^+$和葡萄糖的转运方向是相同的。进入上皮细胞的葡萄糖分子经基底侧膜上的葡萄糖载体扩散到组织液,然后进入血液,完成葡萄糖在肠腔中的主动吸收过程。

## 二、大分子物质和颗粒物质的跨膜转运

细胞生命活动中,对一些大分子物质甚至是大的颗粒物质的转运,则是通过细胞膜复杂的结构和功能变化来完成的,即入胞和出胞。这些过程均需消耗能量。

### (一)入胞

入胞( endocytosis )是指细胞外的大分子物质或颗粒物质转运到细胞内的过程。这些大分子或颗粒物质入胞时,首先与细胞膜互相识别、接触,然后引起接触部分的膜内陷或伸出伪足将其包裹,最后与膜离断并移入细胞内部,形成包含摄入物的小泡(图2-6)。入胞有两种形式:吞噬和吞饮。

1. 吞噬　是指颗粒物质或团块的入胞过程。颗粒物质或团块进入细胞后,形成直径1~2μm的吞噬泡。这些吞噬泡最终与溶酶体融合,其内容物被溶酶体中的酶所消化。吞噬只发生在一些特殊的细胞,如巨噬细胞、中性粒细胞等。这些细胞广泛分布在组织和血液中,共同防御微生物的入侵,清除衰老和死亡的细胞。

2. 吞饮　是指液态物质的入胞过程。吞饮过程与吞噬基本相似,大分子液态物质进入细胞后,形成直径较小(0.1~0.2μm)的吞饮泡。

笔记

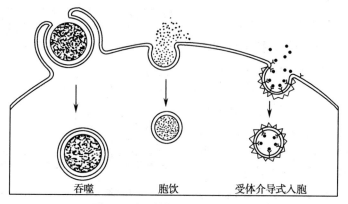

图2-6　物质的入胞过程示意图

## （二）出胞

**出胞**（exocytosis）是指大分子物质或颗粒物质从细胞内排到细胞外的过程。这些物质由细胞内在粗面内质网的核糖体合成，再到高尔基复合体被加工包装成由膜包裹的分泌囊泡。这些囊泡逐渐向细胞膜移动，并与细胞膜发生融合、破裂，将囊泡内的物质排出细胞，囊泡膜则融合成为细胞膜的一部分（图2-7）。出胞主要见于细胞的分泌活动，如内分泌细胞分泌激素、消化腺细胞分泌消化酶、神经末梢释放神经递质等。

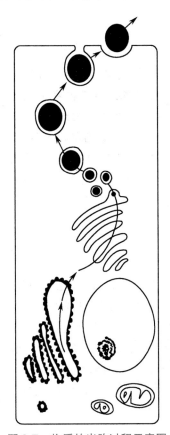

图2-7　物质的出胞过程示意图

# 第二节　细胞的跨膜信号转导功能

人体是由多种细胞构成的有机整体。机体要实现自身复杂的功能，又要适应内外环境的变化，细胞之间必须有完善的信息联系，即具有信号转导功能。能在细胞间传递信息的物质称为信号分子，如激素、细胞因子、神经递质等，也包括一些物理的信号，如光、电、机械牵张等。这些信号分子通常要与细胞的受体结合后才能发挥作用。**受体**（receptor）是指能与信号分子做特异性结合而发挥信号转导作用的特殊蛋白质。与受体发生特异性结合的信号分子称为配体。根据受体存在的部位可将其分为两类：膜受体与胞内受体。根据膜受体类型的不同，细胞跨膜信号转导途径可分为离子通道型受体介导的信号转导、G蛋白耦联受体介导的信号转导和酶联型受体介导的信号转导三种方式。

## 一、离子通道型受体介导的信号转导

有些细胞膜上的化学门控离子通道本身就具有受体的作用，因此，将细胞膜上的这类离子通道称离子通道型受体，它们的配体主要是神经递质。当神经递质与这类受体结合后，可使离子通道打开或关闭从而改变膜的通透性，实现化学信号的跨膜转导，这种途径称为离子通道型受体介导的信号转导。对这种跨膜信号转导方式的研究，最早是从对运动神经纤维末梢释放的乙酰胆碱（ACh）如何引起所支配的骨骼肌细胞兴奋开始的。当神经冲动到达运动神经末梢时，先是由末梢释放一定数量的 ACh 分子，后者再与肌细胞膜上的 ACh 受体相结合，导致离子通道开放，$Na^+$ 和 $K^+$ 经通道跨膜流动，从而实现跨膜信号转导，最终引起整个肌细胞的兴奋和收缩（详见第十章第三节）。

 **疾病链接**

### 重症肌无力

重症肌无力是一种自身免疫性疾病，主要损伤神经 - 肌接头突触后膜的乙酰胆碱受体。自身免疫产生的抗体使骨骼肌细胞膜胆碱受体大量破坏，不能与神经递质结合，导致神经兴奋传递功能障碍，影响骨骼肌的收缩，发生肌无力。

各年龄均可发病，有家族史。全身骨骼肌均可累及，首发症状为眼外肌麻痹，如眼睑下垂、复视、斜视等；逐渐面部、咽喉肌肉无力，表情淡漠、咀嚼与吞咽困难；颈部、四肢肌肉无力，不能完成抬头、梳头、自行进食等动作，走路、上楼困难；严重时可因呼吸肌麻痹，导致死亡。

## 二、G 蛋白耦联受体介导的信号转导

G 蛋白耦联受体也是存在于细胞膜上的一种蛋白质，由于这类受体要通过 G 蛋白才能发挥作用，因此称为 G 蛋白耦联受体。G 蛋白耦联受体与信号分子结合后，可激活细胞膜上的 G 蛋白（鸟苷酸调节蛋白），进而激活 G 蛋白效应器酶（如腺苷酸环化酶），G 蛋白效应器酶再催化某些物质（如 ATP）产生第二信使，如环磷酸腺苷（cAMP）。第二信使主要通过蛋白激酶 A（PKA）或离子通道来实现信号转导作用。因这种信号转导是通过 G 蛋白耦联受体进行，故称为 G 蛋白耦联受体介导的信号转导。含氮类激素多是通过 G 蛋白耦联受体介导的信号转导发挥作用的。

## 三、酶联型受体介导的信号转导

酶联型受体是细胞膜上的一种蛋白质，此类受体膜外侧有与配体发生特异性结合的位点，膜内侧自身具有酶的活性。如酪氨酸激酶受体分子的膜内侧部分本身具有酪氨酸激酶活性，当受体的膜外侧部分与配体结合后便可引起受体分子的膜内侧酪氨酸激酶的活化，继而触发各种信号蛋白沿不同路径进行信号转导。体内大部分的生长因子如表皮生长因子、肝细胞生长因子等和一些肽类激素（如胰岛素）就是通过这种方式完成信号转导的。

细胞的跨膜信号转导途径是目前生命科学研究的热点之一。事实上，体内信号分子种类繁多，细胞多种多样，它们之间的信号转导也极其复杂，至今仍有许多问题还不清楚，有待进一步研究。

## 第三节　细胞的生物电活动

细胞的生命活动过程都伴有电现象，称为细胞生物电。生物电是一种普遍存在又十分重要的生命现象，它与细胞的兴奋、抑制以及兴奋的传导密切相关。临床诊断用的心电图、脑电图、肌电图等都是以生物电为基础，记录并分析组织细胞电活动的变化，对许多疾病的诊断具有重要的价值。由于生物电发生在细胞膜的两侧，故称为跨膜电位，简称膜电位。

其主要表现形式为安静状态时的静息电位和兴奋状态时的动作电位。

# 一、静 息 电 位

## （一）静息电位的概念

静息电位（resting potential，RP）是指安静状态时存在于细胞膜两侧的电位差。静息电位的记录方法如图2-8。当两个电极都位于细胞膜外表面时，示波器荧光屏上的光点没有上下移动，说明细胞膜外表面任意两点之间没有电流流动，即不存在电位差。当把测量电极中的一个放在细胞的外表面，另一个连接玻璃微电极并缓慢地刺入膜内，在电极尖端刚刚进入膜内的瞬间，示波器荧光屏上的光点突然向下移位，并停留在一个相对稳定的水平上。这表明细胞膜两侧存在电位差，即细胞外的电位高，细胞内的电位低。如规定膜外电位为0，则膜内电位为负值，即"内负外正"。人体细胞的静息电位一般在 −10～−100mV 之间，例如，红细胞为 −10mV，哺乳动物的肌肉和神经细胞为 −70～−90mV 等等。这里的 "−" 与数学上的含义不同，它只表示膜内的电位比膜外低。大多数细胞的静息电位是一种稳定的直流电位，只要细胞未受到外来刺激而且保持正常的新陈代谢，静息电位就稳定在某一相对恒定的水平。膜内电位的负值增大，称为静息电位增大，例如从 −70mV 变化到 −90mV，反之，则称为静息电位减小。生理学中把细胞在安静状态下所保持的膜外带正电、膜内带负电的状态称为**极化**（polarization），是细胞处于静息状态的标志；静息电位增大的过程或状态称为**超极化**（hyperpolarization），超极化的作用是使细胞的兴奋性降低；静息电位减小的过程或状态称为**去极化**（depolarization）；去极化至零电位后若进一步变为正值，则称为**反极化**（reverse polarization）；细胞膜去极化后再向静息电位方向恢复的过程，称为**复极化**（repolarization）。

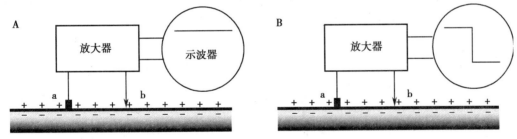

图2-8　静息电位测试示意图

A：电极a与电极b均置于细胞外表面

B：电极a置于细胞外，电极b插入细胞内，记录细胞内外的电位差

## （二）静息电位的产生机制

目前，生物电的产生机制普遍采用离子流学说进行解释。该学说认为，生物电的产生是由于带电离子进行跨膜扩散而形成的。产生离子扩散的前提条件有两个：一是细胞内外的离子分布不均衡（表2-1）；二是细胞膜在不同情况下，对不同离子的通透性不同。

表2-1　哺乳动物骨骼肌细胞内外主要离子的分布及扩散趋势

| 主要离子 | 离子浓度（mmol/L） | | 细胞膜内外浓度比 | 扩散趋势 |
| --- | --- | --- | --- | --- |
| | 细胞内 | 细胞外 | | |
| $Na^+$ | 12 | 145 | 1:12 | 内流 |
| $K^+$ | 155 | 4 | 39:1 | 外流 |
| $Cl^-$ | 4 | 120 | 1:30 | 内流 |
| $A^-$ | 155 | | | 外流 |

正常情况下,细胞内 $K^+$ 浓度高于细胞外,细胞外 $Na^+$ 浓度高于细胞内。当细胞处于静息状态时,细胞膜对 $K^+$ 的通透性较大,对 $Na^+$ 的通透性很小,对有机负离子($A^-$)则无通透性。故 $K^+$ 顺着浓度差向细胞外扩散,同时由于正负电荷的相互吸引,膜内的 $A^-$ 随 $K^+$ 一同向膜外移动,但因膜对 $A^-$ 不通透而被阻隔在膜内。随着 $K^+$ 不断向膜外扩散,膜外正电荷增多而电位上升,膜内因负电荷相对增多而电位下降,膜的两侧出现了内负外正的电位差,此时电场力阻碍 $K^+$ 的继续外流。当 $K^+$ 外流的动力——细胞膜两侧 $K^+$ 浓度差和阻止 $K^+$ 外流的电场力相等时,$K^+$ 的净外流停止,膜内外电位差保持一个相对稳定的数值。因此,静息电位主要是由 $K^+$ 外流所形成的电 - 化学平衡电位,又称 $K^+$ **平衡电位**。准确地说,静息电位接近于 $K^+$ 平衡电位,但不等于 $K^+$ 平衡电位,这是因为静息状态时细胞膜对 $Na^+$ 也有一定的通透性,$Na^+$ 内流抵消了一部分 $K^+$ 外流所形成的膜内负电位。通常静息电位略低于 $K^+$ 平衡电位。

## 二、动作电位

### (一)动作电位的概念

**动作电位**( action potential,AP )是指细胞受到有效刺激时,在静息电位基础上发生的一次迅速的可扩布性电位变化。动作电位是膜电位的一个连续变化过程,而不是一个稳定的电位差,一旦在细胞膜某一部位产生,就会迅速传遍整个细胞膜。动作电位是可兴奋细胞兴奋的标志。

下面以神经轴突为例,用微电极细胞内记录法,简要叙述动作电位的变化过程(图 2-9)。当细胞受刺激时,在静息电位的基础上受刺激局部的细胞膜会立即爆发一次快速而连续的电位变化。膜电位先从 −70mV 迅速去极化至 +30mV,形成动作电位的上升支,上升支时间很短,大约 0.5ms;随后膜电位迅速复极化至接近静息电位水平,形成动作电位的下降支。动作电位的上升支和下降支共同形成尖锋状的电位变化,称为**锋电位**。锋电位之后膜电位并不是立即下降到静息电位水平,而是经历了一个微小而缓慢的波动过程,称为后电位。后电位的时程较长,约 44ms,只有在后电位结束后,膜电位才能完全恢复到静息电位水平。

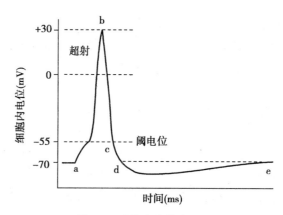

图 2-9 动作电位模式图

ab:锋电位上升支 bc:锋电位下降支

cd:负后电位 de:正后电位

### (二)动作电位的产生机制

动作电位也是由带电离子跨膜流动形成的。表 2-1 可知,细胞外液 $Na^+$ 浓度比细胞内液约高 12 倍,因此,$Na^+$ 有从细胞外向细胞内扩散的趋势。当细胞受刺激时,细胞膜对 $Na^+$ 的通透性发生改变。首先是受刺激局部细胞膜的 $Na^+$ 通道少量开放,$Na^+$ 顺浓度差和电位差少量内流，使膜内电位负值减小，即产生去极化。当去极化使膜内电位负值减小到一定程度（阈电位）时，会引起膜上大量电压门控 Na$^+$ 通道开放，Na$^+$ 的通透性短时间内突然增大，此时在浓度差和电位差的驱动下，细胞外 Na$^+$ 大量、迅速内流，使细胞内正电荷迅速增加，造成膜内负电位迅速消失，直至继续内流的 Na$^+$ 使膜电位发生逆转，形成了内正外负的反极化状态，从而形成了动作电位的上升支。随着 Na$^+$ 内流，阻止 Na$^+$ 内流的电场力也在增大，当促使 Na$^+$ 内流的浓度差和阻止 Na$^+$ 内流的电场力相等时，膜电位达到一个新的平衡点，这就是 Na$^+$ 的电 - 化学平衡电位。在此过程中，Na$^+$ 通道开放的时间仅万分之几秒，随后 Na$^+$ 通道关闭，Na$^+$ 内流停止。因此，动作电位的上升支是 Na$^+$ 内流所形成的电 - 化学平衡电位，也称 Na$^+$ 平衡电位。与此同时，电压门控 K$^+$ 通道开放，K$^+$ 迅速外流，膜内电位快速下降，直至膜电位基本恢复到静息电位水平，形成动作电位的下降支。

在动作电位的形成和恢复过程中有一部分 Na$^+$ 流入细胞内，一部分 K$^+$ 流到细胞外，造成细胞外 K$^+$ 浓度有所升高，细胞内 Na$^+$ 浓度有所升高。细胞膜上的 Na$^+$-K$^+$ 泵对这种变化非常敏感，并迅速被激活，将流入细胞内的 Na$^+$ 泵出，流出细胞外的 K$^+$ 泵入，形成后电位以恢复静息状态时细胞膜内外的离子分布，为下一次兴奋打下基础。

### （三）动作电位的引起与传导

1. 动作电位的引起　　刺激作用于细胞可引起动作电位，但不是任何刺激都可引发动作电位。当细胞受到一个阈刺激或阈上刺激时，可使膜电位去极化达到某一临界值，此时，细胞膜上 Na$^+$ 通道大量开放，Na$^+$ 大量内流，从而爆发动作电位。这个能使膜上 Na$^+$ 通道大量开放，触发动作电位的临界膜电位值称为**阈电位**（ threshold potential, TP ）。静息电位去极化达到阈电位是产生动作电位的必要条件。阈电位的数值一般比静息电位小 10～20mV。

2. 动作电位的传导　　在受刺激的局部细胞膜产生的动作电位将沿细胞膜自动向邻近未兴奋的部位传导。动作电位传导的机制用局部电流学说来解释。以无髓神经纤维为例（图 2-10A、B），当细胞膜的某一处受刺激而兴奋时，兴奋部位的细胞膜发生反极化，膜外为负、膜内为正，这样在兴奋部位和邻近部位之间出现了电位差。由于膜内外都是电解质溶液，必然出现电荷的移动，形成局部电流。局部电流的方向，在膜内正电荷由兴奋部位流向未兴奋部位；在膜外正电荷由未兴奋部位流向兴奋部位，使未兴奋部位膜发生去极化，当去

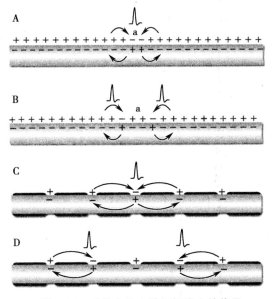

**图 2-10　动作电位在神经纤维上的传导**
A、B 动作电位在无髓神经纤维上依次传导
C、D 动作电位在有髓神经纤维上的跳跃式传导

极化达到阈电位水平时，触发动作电位，如此沿着细胞膜连续进行，就表现为兴奋在整个细胞的传导。动作电位在神经纤维上的传导，称为**神经冲动**。动作电位在无髓神经纤维的传导是从兴奋点依次传遍整个细胞的，因此传导速度较慢。但在有髓神经纤维，由于髓鞘具有电绝缘性，局部电流只能在郎飞结之间形成，呈跳跃式的传导（如图 2-10C）。因此，有髓神经纤维的传导速度比无髓神经纤维快得多。

### （四）动作电位的特点

动作电位具有以下特点：①"全或无"现象：细胞膜受到刺激发生去极化，一旦达到阈电位，动作电位就会立即产生且达到最大值，即使再增加刺激的强度，动作电位的幅度也不会随之增大。也就是说，动作电位要么不产生（无），一旦产生即达最大幅度（全）。②脉冲式传导：相临的两个动作电位之间总有一定的时间间隔，连续的多个动作电位不发生融合。③不衰减性：动作电位在同一细胞的传导过程中，其幅度和波形不会因为传导距离的增加而减小。

可兴奋细胞在兴奋时有不同的外在表现形式，如肌细胞收缩，腺细胞分泌，神经细胞传导神经冲动。但是它们都有一个共同的、本质性的内在变化，就是在受刺激后必然产生动作电位。因此，可以说动作电位是细胞兴奋的同义语。只有当细胞产生了动作电位，才能说细胞发生了兴奋。由此可以把兴奋性的概念表述为细胞接受刺激后产生动作电位的能力。

## 三、局 部 电 位

一次阈下刺激虽不能触发动作电位，但可使受刺激局部细胞膜的 $Na^+$ 通道开放，导致少量的 $Na^+$ 内流，产生局部去极化。这种局部的去极化电位称为局部电位，也称局部兴奋（图2-11）。局部电位的特点是：①电位幅度小，呈衰减性传导。即局部电位的幅值随传播距离的增加而减小，最后消失，因而不能远距离传导。②没有"全或无"现象。局部电位的幅值可以随阈下刺激的增强而增大。③总和效应。一次阈下刺激只能引起一个局部电位，不能产生动作电位。但如果多个局部电位在时间上或空间上叠加起来，就可能使膜的去极化达到阈电位水平，从而引发动作电位。因此，动作电位可由一次阈刺激或阈上刺激引起，也可由多个阈下刺激的局部电位总和引发。

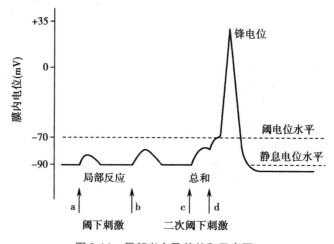

图 2-11　局部兴奋及其总和示意图

a、b 阈下刺激引起的去极化达不到阈电位，只引起局部电位，不能产生动作电位；c、d 均为阈下刺激，但 d 在 c 引起局部电位时给予，c 和 d 发生时间性总和，达到阈电位，产生动作电位

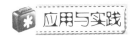 **应用与实践**

心脏的每次跳动都是起搏点、心房、心室相继兴奋的过程,并伴随着生物电的变化。心电图检查是通过心电描记器(心电图机)经体表记录心脏不同部位的电活动变化,分析心脏各个部位活动过程存在的异常。心电图是临床上常用的检查手段和方法,特别是在诊断心律失常及失常的性质、心肌缺血方面优于其他检查。很多心律失常及心肌缺血性改变难以用听诊器分辨,心电图检查却能一目了然。

请思考:

1. 人体细胞存在哪些电现象?如何产生的?

2. 除了心电图外,你还知道哪些临床检查项目还应用了生物电的原理?

**知识拓展**

### 影响离子通道的药物

离子通道是细胞电活动的分子基础,目前,已有大量影响离子通道的药物广泛应用于临床。例如,普鲁卡因等局部麻醉剂是 $Na^+$ 通道阻滞剂,通过阻滞 $Na^+$ 通道来阻止动作电位的产生和传导;苯妥英钠类抗癫痫药是通过抑制电压门控 $Na^+$ 通道和 $Ca^{2+}$ 通道来抑制神经元放电,治疗癫痫发作的;优降糖类降血糖药通过阻滞胰岛 B 细胞 $K^+$ 通道,使膜去极化,从而增加 $Ca^{2+}$ 通道的开放速率和 $Ca^{2+}$ 内流,促进胰岛素释放;地西泮(安定)类镇静药是通过促使 $Cl^-$ 通道开放,增加 $Cl^-$ 内流使突触后神经元超极化而发挥中枢抑制作用。

# 第四节　肌细胞的收缩功能

机体各种形式的运动都是通过肌细胞的收缩来实现的。肌细胞包括骨骼肌、心肌、平滑肌,它们的基本功能都是收缩。就收缩的原理而言,三种肌细胞基本相同。本节主要以骨骼肌为例讨论肌细胞的收缩功能。

## 一、骨骼肌的收缩原理

### (一)骨骼肌的微细结构

骨骼肌细胞在结构上最突出的特点是含大量的肌原纤维和丰富的肌管系统,且其排列高度规则有序。

1. 肌原纤维和肌节　肌细胞内含有上千条直径 1~2μm 的肌原纤维,纵贯肌细胞全长。在显微镜下,每条肌原纤维的长轴都呈现规则的明、暗相间的节段,分别称为明带和暗带。暗带的中央有一段相对透明的区域,称为 H 带,它的长短随肌肉所处状态的不同而变化;在 H 带的中央,有一条横向的暗线,称为 M 线;明带中央也有一条横向的暗线,称为 Z 线。肌原纤维上相邻两条 Z 线之间的区域称为**肌节**,是肌肉收缩和舒张的最基本单位,它包含一个位于中间部分的暗带和两侧各 1/2 的明带(图 2-12)。

电镜下观察,肌节由排列规则的粗肌丝和细肌丝组成。暗带中主要含有直径约 10nm 的粗肌丝,长约 1.6μm,与暗带的长度相同,中间固定于 M 线;明带中主要含有直径约 5nm 的细肌丝,每条细肌丝长度约 1.0μm,它的一端固定于 Z 线,另一端可插入暗带的粗肌丝之间。因此,暗带中除了粗肌丝之外,也含有来自两侧的细肌丝。M 线两侧没有细肌丝插入的部分,形成相对透明的 H 带。

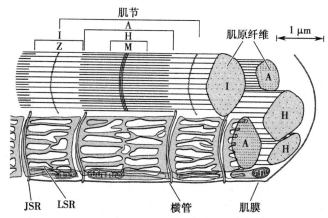

**图 2-12 骨骼肌细胞的肌原纤维和肌管系统模式图**

JSR:连接肌质网;LSR:纵行肌质网;A:暗带;H:暗带中的 H 带;

M:M 线;Z:明带中的 Z 线

2. 肌丝的分子组成 粗肌丝主要由肌凝蛋白(肌球蛋白)组成。每个肌凝蛋白分子呈长杆状,杆的一端有两个球形的头(图 2-13A)。在组成粗肌丝时,各杆状部朝向M线聚合成束,形成粗肌丝的主干;头部则有规律地突出在M线两侧的粗肌丝主干表面,形成横桥(图 2-13B)。横桥在肌丝滑行过程中有重要作用:一是具有 ATP 酶的活性,激活后可分解 ATP 获得能量,供肌肉收缩使用;二是在一定的条件下,横桥可以和细肌丝相应的位点进行可逆性结合,并连续摆动,牵引细肌丝向暗带中央滑行。

细肌丝主要由肌纤蛋白(肌动蛋白)、原肌凝蛋白(原肌球蛋白)和肌钙蛋白组成。肌纤蛋白是细肌丝的主干,是由两列球形肌纤蛋白单体聚合而成的双螺旋结构,其上排列着许多与横桥结合的位点。原肌凝蛋白也呈双螺旋状,与肌纤蛋白并行,当肌肉舒张时原肌凝蛋白正好在肌纤蛋白和横桥之间,覆盖二者的结合位点。肌钙蛋白有 C、T、I 三个亚单位,C 亚单位具有 $Ca^{2+}$ 的结合位点,与 $Ca^{2+}$ 有很高的亲和性,T 亚单位的作用是把肌钙蛋白连接在原肌凝蛋白上,I 亚单位的作用是把 C 亚单位与 $Ca^{2+}$ 结合的信息传给原肌凝蛋白,使后

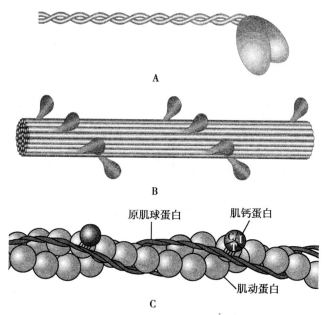

**图 2-13 肌丝分子组成示意图**

A. 肌球蛋白;B. 粗肌丝;C. 细肌丝

者的构型和位置发生变化（图2-13C）。可见，原肌凝蛋白和肌钙蛋白并不直接参与肌丝的滑行，但它们对肌肉收缩过程起着重要的调控作用，称为调节蛋白；肌凝蛋白和肌纤蛋白是直接参加肌丝滑行的蛋白，称为收缩蛋白。

3. 肌管系统　如图2-12所示，肌管系统指包绕在每一条肌原纤维周围的膜性囊管状结构，由来源和功能都不相同的两套独立的管道系统组成。其中一套是走行方向和肌原纤维垂直的管道，称为横管或T管，是肌膜在Z线附近向内凹陷并向细胞深部延伸形成的，横管腔内的液体与细胞外液相通。当肌膜兴奋时，动作电位可沿着横管传入肌细胞内部。另一套是走行方向与肌原纤维平行的管道，称为纵管，也称肌质网。纵管主要包绕每个肌节的中间部分，在接近肌节两端的横管时管腔膨大，形成终池。肌质网膜上有钙泵，可逆着浓度差将胞质中 $Ca^{2+}$ 转运至肌质网并储存在终池；终池膜上有钙释放通道，由于终池内的 $Ca^{2+}$ 浓度比胞质中高数千至上万倍，因而该通道开放时可引起 $Ca^{2+}$ 向胞质内释放。终池使纵管以较大的面积和横管相靠近，但二者并不接触，每一横管和它两侧的终池组成三联管。三联管是将肌细胞膜的电变化和肌细胞收缩过程耦联起来的关键部位。

### （二）骨骼肌的收缩原理

1. 肌丝滑行学说　关于骨骼肌收缩的原理目前公认的是 Huxley 提出的肌丝滑行学说。其主要内容是：肌细胞收缩时，肌原纤维的缩短并不是由于肌丝本身的缩短或卷曲，而是细肌丝向粗肌丝之间滑行的结果。这一理论最直接的证据是：肌肉收缩时暗带长度不变，明带缩短，H带变窄，暗带中粗肌丝和细肌丝重叠部分增加，相邻的Z线互相靠近，肌节缩短。

2. 肌丝滑行的过程　当肌细胞胞质中 $Ca^{2+}$ 的浓度增加约100倍左右时，$Ca^{2+}$ 与肌钙蛋白的C亚单位结合，引起其构象改变，通过I亚单位把这一信息传递给原肌凝蛋白，使后者的构型改变并发生移位，暴露横桥和肌纤蛋白的结合位点，于是横桥和肌纤蛋白结合。此时横桥的 ATP 酶被激活，分解 ATP 释放能量，横桥利用这些能量牵引细肌丝向粗肌丝 M 线方向滑行，肌节缩短，肌细胞收缩（图2-14）。当肌细胞胞质中的 $Ca^{2+}$ 浓度降低时，$Ca^{2+}$ 与肌

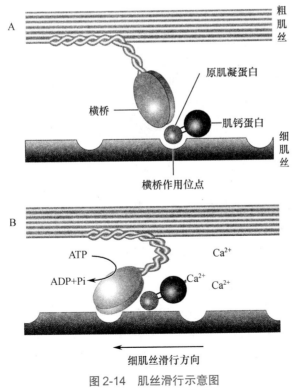

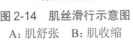

图 2-14　肌丝滑行示意图

A：肌舒张　B：肌收缩

钙蛋白分离,肌钙蛋白和原肌凝蛋白的构型恢复原状,原肌凝蛋白又将肌纤蛋白上与横桥的结合位点掩盖起来,细肌丝恢复原位,肌肉舒张。由此可见,在肌肉的收缩和舒张过程中$Ca^{2+}$发挥着非常重要的作用。

## 二、骨骼肌的兴奋 - 收缩耦联

当肌细胞兴奋时,首先肌细胞膜产生动作电位,然后才能触发肌细胞的机械性收缩。将肌细胞的动作电位与机械性收缩联系起来的中介过程称为**兴奋 - 收缩耦联**( excitation-contraction coupling )。

当肌细胞膜兴奋时,动作电位首先由横管膜传导到三联管,导致终池膜的钙释放通道开放,终池内 $Ca^{2+}$ 释放入胞质,导致胞质中的 $Ca^{2+}$ 浓度升高,促使 $Ca^{2+}$ 与肌钙蛋白 C 亚单位结合,并触发肌丝的滑行,引起肌肉收缩。释放到胞质中的 $Ca^{2+}$ 可激活肌质网膜上的钙泵,它是一种 $Ca^{2+}$ 依赖式 ATP 酶,可分解 ATP 释放能量,利用此能量逆浓度差将胞质中的 $Ca^{2+}$ 重新摄入终池储存,于是胞质中 $Ca^{2+}$ 浓度降低,$Ca^{2+}$ 与肌钙蛋白分离,引起肌肉舒张。

综上所述,骨骼肌的兴奋 - 收缩耦联过程经历以下四个基本步骤:①肌细胞膜的动作电位经横管系统传到三联管;②终池对 $Ca^{2+}$ 的释放;③ $Ca^{2+}$ 触发肌丝滑行;④终池对 $Ca^{2+}$ 的回收。在这一过程中,$Ca^{2+}$ 在细胞质中的浓度变化是肌肉收缩和舒张的关键因素,因此称为耦联因子。如果缺少 $Ca^{2+}$,即使肌细胞膜可以产生动作电位,但因为失去了 $Ca^{2+}$ 的耦联作用,肌细胞也不会收缩,这种现象称为兴奋 - 收缩脱耦联。

## 三、骨骼肌的收缩形式及影响因素

### （一）影响骨骼肌收缩的主要因素

骨骼肌收缩时产生两种变化:肌肉长度的缩短和肌肉张力的增加。骨骼肌收缩的效能表现为肌张力增加的程度或速度、肌肉缩短的程度或速度。

影响骨骼肌收缩的主要因素有前负荷、后负荷和肌肉收缩能力。前负荷和后负荷是外部作用于骨骼肌的力,而肌肉的收缩能力则是骨骼肌自身内在的功能状态。

1. 前负荷　**前负荷**是指肌肉收缩前所承受的负荷。前负荷使肌肉收缩前处于某种被拉长状态,此时肌肉的长度称为初长度。对一块肌肉来说,初长度和前负荷密切相关。在其他条件不变时,在一定限度内,肌肉的前负荷增加,肌肉初长度随之增加,肌肉收缩产生的张力也随之增大。但当前负荷增加超过一定限度时,再增加前负荷,反而使肌张力变小。这个产生最大张力的肌肉初长度称为**最适初长度**,此时的前负荷称**最适前负荷**。肌肉在最适初长度时的收缩张力最大、速度最快、缩短的程度也最大,收缩效果最佳。

2. 后负荷　**后负荷**是指肌肉开始收缩后所遇到的负荷或阻力。肌肉在有后负荷的情况下进行收缩,开始只表现为张力增加,当张力增大到超过后负荷时才开始出现长度缩短,后负荷也随之发生移位。后负荷越大,肌肉在缩短前产生的张力越大,肌肉长度缩短出现的越晚,缩短的程度越小。

3. 肌肉收缩能力　肌肉收缩能力是与前负荷和后负荷无关的肌肉内在的收缩特性。肌肉的收缩过程主要由兴奋 - 收缩耦联过程中细胞质中的 $Ca^{2+}$ 浓度、横桥的 ATP 酶活性等因素决定。因此,凡能够影响以上因素的体内外条件变化均能影响肌肉的收缩效果。如缺 $O_2$、酸中毒、能量物质缺乏以及兴奋 - 收缩脱耦联、肌细胞内蛋白质或横桥功能的改变等均可降低肌肉的收缩能力;而 $Ca^{2+}$、咖啡因、肾上腺素等体液因素均可通过影响肌肉的收缩机制而提高肌肉的收缩能力。

笔记

### （二）骨骼肌的收缩形式

1. 等长收缩和等张收缩　根据肌肉所遇负荷的情况,可将肌肉收缩分为等长收缩和等张收缩。在有后负荷的情况下，骨骼肌开始收缩时，只表现为张力增加而无长度的缩短，这种收缩形式称为**等长收缩**（isometric contraction）。其主要意义是产生肌张力克服后负荷，维持人体的位置和姿势。例如人站立时对抗重力、维持姿势而产生的肌肉收缩主要是等长收缩。肌肉收缩时只有长度的缩短而无张力的变化称为**等张收缩**（isotonic contraction）。如提起重物的过程中，肌肉缩短了，重物发生移位，但肌肉的张力并没有改变。

2. 单收缩和强直收缩　根据刺激的频率肌肉收缩可分为单收缩和强直收缩。当肌肉受到一个有效刺激时，引发一次动作电位，从而出现一次收缩和舒张，这种收缩形式称为**单收缩**。当肌肉受到连续的有效刺激时，可引起肌肉收缩的融合称为**强直收缩**。对收缩情况与刺激频率的关系进行分析可以看出（图 2-15），如果有效刺激的频率过低，每一个新的刺激到来时，前一个刺激引起的收缩和舒张过程已经结束，这时就会产生一连串的单收缩；随着刺激频率增加，如果每一个新刺激落在前一次收缩的舒张期，就会形成在第一次收缩的舒张期还没有完结时就发生了第二次收缩，这种情况记录的曲线呈锯齿状，称为不完全强直收缩；如果刺激频率继续增加，新刺激落在前一次收缩的收缩期内，这时记录的收缩曲线完全融合，形成一条平滑的收缩曲线，称为完全强直收缩。完全强直收缩产生的肌张力可达单收缩的 3～4 倍。

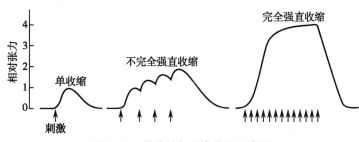

图 2-15　单收缩与强直收缩示意图

在生理情况下，支配骨骼肌的躯体运动神经总是发放连续的冲动，所以骨骼肌的收缩几乎都是完全强直收缩。即使在安静状态下，运动神经也经常发放较低频率的冲动，使骨骼肌产生一定程度的强直收缩，这种微弱而持续的收缩称为肌紧张。

（**杨桂染**）

**思考题**

1. 一氧化碳中毒时，脑组织缺 $O_2$，引起脑细胞水肿。请运用细胞膜的物质转运知识解释其原因。

2. 细胞膜的特殊蛋白质在细胞膜的物质转运过程中有何作用？请你上网查阅资料了解临床哪些疾病与这些蛋白质结构或功能异常有关。

3. 你知道临床哪些检查应用生物电的原理？生物电是如何产生的？

4. 骨骼肌收缩是如何实现的？$Ca^{2+}$ 在骨骼肌收缩中有何作用？

# 第三章 血 液

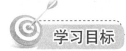

## 学习目标

1．掌握血液的组成，血浆渗透压的形成和生理意义，血浆与血清的区别，各类血细胞的正常值及功能，红细胞的生成，血液凝固的基本过程，ABO 血型的分型依据和输血原则。

2．熟悉血液的理化特性，血浆蛋白的分类及作用，红细胞的生理特性，红细胞生成的调节因素，生理性止血，体内重要的抗凝物质。

3．了解纤维蛋白溶解，交叉配血试验，Rh 血型系统。

4．能运用本章所学基本知识，分析临床上常见贫血的原因，能正确使用加速或延缓血液凝固的方法。

5．培养学生认真观察生活中各种与血液有关的如出血、止血、凝血、出血点、紫癜、贫血等现象，并解释这些现象发生的原因以及预防、治疗与护理的措施。

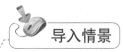

**情景描述：**

护理专业新生小李，17 岁。近日经常感到心慌气短、疲乏无力、食欲不振。同学们都觉得她的面色、口唇苍白，建议她尽快去医院检查。经询问了解到，小李来月经，出血时间长达十几天，以前每次来月经，时间都会在 7、8 天左右。

**请思考：**

1．小李为什么会出现上述症状？

2．小李最有可能患了什么病？应做哪些检查？

3．如果同学们中有类似情况，应该采取什么措施呢？

血液是存在于心血管系统中不断流动的流体组织，是体液的重要组成部分。血液具有运输、防御、保护、缓冲和调节等功能，对维持机体内环境稳态起着非常重要的作用。

## 第一节　血液的组成和理化特性

### 一、血液的组成

血液（全血）由血浆和血细胞组成。取一定量的新采集的血液加入抗凝剂混匀后置于比容管中，离心沉淀后，可见血液分为三层（图 3-1）：上层淡黄色透明液体为血浆，占总体积的 50%～60%；下层为深红色的为红细胞，占总体积的 40%～50%；二者之间薄层灰白色的为白细胞和血小板，约占总体积的 1%。

## （一）血细胞

血细胞分为**红细胞**（red blood cell，RBC）、**白细胞**（white blood cell，WBC）和**血小板**（platelet，PLT）三类，其中，红细胞数量最多，白细胞最少。血细胞在全血中所占的容积百分比称为**血细胞比容**（hematocrit）。血细胞比容反映全血中血细胞数量的相对值。正常成年男性的血细胞比容为40%～50%，女性为37%～48%，新生儿约为55%。由于血液中白细胞和血小板所占容积百分比很小，故血细胞比容很接近血液中的血细胞比容。临床上贫血病人红细胞数量减少，血细胞比容降低；严重呕吐、腹泻和大面积烧伤病人，血浆中水分丢失过多，血细胞比容升高。

## （二）血浆

**血浆**（blood plasma）为血液的液体成分，是内环境中最活跃的部分，它不仅与组织液进行物质交换，而且还通过肺、肾、胃肠道、皮肤等器官与外环境进行物质交换。因此，血浆在沟通机体内、外环境中起着重要作用。血浆理化性质的改变，常能反映人体各系统器官与组织的代谢情况，临床上常通过检验血浆成分作为诊断某些疾病的重要手段和依据。

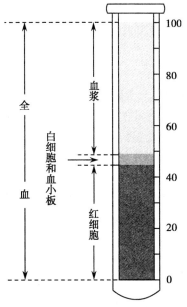

图3-1 血液的组成示意图

血浆的主要成分是水，占血浆总量的91%～92%；溶质占8%～9%，主要有血浆蛋白、无机盐、非蛋白有机物、激素及气体等。

1. 血浆蛋白 **血浆蛋白**（plasma protein）是血浆中多种蛋白质的总称。用盐析法可将血浆蛋白分为**白蛋白**（albumin）、**球蛋白**（globulin）、**纤维蛋白原**（fibrinogen）三类；用电泳法又进一步将球蛋白分为 $\alpha_1$-、$\alpha_2$-、$\beta$-、$\gamma$- 球蛋白。正常成人的血浆蛋白含量为60～80g/L，其中白蛋白为40～50g/L，球蛋白为20～30g/L，纤维蛋白原为2～4g/L，白蛋白／球蛋白（A/G）的比值为1.5～2.5：1。除 $\gamma$- 球蛋白来自于浆细胞外，白蛋白、大多数球蛋白和纤维蛋白原主要由肝脏产生。因此，临床上测定 A/G 值可判断肝功能是否正常。当肝功能障碍时，常出现 A/G 比值下降，甚至倒置。血浆蛋白的主要功能见表3-1。

表3-1 正常成人血浆蛋白含量及主要生理作用

| 蛋白质 | 血浆中浓度 | 主要生理作用 |
| --- | --- | --- |
| 白蛋白 | 40～50g/L | 形成血浆胶体渗透压，转运 $Ca^{2+}$、脂肪酸及其他亲脂物质 |
| 球蛋白 | 20～30g/L | 免疫作用，转运脂质、脂溶性维生素及激素等 |
| 纤维蛋白原 | 2～4g/L | 参与血液凝固 |

2. 无机盐 血浆中的无机盐主要以离子形式存在，正离子以 $Na^+$ 为主，还有 $K^+$、$Ca^{2+}$、$Mg^{2+}$ 等；负离子以 $Cl^-$ 为主、还有 $HCO_3^-$、$HPO_4^{2-}$、$SO_4^{2-}$ 等。它们的主要功能是形成血浆晶体渗透压，维持水、电解质平衡以及酸碱平衡，维持神经肌肉的正常兴奋性等。

3. 非蛋白有机物 非蛋白有机物包含氮化合物和不含氮化合物两类。

血浆中除蛋白质以外的含氮化合物总称为非蛋白含氮化合物，包括尿酸、尿素、肌酸、肌酐等，这些物质是蛋白质和核酸的代谢产物，主要通过肾脏排泄。这些物质所含的氮称为非蛋白氮（NPN）。正常人血液中 NPN 的含量为14～25mmol/L，因此，测定血浆中 NPN 的含量有助于了解体内蛋白质代谢情况和肾的排泄功能。

血浆中不含氮的有机物主要有脂类、酮体、乳酸、葡萄糖等。此外，血浆中还有酶、激素、维生素、$O_2$、$CO_2$ 等。

## 二、血液的理化特性

### （一）颜色

血液的颜色主要取决于红细胞内血红蛋白含量。动脉血因红细胞中氧合血红蛋白含量丰富而呈鲜红色；静脉血因红细胞中含去氧血红蛋白较多而呈暗红色。血浆因含有微量的胆色素而呈淡黄色；空腹血浆清澈透明；进餐后，尤其是摄入较多的脂类食物，血浆中因脂蛋白微滴增多而变得浑浊。因此，临床作某些血液化学成分检测时，要求空腹采血，以避免食物对检测结果产生影响。

### （二）比重

正常人全血比重为 1.050～1.060，其高低主要取决于红细胞数量，血液中红细胞数量越多则血液比重越大。血浆的比重为 1.025～1.030，主要取决于血浆蛋白的含量，血浆中蛋白质含量越多则血浆比重越大。

### （三）黏滞性

液体的黏滞性是由其内部分子或颗粒之间的摩擦而产生。全血的黏滞性为水的 4～5倍，主要取决于红细胞的数量；血浆的黏滞性为水的 1.6～2.4 倍，主要取决于血浆蛋白的含量。大面积烧伤的病人，由于血浆的大量渗出，血液的黏滞性增高。严重贫血的病人，由于红细胞数量减少，血液黏滞性降低。

### （四）渗透压

渗透现象是指被半透膜隔开的两种不同浓度的溶液，水分子从低浓度溶液通过半透膜向高浓度溶液中扩散的现象。渗透现象发生的动力是溶液所固有的渗透压。**渗透压**（osmotic pressure）是指溶液中的溶质颗粒吸引水分子透过半透膜的力量。其大小与单位体积溶液中溶质颗粒的数目成正比，与溶质的种类和颗粒的大小无关。通常以 kPa（千帕）、mmHg（毫米汞柱）、mOsm/L（毫渗/升）作为渗透压的单位。

1. 血浆渗透压的形成及正常值　正常人的血浆渗透压约为 300mOsm/L（280～320mOsm/L），相当于 5790mmHg（770kPa）。血浆渗透压由两部分组成：①**血浆晶体渗透压**（crystal osmotic pressure）：由血浆中的 NaCl、葡萄糖、尿素等晶体物质形成，其中 80% 来自于 NaCl。晶体物质分子量小，溶质颗粒数目较多，渗透压大，约占血浆总渗透压的 99.6%。②**血浆胶体渗透压**（colloid osmotic pressure）：由血浆蛋白等大分子物质形成，其中白蛋白含量最高，分子颗粒数最多，因此白蛋白是形成血浆胶体渗透压的主要成分。胶体渗透压只占血浆总渗透压的 0.4%，正常值约为 1.5mOsm/L，相当于 25mmHg（3.3kPa）。

渗透压与血浆渗透压相等的溶液称为**等渗溶液**，如临床上常用的 0.85% NaCl 溶液（又称生理盐水）和 5% 葡萄糖溶液均为等渗溶液。其渗透压高于血浆渗透压的溶液称为高渗溶液，如 10% 葡萄糖溶液；其渗透压低于血浆渗透压的溶液称为低渗溶液。

2. 血浆渗透压的生理作用　由于细胞膜和毛细血管壁是两种不同性质的生物半透膜，因此，血浆晶体渗透压和胶体渗透压的作用也不相同。

（1）血浆晶体渗透压的作用：细胞膜为半透膜，允许水分子自由通过，不允许蛋白质通过，血浆中大部分晶体物质不易通过。正常时细胞膜内、外的渗透压基本相等。当血浆晶体渗透压降低时，细胞内液渗透压相对增大，吸引水分进入红细胞，致使红细胞膨胀，甚至破裂。红细胞膜破裂血红蛋白逸出的现象称为**溶血**（hemolysis）。反之，当血浆晶体渗透压升高时，将红细胞内的水分大量吸出，红细胞发生脱水、皱缩。因此，血浆晶体渗透压对调节细胞内外水分的平衡、维持血细胞的正常形态起着重要作用。

（2）血浆胶体渗透压的作用：水和晶体物质可以自由通过毛细血管壁，故血浆和组织液的晶体渗透压基本相等。血浆蛋白不易通过毛细血管壁，所以血管内外的胶体渗透压差异较大（血浆胶体渗透压为25mmHg，组织液胶体渗透压为15mmHg）。血浆胶体渗透压可以吸引组织液中的水分进入毛细血管，从而维持血浆容量的相对稳定（图3-2）。

肝、肾等疾患可引起血浆蛋白（主要是白蛋白）含量减少，血浆胶体渗透压降低，使组织液回流减少而滞留于组织间隙，引起水肿和血浆容量减少。因此，血浆胶体渗透压对调节毛细血管内外水分的交换、维持正常血浆容量有重要作用。

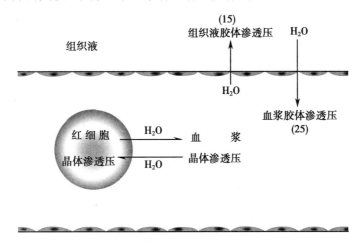

图3-2　血浆晶体渗透压与血浆胶体渗透压作用示意图
图示红细胞内与血浆晶体渗透压基本相等，可维持红细胞正常形态；
而血浆胶体渗透压大于组织液胶体渗透压，可将组织液中的水转移到
血管内（图中数字的单位为mmHg）

### （五）血浆酸碱度

正常人血浆pH值为7.35～7.45。血浆pH值低于7.35称为酸中毒；高于7.45称为碱中毒，如果血浆pH值低于6.9，或高于7.8，将危及生命。

血浆pH的相对恒定主要依靠血液中的缓冲物质以及肺、肾的排泄功能。血浆中的缓冲物质主要包括$NaHCO_3/H_2CO_3$、蛋白质钠盐/蛋白质、$Na_2HPO_4/NaH_2PO_4$三个缓冲对，其中以$NaHCO_3/H_2CO_3$最为重要。红细胞内还有血红蛋白钾盐/血红蛋白、$KHCO_3/H_2CO_3$等缓冲对，参与维持血浆pH值的相对恒定。此外，肺和肾通过排除体内过多的酸和碱对维持血浆pH值的相对恒定也具有重要意义。

# 第二节　血　细　胞

## 一、红　细　胞

### （一）红细胞的数量和生理功能

血细胞中数量最多的是红细胞，正常成熟的红细胞无细胞核，呈双凹圆碟形，细胞质内含有大量的血红蛋白。我国正常成人红细胞的数量，男性为$(4.0～5.5)×10^{12}/L$，平均为$5.0×10^{12}/L$；女性为$(3.5～5.0)×10^{12}/L$，平均为$4.2×10^{12}/L$；新生儿为$6.0×10^{12}/L$以上。血红蛋白含量的正常值，成年男性为120～160g/L；成年女性为110～150g/L；新生儿可达170～200g/L。红细胞数量和血红蛋白含量可因年龄、性别和居住环境不同而有差异。如新生儿高于成人，男性高于女性，长期居住高原的居民高于沿海居民。若外周血液中红细胞数量或血红蛋白含量低于正常值，称为**贫血**（anemia）。

红细胞的主要功能是运输 $O_2$ 和 $CO_2$,并对血液酸碱度的变化起缓冲作用。这些功能都是由红细胞内的血红蛋白来完成的。当红细胞破裂时,血红蛋白逸出则丧失功能。

**（二）红细胞的生理特性**

红细胞具有可塑变形性、悬浮稳定性和渗透脆性,这些特性都与红细胞的双凹圆碟形有关。

1. 可塑变形性  红细胞在血液循环中,通过比它直径小的毛细血管和血窦间隙时,发生卷曲变形通过之后又恢复原状,这种特性称为可塑变形性。

2. 悬浮稳定性  红细胞能稳定地悬浮于血浆中而不易下沉的特性称为**红细胞的悬浮稳定性**（suspension stability）。临床上,将抗凝血液静置于沉降管中,观察第 1 小时末血柱上方出现的血浆层高度（毫米数）,以表示红细胞下沉的速率,称为**红细胞沉降率（ESR）**,简称血沉。用魏氏法检测血沉,正常值分别为成年男性 0～15mm/h,女性 0～20mm/h。

双凹圆碟形结构的红细胞具有较大的表面积与体积的比值,使红细胞与血浆之间会产生较大的摩擦力。在某些疾病时,如活动性肺结核、风湿热,血沉加快;妇女月经期、妊娠期血沉也可加快。血沉加快主要与红细胞彼此能凹面相贴,形成红细胞叠连有关（图 3-3）。红细胞发生叠连后,红细胞的总表面积与总体积的比值减小,与血浆的摩擦力相对减小,因而血沉加快。红细胞易于发生叠连的原因在于血浆成分的变化,而不在于红细胞本身。通常血浆中球蛋白、纤维蛋白原及胆固醇含量增多时,可加速红细胞叠连,使血沉加快;而白蛋白、卵磷脂含量增多时则抑制叠连发生,使血沉减慢。

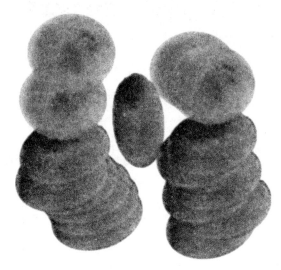

图 3-3  红细胞叠连

3. 渗透脆性  红细胞在等渗溶液（0.85% NaCl 溶液）中才能维持其正常形态和大小。若将正常人红细胞置于 0.8%～0.6% NaCl 溶液中,红细胞会膨胀变形但并不破裂;若置于 0.42% NaCl 溶液中,有部分红细胞破裂溶血;若置于 0.35% NaCl 溶液中,红细胞就会全部破裂溶血。这说明红细胞膜对低渗盐溶液有一定的抵抗力。红细胞在低渗盐溶液中发生膨胀破裂的特性,称为**红细胞的渗透脆性**。渗透脆性越大,表示其对低渗盐溶液的抵抗力越小,越容易发生破裂溶血。衰老的红细胞渗透脆性增大;而新生的红细胞渗透脆性小。某些疾病可影响红细胞脆性,如遗传性球形红细胞增多症的病人,红细胞脆性变大。故测定红细胞的渗透脆性有助于一些疾病的临床诊断。

**知识拓展**

**等渗溶液与等张溶液**

不同溶质的等渗溶液不一定都能使悬浮于其中的红细胞保持正常形态和大小,例如 1.9% 的尿素溶液是等渗溶液,但将红细胞置于其中后立即发生溶血。这是因为尿素分子能自由通过红细胞膜,不能在溶液中保持与红细胞内相等的张力。所谓张力,是指溶液中不能透过红细胞膜的溶质颗粒所产生的渗透压。1.9% 的尿素溶液,因尿素能够进入红细胞而不能保持其张力,故它虽是等渗溶液但不是等张溶液。一般把能使红细胞保持正常形态和大小的溶液称为等张溶液。NaCl 不能自由通过红细胞膜,故 0.85% NaCl 溶液既是等渗溶液也是等张溶液。

笔记

### （三）红细胞的生成与破坏

**1. 红细胞的生成条件**

（1）生成的部位：成年人红骨髓是生成红细胞的唯一场所。红骨髓造血功能正常是红细胞生成的前提。红细胞在红骨髓内发育过程中，细胞体积由大变小，细胞核由大变小最后消失，细胞质中的血红蛋白从无到有，直至达到正常含量。

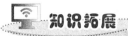

**成人血细胞的生成部位——红骨髓**

成人的各种血细胞均起源于红骨髓。但在个体的不同发育阶段，造血的部位经历一定的变迁过程，胚胎发育早期是在卵黄囊造血；从胚胎第2个月开始，由肝、脾造血，胚胎第4个月以后，肝、脾造血活动逐渐减少，骨髓开始造血并逐渐增强；婴儿出生后，几乎完全依靠骨髓造血。但在造血需要增加时，骨髓外造血组织仍具有一定的代偿作用。到18岁左右，只有椎骨、髂骨、肋骨、胸骨、颅骨和长骨近端骨骺等处的红骨髓才有造血功能，这些部位的造血足够满足机体需要。若成年人出现骨髓外造血，则是造血功能紊乱的表现。

红骨髓内的造血干细胞在特定条件下分化为红系祖细胞，经原红细胞发育为早幼红细胞、中幼红细胞、晚幼红细胞、网织红细胞，最后成为成熟的红细胞（图3-4）。

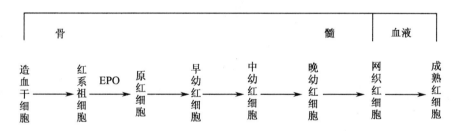

图3-4　红细胞生成过程示意图

当骨髓造血功能受到放射线（X射线、γ射线）、某些药物（氯霉素和抗癌药）等理化因素的作用，骨髓的造血功能受到抑制，全血细胞减少，称为再生障碍性贫血。

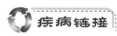

**再生障碍性贫血**

再生障碍性贫血简称再障，是多种原因导致造血干细胞减少和（或）功能异常，从而引起红细胞、中性粒细胞、血小板减少的一种获得性疾病。临床表现：贫血、感染和出血。发病机制：与造血干细胞受损、造血微环境损伤及免疫介导因素有关。再障的主要病因：药物、化学毒物、电离辐射、病毒感染、免疫因素等。

（2）生成原料：合成血红蛋白的主要原料是铁和蛋白质。成人每天需要20～30mg铁用于红细胞生成，铁的来源有两部分：95%来自于体内的衰老红细胞破坏后释放出来的"内源性铁"，可供骨髓造血时重复利用。其余5%的"外源性铁"由食物提供。外源性铁多为$Fe^{3+}$，在胃酸作用下转变为$Fe^{2+}$才能被吸收，每天从食物中吸收的铁大约1mg，仅占机体需要量的5%，故一般不会造成铁的缺乏。慢性失血等原因造成体内储存铁量减少，或生长发育期的婴幼儿、孕妇、哺乳期妇女等对铁的需求量相对增多，若摄入不足或吸收利用障碍，引起血红蛋白合成不足,细胞体积减小,血红蛋白含量降低,红细胞颜色变淡,称为缺铁性贫血,又称小细胞低色素性贫血。

（3）成熟因子：在红细胞的发育过程中,叶酸和维生素 $B_{12}$ 是 DNA 合成所需的重要辅酶。缺乏叶酸或维生素 $B_{12}$ 时,DNA 合成受阻,致使红细胞的分裂和成熟障碍,红细胞生成数量减少,而体积增大,称为巨幼红细胞性贫血。维生素 $B_{12}$ 吸收与内因子有关（详见第六章消化和吸收）,内因子可促进维生素 $B_{12}$ 在回肠吸收。因此,当内因子缺乏（萎缩性胃炎、胃大部切除的病人）,维生素 $B_{12}$ 吸收障碍,可引起巨幼红细胞性贫血。

2. 红细胞生成的调节 红细胞的生成主要受促红细胞生成素和雄激素的调节。

（1）促红细胞生成素（erythropoietin,EPO）：是一种由肾合成的糖蛋白,主要作用是促进红系祖细胞增殖、分化以及骨髓释放网织红细胞。组织缺 $O_2$ 是刺激促红细胞生成素合成释放的主要原因。当组织缺 $O_2$ 或耗 $O_2$ 量增加时,促红细胞生成素的浓度增加,使红细胞生成增多,增加循环血中红细胞数量,提高血液的运 $O_2$ 能力,以满足组织对 $O_2$ 的需要。例如高原居民、长期从事体力劳动或体育锻炼的人、心肺疾病的病人等,红细胞数量较多,就是由于组织缺 $O_2$ 刺激肾脏合成促红细胞生成素增加所致。由于严重的肾脏疾病促红细胞生成素合成减少而引发的贫血称为肾性贫血。

（2）雄激素：雄激素主要促进肾合成促红细胞生成素；雄激素还可直接刺激红骨髓,使骨髓造血功能增强,红细胞生成增多。因此,成年男性红细胞数量多于女性。

此外,甲状腺激素、生长激素、糖皮质激素对红细胞的生成也有一定的促进作用。

3. 红细胞的破坏 红细胞的平均寿命约为 120 天。衰老红细胞的可塑变形能力减弱,脆性增加,难以通过微小的空隙,因此易滞留于肝和脾血窦内,被其中的巨噬细胞吞噬。脾功能亢进时,吞噬红细胞能力增强,可发生脾性贫血。

# 二、白 细 胞

## （一）白细胞的分类和正常值

**白细胞**（white blood cell,WBC）是无色、有核的血细胞。正常成年人白细胞总数为 $(4.0\sim10.0)\times10^9/L$,新生儿白细胞总数可达 $(12.0\sim20.0)\times10^9/L$。白细胞总数的生理变动范围较大,如进食、剧烈运动、情绪激动、月经期、妊娠期白细胞数量增加,如剧烈运动可使白细胞增高达 $35\times10^9/L$。

白细胞分为粒细胞和无粒细胞两大类。粒细胞又可分为中性粒细胞、嗜酸性粒细胞和嗜碱性粒细胞；无粒细胞包括单核细胞和淋巴细胞。各类白细胞在白细胞总数中的百分比,称为白细胞分类计数（表3-2）。

表3-2 我国健康成人血液中各种白细胞的百分比和主要功能

| 分类名称 | 百分比 | 主要功能 |
| --- | --- | --- |
| 中性粒细胞 | 50%～70% | 吞噬细菌（尤其是入侵的化脓性细菌）、清除衰老的红细胞和抗原-抗体复合物等 |
| 嗜酸性粒细胞 | 0.5%～5% | 限制过敏反应；参与对蠕虫的免疫反应 |
| 嗜碱性粒细胞 | 0～1% | 释放组胺,参与过敏反应；释放肝素,参与抗凝过程 |
| 单核细胞 | 3%～8% | 吞噬各种病原微生物、衰老及死亡的细胞；识别和杀伤肿瘤细胞；参与激活淋巴细胞特异性免疫功能 |
| 淋巴细胞 | 20%～40% | 参与免疫反应 |

## （二）白细胞的功能

白细胞的主要功能是通过吞噬作用及免疫反应,实现对机体的保护和防御。白细胞具有变形、游走、趋化和吞噬等特性,是执行防御功能的生理基础。

1. 中性粒细胞 中性粒细胞的主要功能是吞噬和杀灭入侵的病原微生物,吞噬血液中衰老的红细胞及抗原 - 抗体复合物,它始终处于机体抵御病原微生物,特别是化脓性细菌感染的第一线。当细菌入侵时,中性粒细胞在炎症区域趋化因子作用下,自毛细血管渗出并游走到病变部位,吞噬、杀灭细菌。因此,临床上白细胞总数及中性粒细胞百分比增高,常提示有细菌感染。

2. 嗜酸性粒细胞 嗜酸性粒细胞的主要功能是限制肥大细胞和嗜碱性粒细胞在速发型过敏反应中的作用,参与对蠕虫的免疫反应。在机体发生过敏反应或蠕虫感染时,常伴有嗜酸性粒细胞数增多。

3. 嗜碱性粒细胞 嗜碱性粒细胞胞质中存在较大的碱性染色颗粒,颗粒内含有肝素、组胺、过敏性慢反应物质和嗜酸性粒细胞趋化因子 A。肝素具有很强的抗凝血作用,有利于保持血管的通畅;组胺和过敏性慢反应物质能使毛细血管壁通透性增加,引起局部充血、水肿,细支气管平滑肌收缩,引起哮喘、荨麻疹等过敏反应症状;嗜酸性粒细胞趋化因子 A 的作用是吸引嗜酸性粒细胞聚集于局部,限制嗜碱性粒细胞在过敏反应中的作用。

4. 单核细胞 单核细胞在血液中吞噬能力较弱,当它穿出毛细血管壁进入组织后,分化成巨噬细胞,吞噬能力大大增强,能吞噬更多的细菌,更大的细菌致病物和颗粒。单核 - 巨噬细胞能合成、释放多种细胞因子,如集落刺激因子、白细胞介素、肿瘤坏死因子、干扰素等,参与机体的防御反应。活化的单核 - 巨噬细胞对肿瘤和病毒感染细胞具有强大的杀伤能力。单核细胞内含有大量的非特异性酯酶并具有更强的吞噬能力,在某些慢性炎症时,其数量常常增加。

5. 淋巴细胞 淋巴细胞在免疫应答反应中起核心作用。淋巴细胞分为 T 淋巴细胞和 B 淋巴细胞。T 淋巴细胞主要与细胞免疫有关,B 淋巴细胞主要与体液免疫有关。

## 三、血 小 板

血小板( platelet )是骨髓中成熟巨核细胞裂解脱落下来的具有生物活性的小块胞质。正常成年人的血小板数量为($100\sim300$)×$10^9$/L。血小板数量可有一定的波动,通常妇女月经期血小板减少,妊娠、进食、运动及缺 $O_2$ 可使血小板增多。病理情况下,血小板数量低于$50×10^9$/L,毛细血管壁脆性增加,皮肤和黏膜下出现瘀点,甚至大块紫癜,称为血小板减少性紫癜。

### (一)血小板的生理特性

血小板具有黏附、聚集、释放、吸附、收缩等多种生理特性。

1. 黏附 血小板与非血小板表面的黏着称为血小板黏附。当血管受损时,血小板可附着在损伤血管内膜下暴露的胶原组织上。血小板黏附是生理性止血过程的起始步骤。

2. 聚集 血小板彼此黏着的现象称为血小板聚集。需要纤维蛋白原、$Ca^{2+}$ 及血小板膜糖蛋白的参与。血小板的聚集通常出现两个时相:第一聚集时相发生迅速,也能迅速解聚,为可逆性聚集;第二聚集时相发生缓慢,不能解聚,为不可逆解聚。引起血小板聚集的因素称致聚剂。生理性致聚剂主要有 ADP、肾上腺素、5- 羟色胺、组胺、胶原、凝血酶等;病理性致聚剂有细菌、病毒、免疫复合物、药物等。血小板聚集受血小板内 cAMP 和游离 $Ca^{2+}$ 的调节。血小板聚集是形成血小板栓子的基础。

3. 释放 血小板受刺激后,细胞质颗粒内的物质排出的过程称为释放。释放的物质主要有 ADP、ATP、5- 羟色胺、儿茶酚胺等。ADP、ATP 和 5- 羟色胺能促进血小板聚集,5- 羟色胺和儿茶酚胺可使小动脉收缩,有利于止血。

4. 收缩 血小板内的收缩蛋白具有收缩作用,使血凝块回缩变硬,有利于止血。

5. 吸附 血小板能将许多凝血因子吸附其磷脂表面。当血管内皮破损时,血小板黏附、聚集于破损的局部,吸附大量凝血因子,使局部凝血因子浓度升高,有利于血液凝固和生理性止血。

### (二)血小板的生理功能

1. 参与生理性止血 生理性止血是指小血管损伤,血液从小血管内流出,数分钟后出血自行停止的现象。用针刺破耳垂或指尖使血液自然流出到自然停止所需的时间,称为**出血时间**( bleeding time )。正常值为 1~3 分钟。出血时间的长短可反映止血功能,尤其是血小板的质和量。

生理性止血过程是由血管、血小板和血浆中凝血因子协同作用的结果,主要包括血管收缩、血小板血栓形成和血液凝固三个过程。这三个过程是相继发生但又相互重叠的:①血管收缩:生理性止血首先表现为受损血管局部小血管收缩,使局部血流减少。若损伤不大,可使血管破口封闭,从而制止出血。这是由于损伤性刺激反射性引起局部血管收缩和血小板释放 5- 羟色胺、血栓烷 $A_2$ 等缩血管物质所致。②血小板血栓形成:血小板黏附、聚集于血管破损处,形成血小板血栓堵塞伤口,实现初期止血。③血液凝固:血管受损启动凝血系统,在受损局部迅速发生血液凝固,使血浆中可溶性的纤维蛋白原转变为不溶性纤维蛋白,并交织成网,以加固血栓,最后,局部纤维组织增生,并长入血凝块,达到永久性止血。

2. 促进血液凝固 血小板内含有许多与凝血过程有关的因子,如血小板为凝血因子提供的磷脂表面($PF_3$)在血液凝固过程中起重要作用。另外,血小板还可以吸附多种凝血因子,促进凝血过程的发生。

3. 维持毛细血管壁的完整性 血小板能随时黏附于毛细血管壁以填补血管内皮细胞脱落留下的空隙,并能融入血管内皮细胞中,有利于内皮细胞的修复,从而维持毛细血管壁的完整性。

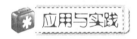

红细胞、白细胞、血小板在人体中承担着重要的生理功能,很多疾病都会引起血细胞的改变,因此,临床医生可通过病人血细胞的变化辅助诊断疾病。血常规检查也称血细胞分析,是临床最基本的血液检验,检查项目包括红细胞计数、血红蛋白测定、白细胞计数及白细胞分类计数、血小板计数等 20 余项,对贫血、出血、病原生物感染、超敏反应等疾病的诊断提供依据。

**请思考:**

1. 各种血细胞有何功能?正常值是多少?

2. 各种血细胞数量变化有何临床意义?为什么?

## 第三节 血液凝固与纤维蛋白溶解

### 一、血 液 凝 固

血液由流动的液体状态变成不流动的凝胶状态的过程称为**血液凝固**( blood coagulation ),简称血凝。它是一系列循序发生的酶促反应过程,最终使血浆中可溶性的纤维蛋白原转变为不溶性的纤维蛋白,纤维蛋白交织成网,网罗血细胞及血液中的其他成分形成血凝块。血液凝固后,血凝块逐渐回缩,析出的淡黄色的液体,称为**血清**( serum )。血清与血浆的主要区别是血清中缺少纤维蛋白原和凝血过程中被消耗的一些凝血因子,增加了凝血时由血管内皮细胞和血小板释放的化学物质。

### (一)凝血因子

血浆与组织中直接参与血液凝固的物质,称为**凝血因子**( blood coagulation factor )。国际命名法按发现的先后顺序将其用罗马数字编号的有 12 种(表 3-3),此外还有前激肽释放酶、激肽原和血小板磷脂等。

表 3-3 按国际命名法编号的凝血因子

| 因子 | 同义名 | 合成部位 | 因子 | 同义名 | 合成部位 |
|------|--------|----------|------|--------|----------|
| I | 纤维蛋白原 | 肝细胞 | VIII | 抗血友病因子 | 肝细胞 |
| II | 凝血酶原 | 肝细胞(*) | IX | 血浆凝血激酶 | 肝细胞(*) |
| III | 组织因子 | 内皮细胞 | X | 斯图亚特因子 | 肝细胞(*) |
| IV | $Ca^{2+}$ | | XI | 血浆凝血活酶前质 | 肝细胞 |
| V | 前加速素 | 内皮细胞和血小板 | XII | 接触因子 | 肝细胞 |
| VII | 前转变素 | 肝细胞(*) | XIII | 纤维蛋白稳定因子 | 肝细胞和血小板 |

说明:(*)代表该凝血因子在肝脏合成时需要维生素 K 参与

凝血因子具有如下的特征:①除了 IV 外,其余的凝血因子均为蛋白质。②大多数凝血因子以无活性的酶原形式存在,在参与凝血的过程中需被激活,激活后的凝血因子在右下角用字母"a"标记,如因子 IXa、Xa 等。③除因子 III 外,其他凝血因子均存在于血浆中。④多数凝血因子在肝脏合成,其中因子 II、VII、IX、X 的合成还需要维生素 K 参与。若肝脏病变或维生素 K 缺乏,会导致凝血因子合成减少,凝血过程障碍而发生出血倾向。

### (二)血液凝固过程

血液凝固过程分为三个步骤:①凝血酶原激活物形成;②凝血酶形成;③纤维蛋白形成(图 3-5)。

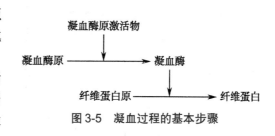

图 3-5 凝血过程的基本步骤

1.凝血酶原激活物形成 凝血酶原激活物由因子 Xa、V、$Ca^{2+}$ 和 $PF_3$ 组成。其中根据因子 X 的激活过程不同,可分为内源性凝血途径和外源性凝血途径(图 3-6)。

(1)内源性凝血途径:由因子 XII 启动,完全依靠血浆内凝血因子,逐步使因子 X 激活的凝血过程,称为内源性凝血途径。当血管内膜损伤暴露内膜下的胶原纤维或与带负电荷的异物表面(如玻璃、白陶土、硫酸酯、胶原等)接触时,因子 XII 被激活为 XIIa,XIIa 可激活前激肽释放酶使之成为激肽释放酶,后者反过来又能激活因子 XII,通过这一正反馈过程形成大量 XIIa,XIIa 的主要功能是将因子 XI 激活成 XIa。因子 XIa 在 $Ca^{2+}$ 的参与下,将因子 IX 激活成 IXa,IXa 与因子 VIII、$Ca^{2+}$ 与 $PF_3$ 形成因子 VIII 复合物,该复合物能将因子 X 激活为 Xa。因子 VIII 能使 IXa 激活因子 X 的作用加快几百倍,故当因子 VIII 缺乏时,血液凝固速度极为缓慢,微小创伤亦可引起出血不止,临床上称为甲型血友病。缺乏因子 IX、因子 XI,分别称为乙型血友病和丙型血友病。

(2)外源性凝血途径:由来自于血管外的组织因子(因子 III)暴露于血液而启动的凝血过程,称为外源性凝血途径。当组织损伤、血管破裂时,受损组织释放组织因子扩散血液中,与血浆中 $Ca^{2+}$、VII 形成复合物,该复合物能将因子 X 激活为 Xa。

经上述两条途径所形成的 Xa,与因子 V、$Ca^{2+}$ 在 $PF_3$ 提供的磷脂表面上组成凝血酶原激活物。

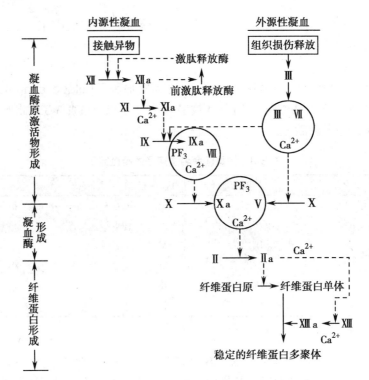

图 3-6 血液凝固过程示意图

2. 凝血酶形成 凝血酶原在凝血酶原激活物作用下,形成凝血酶(因子 II a)。凝血酶原激活物中的因子 V 可使因子 X a 激活凝血酶原的速度加快几十倍。

3. 纤维蛋白形成 凝血酶的主要作用是使纤维蛋白原转变成纤维蛋白单体。同时,凝血酶能将因子 XIII 激活生成 XIIIa,在 $Ca^{2+}$ 的作用下,XIIIa 使纤维蛋白单体聚合成不溶性的纤维蛋白多聚体,即纤维蛋白,纤维蛋白交织成网,网罗红细胞形成血凝块,至此,血液凝固过程全部完成。

在生理性止血过程中,既有内源性凝血途径的激活,也有外源性凝血途径的激活,两者不能截然分开。目前认为,外源性凝血途径在体内生理性凝血反应的启动中起关键性作用,组织因子是生理性凝血反应的启动物。而内源性凝血途径对凝血过程的维持和巩固起重要作用。应该强调的是:①凝血过程是一种正反馈,每步酶促反应都有放大效应,一旦触发,就会迅速连续进行,形成"瀑布"样反应链,一直到完成为止。② $Ca^{2+}$ (因子 IV)在多个凝血环节上起促凝血作用,而且它易于处理,因此,在临床上可用于促凝血(加 $Ca^{2+}$)或抗凝血(除去 $Ca^{2+}$)。

### (三)抗凝系统

正常血液中虽含有各种凝血因子,但不会发生血管内广泛凝血的现象。这是因为:①正常血管内皮完整光滑,因子 XII 不易被激活,因子 III 不易进入血管内,故不会启动内源性或外源性凝血过程。②血流速度快,即使有局部的凝血因子被激活,也会被血流冲走稀释,并在肝、脾等处被单核-巨噬细胞吞噬并清除。③纤维蛋白溶解系统的活动,可迅速溶解所形成的少量纤维蛋白。④血浆中有多种抗凝物质,主要包括抗凝血酶 III、肝素、蛋白 C 系统和组织因子途径抑制物等。

1. 抗凝血酶 III 抗凝血酶 III 是肝细胞和血管内皮细胞分泌的一种丝氨酸蛋白酶抑制物,能与凝血酶结合形成复合物而使其失活,还能封闭因子 VIIa、IX a、X a、XI a、XII a 的活性中心,使这些因子失活达到抗凝作用。正常情况下,抗凝血酶 III 的直接抗凝作用弱而慢,但它与肝素结合后其抗凝作用显著增加。

2. 肝素 肝素是一种酸性黏多糖,主要由肥大细胞和嗜碱性粒细胞产生。肺、肝、心肌组织中含量丰富,生理情况下血浆中含量甚微。肝素与抗凝血酶Ⅲ结合,使抗凝血酶Ⅲ与凝血酶的亲和力增强,并使二者的结合更稳定,从而促使凝血酶失活。肝素还能抑制凝血酶原的激活过程,阻止血小板的黏附、聚集与释放反应,所以肝素是一种活性很强的抗凝物质,临床上广泛应用于体内和体外抗凝。

3. 蛋白C系统 主要包括蛋白质C、蛋白质S、血栓调节蛋白和活化蛋白质C抑制物。蛋白质C由肝脏合成,以酶原形式存在于血浆中。激活后的蛋白质C可水解灭活因子Ⅷa、Ⅴa,抑制因子X和凝血酶原的激活。还有促进纤维蛋白溶解的作用。

4. 组织因子途径抑制物 组织因子途径抑制物(TFPI)为一糖蛋白,主要由血管的内皮细胞产生。它的作用是直接抑制因子Xa的活性,在$Ca^{2+}$存在时,灭活因子Ⅶ与组织因子的复合物,从而发挥抑制外源性凝血途径的作用。

### (四)临床常用的促凝与抗凝方法

血液凝固可受某些理化因素的影响,因此,临床上常采用促进、延缓或阻止血液凝固的措施,以达到相应的诊疗目的。

1. 促进血液凝固的方法 ①提供粗糙面:利用粗糙面可激活因子Ⅻ和血小板解体释放血小板因子($PF_3$),从而加速血液凝固,如临床上常用纱布或明胶海绵等压迫止血。②适当提高温度:凝血过程为一系列的酶促反应,适当加温可提高各种凝血酶的活性使凝血反应加速,从而加速血液凝固,如外科手术中常用温热的盐水纱布止血。③促进凝血因子合成:为防止手术时大出血,常在术前为病人注射维生素K,促进肝脏合成凝血因子Ⅱ、Ⅶ、Ⅸ、X,以加速血液凝固。

2. 延缓或抑制血液凝固的方法 ①肝素可提高血中抗凝血酶的活性,阻止血液凝固,因此,在临床上广泛采用肝素进行体内、体外抗凝,如静脉留置针的封针液、弥散性血管内凝血的治疗等。②枸橼酸钠可与血浆中$Ca^{2+}$结合形成稳定的可溶性络合物,除去血浆中游离的$Ca^{2+}$,使血液不能凝固,而且少量枸橼酸钠毒性很小,不对机体造成影响,所以临床上常采用枸橼酸钠作为抗凝剂,储存血液,用于输血治疗。但病人需大量输血时应注意预防枸橼酸钠中毒及低钙性抽搐。③适当降低温度可抑制酶促反应,并能防止血液变质,所以储存血液应在低温环境。

## 二、纤维蛋白溶解

纤维蛋白被分解液化的过程称为纤维蛋白溶解,简称纤溶。纤溶过程包括纤溶酶原的激活和纤维蛋白的降解两个基本阶段。参与纤溶过程的物质构成纤溶系统,包括纤溶酶原、纤溶酶、纤溶酶原激活物和纤溶抑制物(图3-7)。纤溶的作用在于使血液保持液态,血流通畅;限制血液凝固的发展,防止血栓的形成。

### (一)纤溶酶原的激活

正常情况下,血浆中的纤溶酶是以无活性的纤溶酶原形式存在。纤溶酶原主要由肝脏产生,嗜酸性粒细胞也可合成少量纤溶酶原。在纤溶酶原激活物作用下,纤溶酶原被激活成为纤溶酶。纤溶酶原激活物主要有三类:①血管激活物:由小血管内皮细胞合成后释放于血中,它使血浆内激活物浓度维持在基础水平。当出现血凝块时,促使血管内皮细胞释放大量激活物并且大都吸附于血凝块上。②组织激活

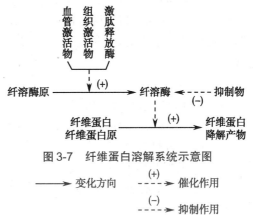

图3-7 纤维蛋白溶解系统示意图

物：存在于很多组织中，以子宫、前列腺、肺、甲状腺等处最多，因此这些器官术后易渗血，妇女月经血液通常不易凝固。组织激活物主要在组织修复、创伤愈合等情况下，在血管外促进纤溶。肾脏合成的尿激酶可直接激活纤溶酶原而溶解血栓。③依赖因子Ⅻ的激活物：血浆中无活性的前激肽释放酶被因子Ⅻa激活为激肽释放酶，激肽释放酶又可激活纤溶酶原。这一类激活物对维持血凝与纤溶之间的动态平衡具有一定意义。

### （二）纤维蛋白的降解

纤溶酶是一种活性很强的蛋白水解酶，作用于纤维蛋白或纤维蛋白原分子肽链上，并将其水解成很多可溶的小分子肽，总称为纤维蛋白降解产物，它们一般不能再凝固，其中有一部分还具有抗凝作用。

### （三）纤溶抑制物

体内有多种物质可抑制纤溶系统的活性，主要有纤溶酶原激活物抑制剂-1 和 $\alpha_2$- 抗纤溶酶。纤溶酶原激活物抑制剂-1 主要由血管内皮细胞产生，通过与组织型纤溶酶原激活物和尿激酶结合而使之灭活。$\alpha_2$- 抗纤溶酶主要由肝脏产生，通过与纤溶酶结合成复合物而抑制其活性。

血凝与纤溶是两个既对立又统一的功能系统，两者之间保持动态平衡，使人体在出血时既能有效地止血，又能防止血凝块堵塞血管，维持血流畅通。如果血凝作用大于纤溶，易形成血栓；反之，纤溶作用大于血凝，易发生出血倾向。

# 第四节　血量、血型与输血原则

足够的血量是维持动脉血压稳定、保证组织器官血液供应的必要条件。

## 一、血　量

**血量**（ blood volume ）是指人体内血液的总量。正常成人血量占体重的 7%～8%，即每公斤体重有 70～80ml 血液。一个体重为 60 千克的人，血量为 4200～4800ml。其中绝大部分在心血管内循环流动称为循环血量；小部分滞留在肝、脾、肺以及皮下静脉丛等处称为储存血量。当机体剧烈运动、情绪激动以及应急状态时，储存血量可动员出来以补充循环血量的不足，维持正常血压及心、脑等重要脏器的血液供应。

正常成人血量保持相对稳定，有助于维持正常血压和各组织、器官正常血液供应。一般认为，成人一次失血量不超过总血量的 10% 时，由于心脏活动增强，血管收缩和储存血量释放等代偿作用，血管内血液充盈度变化不明显，机体可不出现明显临床症状。丢失的水、电解质可在 1～2 小时内得到恢复；丢失的血浆蛋白经肝加速合成在 1～2 天内得到恢复，骨髓造血功能加强，红细胞约 1 个月内得到补充而恢复。一次失血量达到总血量的 20% 时，机体代偿功能不足，将出现脉搏细速、四肢冰冷、口渴、乏力、眩晕甚至晕倒。一次失血达到总血量的 30% 以上时，可能危及生命，应立即输血抢救。

## 二、血　型

**血型**（ blood group ）是指血细胞膜上特异性抗原的类型。这些抗原是人体免疫系统识别"自我"或"异己"的标志。目前已知，除红细胞有血型外，白细胞、血小板及一般组织细胞也具有不同的"血型"。血型鉴定除了输血的需要外，还在组织器官移植、法医学以及人类学等学科领域中具有重要的意义。但是，一般所说的血型仍然是指红细胞膜上特异性抗原的类型。红细胞膜上的抗原可与血浆中相应的抗体发生特异性结合，产生凝集现象，所以红细胞膜上的抗原又称为凝集原，血浆中特异性抗体又称为凝集素。目前，国际输血协

笔记

会认可的有25个血型系统,其中与临床关系最密切的是红细胞的ABO血型系统和Rh血型系统。

### （一）ABO血型系统

1. **ABO血型系统的分型**　ABO血型系统有两种不同的凝集原,分别称为A凝集原和B凝集原。ABO血型依据红细胞膜上A凝集原和B凝集原的有无分为四型,即A型、B型、AB型、O型(表3-5)。凡红细胞膜上只含有A凝集原者称为A型,只含B凝集原者称为B型,含A凝集原和B凝集原者称为AB型,无A凝集原和B凝集原者称为O型。血清中含有相应的凝集素,分别称为A凝集素和B凝集素(抗A抗体和抗B抗体),属IgM抗体。新生儿的血液尚无ABO血型系统的抗体,但在出生后2～8个月开始产生,8～10岁时达高峰。ABO血型系统的抗体,分子量大,不能通过胎盘。因此,在母子血型不合者的孕妇,体内的天然ABO血型系统的抗体一般不能通过胎盘而使胎儿体内的红细胞凝集破坏。ABO血型系统中各血型凝集原和凝集素分布情况见表3-4。

表3-4　ABO血型系统中的凝集原和凝集素

| 血型 | 红细胞膜上凝集原(抗原) | 血清中的凝集素(抗体) |
|---|---|---|
| A | A | 抗B |
| B | B | 抗A |
| AB | A和B | 无 |
| O | 无 | 抗A和抗B |

2. **凝集反应**　当红细胞膜上的凝集原与其对应的凝集素相遇时发生凝集反应。它属于抗原-抗体反应,抗体结合相应的红细胞,使红细胞聚集成不规则的细胞团。一旦发生凝集反应,在补体的作用下,凝集的红细胞将发生破裂溶血。

异型输血时,输入的红细胞与血浆中对应抗体发生凝集反应,导致溶血,严重时可危及生命。因此,输血前必须进行血型鉴定。

3. **ABO血型鉴定**　依据抗原抗体凝集反应的原理,用已知的抗体可检测未知的抗原类型,进行血型鉴定。采集受试者新鲜血液分别与抗A凝集素和抗B凝集素混合,观察凝集现象,判断被测血液红细胞膜上所含凝集原的类型,确定血型。

目前已发现,人类ABO血型系统中有多个亚型。其中与临床关系最密切的主要是A型中的$A_1$和$A_2$两个亚型。$A_1$亚型红细胞膜上含A和$A_1$凝集原,血清中只含抗B凝集素;而$A_2$亚型红细胞膜上只含A凝集原,但血清中含抗$A_1$和抗B凝集素。同时抗$A_1$凝集素是B型血和O型血血清中的正常成分,即在这两种血清中除有抗A凝集素外,还有抗$A_1$凝集素。同样,AB型血型中也有$A_1B$和$A_2B$两个亚型。因此在输血时还应注意亚型的存在。

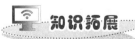
**知识拓展**

### 揭开输血反应的谜底

20世纪以前,人们曾尝试过给大失血的病人以输血治疗,结果有一些人奇迹般地恢复了健康,而另一些人则因输血反应更快地死亡。1901年奥地利医生、病理学家卡尔·兰茨坦纳首先揭开了ABO血型的谜底,为临床输血铺平了道路,使输血成为一项有效的治疗手段。兰茨坦纳以他划时代的发现,获得了1930年诺贝尔医学或生理学奖。兰茨坦纳的一生中,发现了ABO、MN、P、Rh等许多血型,对人类血型研究作出了重大贡献,赢得了"血型之父"的称誉。

笔记

### （二）Rh 血型系统

1. **Rh 血型的抗原与分型** Rh 血型抗原最先在恒河猴的红细胞中发现,取其学名的前两个字母命名。人类红细胞膜上与临床密切相关的 Rh 抗原有 C、c、D、E、e 五种,其中以 D 抗原的抗原性最强。因此,通常将红细胞膜上含有 D 抗原者,称为 Rh 阳性;不含 D 抗原者称为 Rh 阴性。

2. **Rh 血型的特点** 人类血清中不存在抗 Rh 的天然抗体,只有当 Rh 阴性者接受 Rh 阳性的血液后,通过体液免疫才产生抗 Rh 的免疫抗体。Rh 血型系统的抗体主要是 IgG,其分子量较小,能通过胎盘。

3. **Rh 血型系统的分布** 据调查,我国汉族和其他大多数民族中有 99% 的人是 Rh 阳性,只有 1% 的人为 Rh 阴性;但有些少数民族 Rh 阴性者比例较高,如塔塔尔族为 15.8%,苗族为 12.3%,布依族和乌孜别克族为 8.7%。

4. **Rh 血型系统的临床意义** ①输血方面:Rh 阴性者第一次接受 Rh 阳性的血液,由于他们体内血清中不存在与 D 抗原相结合的抗 Rh 抗体,一般不产生明显的输血反应,但输入 Rh 阳性血液后,受血者产生抗 Rh 抗体。因此第二次或多次再输入 Rh 阳性血液时,即可溶血。②母婴血型不合:若 Rh 阴性妇女孕育了 Rh 阳性的胎儿,Rh 阳性胎儿的少量红细胞或 D 抗原进入母体,刺激母体产生抗 Rh 抗体;或 Rh 阴性的母体曾接受过 Rh 阳性的血液,体内已经产生了抗 Rh 抗体。在第二胎妊娠时,母体抗 Rh 抗体(主要是 IgG)可透过胎盘进入胎儿体内,使 Rh 阳性胎儿红细胞发生凝集反应,造成新生儿溶血病,严重时可导致胎儿死亡。

**应用与实践**

Rh 阴性的母亲第一次妊娠孕育 Rh 阳性的胎儿,若因某种原因,如产伤等,使胎儿红细胞进入母体,刺激母体产生抗 Rh 抗体,抗体的浓度可缓慢增加。Rh 阴性母亲孕育第一胎 Rh 阳性胎儿后,及时输注特异性抗 D 免疫球蛋白,中和进入母体的 D 抗原,避免 Rh 阴性母亲致敏,可预防第二次妊娠时新生儿溶血的发生。

**请思考:**

1. Rh 阴性血型有何特点?

2. 对 Rh 阴性血型病人应进行哪些健康指导?

### （三）输血原则

**输血**( blood transfusion )是治疗某些疾病、抢救大失血和确保一些手术顺利进行的重要手段。为了保证输血安全,必须遵守输血原则。

首先进行血型鉴定,保证供血者与受血者 ABO 血型相合。其次,应做交叉配血试验。由于 ABO 血型系统还存在不同的亚型,另外,Rh 血型不同,输血时也会发生溶血反应。因此,为保证输血安全,临床上在同型输血的前提下,必须进行交叉配血试验。

交叉配血试验的方法如图 3-8 所示:把供血者的红细胞与受血者的血清相混合称为交叉配血试验的主侧;再将受血者的红细胞与供血者的血清相混合称为交叉配血试验的次侧。根据交叉配血试验的结果,判断能否输血。如果主侧、次侧均没有发生凝集反应,为配血相合,可以进行输血;如果主侧发生凝集反应,不管次侧结果如何,均为配血不合,严禁输血;如果主侧不发生凝集反应,而次侧发生凝集反应,则为基本相合,只能在无法得到同型相合血的紧急情况下,少量缓慢输血,并密切观察有无输血反应。

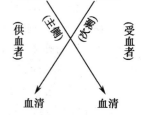

图 3-8 交叉配血试验

**知识拓展**

**成分输血与自体输血**

随着科学技术和医学的进步,血液成分分离技术不断提高,输血疗法已经从原来单纯的输注全血发展到成分输血和自体输血。成分输血是把人血中的各种不同成分,如红细胞、血浆、血小板和粒细胞,分别制备成高纯度或高浓度的制品,根据不同病人的需要,可输注血液的不同成分。成分输血可增强治疗的针对性,提高疗效,减少不良反应。

自体输血是在外科手术前预先抽取并保存病人自己的一部分血液,在以后进行手术时根据病人的需要,适时将血液回输给病人本人;也可在手术过程中无菌收集血液,经适当处理后再输给本人。自体输血可以减少血液传播性疾病如艾滋病、肝炎的发生,也可以防止一些因异体输血而导致的并发症。

（黄黎月）

**思考题**

1. 根据红细胞生成与破坏及红细胞生成调节的理论,分析可能产生贫血的原因。

2. 临床上如何加速血液凝固？又如何抑制血液凝固？

3. 正常情况下血管内的血液为何不发生凝固？

4. 临床上输液为何要用等渗溶液？常用等渗溶液有哪些？

5. 在无标准血清的情况下,能否用已知 A 型的血液来鉴定未知的血型？如何鉴定？

6. 重复输入同型血之前,为什么还必须做交叉配血试验？

7. 异型输血有何后果？为什么？

# 第四章 血液循环

 学习目标

1. 掌握心脏泵血的过程，心输出量及影响因素，动脉血压的形成及影响因素，微循环的血流通路及其意义，中心静脉压和影响静脉回流的因素，减压反射，肾上腺素髓质激素及肾素-血管紧张素-醛固酮系统对心血管活动的调节作用。

2. 熟悉心肌生物电形成的离子基础及其特点，心肌的生理特性及其特点，心音的特点、形成原因及意义，组织液的生成及影响因素。

3. 了解心力储备，心电图基本波形所代表的意义，动脉脉搏，淋巴循环的作用，心、脑、肺的血流特点。

4. 能运用本章所学的知识，解释常见心血管系统疾病（心律失常、心力衰竭、高血压、冠心病等）的临床表现。

5. 认识到良好的心态和生活习惯是预防心血管疾病的重要因素，并增强健康宣教意识。

 导入情景

**情景描述：**

庞奶奶，70岁。自述胸痛、胸闷、气短、双侧踝关节水肿反复发作5年。近两天感觉疲乏无力，咳嗽、咳痰，呼吸困难（不能平卧），并出现双下肢水肿。入院时护士小李为其查体：体温36.1℃，脉搏96次/分，呼吸30次/分，血压100/80mmHg，意识清楚，但非常焦虑，被抬入院，呈端坐呼吸，咳嗽并有粉红色泡沫痰，皮肤发绀，颈静脉怒张，双下肢严重水肿。小李一面耐心地安慰庞奶奶，一面实施相关的护理措施。小李娴熟的技能、亲切的语言及和蔼的态度让庞奶奶的情绪逐渐稳定下来，并且有信心配合医护人员做进一步诊治。

**请思考：**

1. 小李作为责任护士，如何评估庞奶奶的心脏功能？

2. 如果需要给庞奶奶进行输液治疗，应当注意哪些问题？

 笔记

生命不息，心跳不止。在心脏的驱动下，血液在循环系统中按一定的方向周而复始地流动，称为**血液循环**（ blood circulation ）。心脏是血液循环的动力器官，血管是输送血液、分配血量的管道和物质交换的场所。血液循环的主要功能是完成体内的物质运输：通过运输代谢原料和代谢产物，保障新陈代谢的正常进行；通过运输激素或其他体液物质，实现体液调节；通过血液的不断循环流动，实现血液的免疫功能，维持内环境稳态。此外，心脏和血管还具有内分泌功能。

# 第一节　心 脏 生 理

心脏的主要功能是泵血,通过心肌的节律性收缩和舒张活动完成泵血功能。心脏收缩时,将血液射入动脉,为血液流动提供动力;心脏舒张时,将血液从静脉抽吸入心室,为下一次射血作准备。心脏之所以能够产生这种舒缩交替的节律性活动,是由心肌的生理特性决定的,而心肌的许多生理特性又是以心肌细胞的生物电活动为基础的。

## 一、心肌细胞的生物电现象

心肌细胞可分为两大类:一类是工作细胞,包括心房肌和心室肌,具有收缩功能;另一类是自律细胞,组成心内特殊传导系统,包括窦房结 P 细胞和浦肯野细胞,具有自动产生节律性兴奋的能力。

### (一)心室肌细胞的生物电现象

1. 静息电位　心室肌细胞的静息电位约为 $-90mV$,形成机制与神经细胞和骨骼肌细胞基本相同,主要是由 $K^+$ 外流形成的 $K^+$ 平衡电位。

2. 动作电位　心室肌细胞的动作电位包括去极化和复极化两个过程,可分为 0、1、2、3、4 五个时期(图 4-1)。其主要特征是复极化过程比较复杂,持续时间较长。

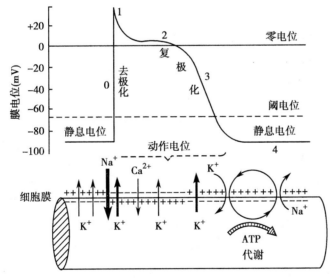

图 4-1　心室肌细胞的动作电位

(1)0 期(去极化过程):心室肌细胞兴奋时,膜电位由静息时的 $-90mV$ 迅速去极化到 $+30mV$ 左右,膜电位由原来的极化状态转变为反极化状态,构成了动作电位的上升支,主要是由 $Na^+$ 内流形成的。当心室肌细胞受到有效刺激时,细胞膜上 $Na^+$ 通道部分被激活,少量 $Na^+$ 内流使膜部分去极化,当去极化达到阈电位(约 $-70mV$)时,膜上 $Na^+$ 通道大量开放,$Na^+$ 大量内流,直至形成 $Na^+$ 平衡电位。$Na^+$ 通道开放与关闭都很迅速,因此,又称为快通道。$Na^+$ 通道可被河豚毒(TTX)选择性阻断。

(2)1 期(快速复极初期):在复极化初期,膜电位由 $+30mV$ 迅速复极化到 $0mV$ 左右,历时约 10ms。0 期与 1 期形成尖峰状波形,称为锋电位。1 期是由于 $Na^+$ 通道失活关闭,$K^+$ 通道开放,一过性 $K^+$ 外流形成的。

(3)2 期(平台期):此期复极化过程变得非常缓慢,历时 100~150ms,波形比较平坦,又称为**平台期**。平台期是心室肌细胞动作电位持续时间长的主要原因，也是心室肌细胞区别于神经和骨骼肌细胞动作电位的主要特征。此期的形成主要是由于心室肌细胞膜上 $Ca^{2+}$ 通道开放，$Ca^{2+}$ 缓慢内流，同时 $K^+$ 少量外流，两种方向相反的离子流处于平衡状态的结果。$Ca^{2+}$ 通道开放与关闭都很缓慢，故又称为慢通道。

（4）3 期（快速复极末期）：此期膜电位由 0mV 左右较快地复极化到 −90mV，历时 100～150ms。此期的形成是 $Ca^{2+}$ 通道失活，$Ca^{2+}$ 内流停止，而 $K^+$ 外流逐渐增强所致。

（5）4 期（静息期）：此期膜电位已恢复并稳定于静息电位水平，但离子的跨膜转运仍在进行。在动作电位发生的过程中，由于一定量的 $Na^+$、$Ca^{2+}$ 内流和 $K^+$ 外流，造成细胞内、外原有的离子浓度发生改变，这种改变激活了细胞膜上的 $Na^+$-$K^+$ 泵及 $Na^+$-$Ca^{2+}$ 交换体，将内流的 $Na^+$、$Ca^{2+}$ 排出细胞，将外流的 $K^+$ 摄入细胞，使细胞内外的离子浓度恢复到兴奋前的水平，以保持心室肌细胞正常的兴奋性。

### （二）自律细胞的生物电特点

与工作细胞相比，自律细胞生物电的主要特点是没有稳定的静息电位。自律细胞动作电位 3 期复极化末，达到**最大复极电位**之后，4 期的膜电位并不稳定于这一水平，而是立即开始自动去极化，当去极化达到阈电位水平时便可爆发动作电位。因此，4 期自动去极化是自律细胞产生自动节律性兴奋的基础。不同类型的自律细胞，4 期自动去极化的速度不同（图 4-2），其形成机制也有差异。

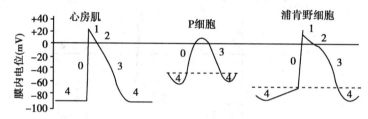

图 4-2　心房肌及自律细胞的动作电位

1. 窦房结 P 细胞动作电位的特点　窦房结 P 细胞为起搏细胞，其动作电位与心室肌细胞和浦肯野细胞明显不同（图 4-2），主要特点是：①0 期去极化速度慢、幅度小，膜电位由最大复极电位值（−60mV）去极化到 0mV 左右。0 期是由膜上慢 $Ca^{2+}$ 通道开放，$Ca^{2+}$ 缓慢内流引起的，因此属于慢反应细胞。②无明显的 1 期和 2 期，只有 3 期。3 期是 $K^+$ 外流所形成的。③4 期膜电位不稳定，自动去极化速度快，主要与 $K^+$ 外流逐渐减少有关。

2. 浦肯野细胞动作电位的特点　浦肯野细胞主要分布在房室束及其分支，其动作电位的形态和产生机制与心室肌细胞相似。不同的是 4 期膜电位不稳定，也能发生 4 期自动去极化，主要是由 $Na^+$ 内流逐渐增多所致。浦肯野细胞 4 期自动去极化速度较慢，其自律性较低。由于其 0 期去极化速度快，幅度大，因而属于快反应自律细胞。

## 二、心肌的生理特性

心肌的生理特性包括自动节律性、兴奋性、传导性和收缩性四种。其中自动节律性、兴奋性和传导性是以心肌细胞的生物电活动为基础，属于电生理特性；而收缩性则是以细胞内的收缩蛋白的功能活动为基础，属于心肌细胞的机械特性。工作细胞具有兴奋性、传导性和收缩性，但无自动节律性；自律细胞具有自动节律性、兴奋性和传导性，但无收缩性。心肌的这些生理特性共同决定着心脏的活动。

### （一）自动节律性

心肌在没有外来刺激的情况下，具有自动产生节律性兴奋的能力或特性，称为**自动节**

笔记

律性( autorhythmicity )，简称自律性。心肌的自律性来源于自律细胞。

心脏各部分自律细胞的自律性高低不等。正常情况下，窦房结的自律性最高，约为 100 次 / 分；房室交界次之，约为 50 次 / 分；浦肯野细胞自律性最低，约为 25 次 / 分。在生理情况下，心脏的节律性活动是受自律性最高的窦房结所控制的，所以，窦房结是心脏活动的**正常起搏点**( normal pacemaker )，由窦房结起搏形成的心脏节律称为**窦性心律**。其他部位的自律细胞自律性较低，正常情况下受窦房结节律性兴奋的控制，自身的节律性表现不出来，只起传导兴奋的作用，故称为**潜在起搏点**。在某些病理情况下，潜在起搏点的自律性异常升高、窦房结的自律性降低或兴奋传导阻滞时，潜在起搏点可控制部分或整个心脏的活动，称为异位起搏点，由异位起搏点起搏形成的心脏节律称为**异位心律**。

### 知识拓展

#### 人工心脏起搏器

人工心脏起搏器又称脉冲发生器，主要由脉冲发生器和电极导线组成。其外壳多由钛合金铸制，因钛合金与组织相容性好，植入体内基本不会发生异物反应，密封严实，导电性能好。心脏起搏器植入体内后，能定时发放一定频率和振幅的脉冲电流，通过电极导线刺激局部心肌细胞产生兴奋（起搏作用），并通过细胞间的传播，使整个心房和心室产生规律性地有效收缩。因此，当心脏起搏点功能失常或心脏传导系统有严重病变时，心脏起搏器能替代心脏的起搏点，使心脏恢复跳动。其适应证主要为严重房室传导阻滞、窦房结功能障碍等缓慢性心律失常。

### （二）传导性

心肌细胞具有传导兴奋的能力或特性，称为**传导性**。相邻心肌细胞之间以闰盘相连接，闰盘上有较多的缝隙连接构成细胞间的通道，因此，兴奋可以局部电流的形式在细胞间迅速传导，使左右心房或左右心室各自构成一个功能性合胞体，从而实现同步收缩和舒张，产生有效的挤压血液和抽吸血液的力量。但心房和心室之间有纤维结缔组织环将二者隔开，因此，兴奋由心房传向心室的唯一通道是房室交界。

1. 心脏内兴奋的传导途径　正常情况下，窦房结的兴奋通过心房肌直接传到右心房和左心房，同时沿着由心房肌组成的"优势传导通路"迅速传到房室交界区，再经房室束和左、右束支、浦肯野纤维网传到心内膜，兴奋由心内膜向心外膜扩布，引起整个心室兴奋。

2. 心脏内兴奋传导的速度及意义　兴奋在心脏各部分传导的速度不同。在心房，普通心房肌的传导速度为 0.4m/s，"优势传导通路"为 1.0～1.2m/s，兴奋在心房内传导只需 0.06 秒即可完成，有利于左、右两心房同步收缩。房室交界区细胞的传导速度非常缓慢，仅有 0.02m/s，因此，兴奋在房室交界区传导出现一个时间延搁，这种现象称为"**房室延搁**"。房室延搁具有重要意义，可使心房收缩完毕后，心室才开始收缩，从而避免了房室收缩的重叠现象，有利于心室的充盈和射血。在心室，浦肯野纤维的传导速度可达 4m/s，心室肌的传导速度约为 1m/s，故兴奋一旦通过房室交界，只需 0.06 秒即可传遍整个心室肌，使左、右两心室同步收缩，以实现有效的泵血功能。

### （三）兴奋性

所有心肌细胞都具有兴奋性，即具有对刺激产生动作电位的能力。

1. 心肌兴奋性的周期性变化　心肌细胞每产生一次兴奋，其兴奋性会发生一系列有规律的变化（图 4-3）。现以心室肌细胞为例说明其兴奋性的周期性变化。

（1）有效不应期：心肌细胞产生一次兴奋时，从动作电位 0 期去极化开始，到 3 期复极化 −60mV 这段时间内，对任何强度的刺激都不能产生动作电位，称为**有效不应期**。有效不应期包括绝对不应期和局部反应期。**绝对不应期**是指从动作电位 0 期去极化开始到 3 期复极化达 −55mV 这段时间内，$Na^+$ 通道处于完全失活状态，心肌细胞兴奋性为零，对任何强度的刺激均不产生反应。局部反应期是指动作电位从 3 期复极化 −55mV 到 −60mV 这段时间内，只有少量的 $Na^+$ 通道复活，若给予阈上刺激，可使细胞膜产生局部去极化反应，但不足以达到阈电位，仍不能产生动作电位。

（2）相对不应期：从 3 期复极化 −60mV 到 −80mV 这段时间内，给予阈刺激不能产生动作电位，若给予阈上刺激可引起动作电位，称为**相对不应期**。此期内，大部分 $Na^+$ 通道已逐渐复活，但其开放能力尚未恢复正常，兴奋性仍低于正常。

（3）超常期：从 3 期复极化 −80mV 到 −90mV 这段时间内，给予阈下刺激即可引起动作电位，表明心肌的兴奋性高于正常，称为**超常期**。此期内，$Na^+$ 通道基本复活至初始状态，加之膜电位与阈电位水平差距较小，故容易产生兴奋。

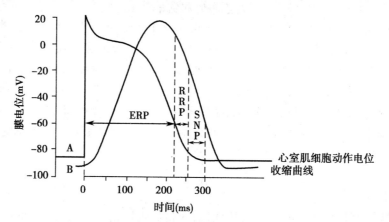

图 4-3　心室肌细胞动作电位、机械收缩曲线与兴奋性变化的关系示意图
A：动作电位　B：机械收缩
ERP：有效不应期　RRP：相对不应期　SNP：超长期

2. 心肌兴奋性变化的特点　细胞兴奋后，其兴奋性发生周期性变化，是所有神经细胞和肌细胞的共同特性。但心肌细胞兴奋性变化的特点是有效不应期特别长，相当于整个机械过程的收缩期和舒张早期，即心肌从收缩开始到舒张早期之间，不能再次产生兴奋和收缩，只有在收缩完毕开始舒张以后，即兴奋性进入相对不应期或超常期时，才可能再次接受刺激产生兴奋和收缩。因此，心肌不会像骨骼肌那样产生强直收缩，而是始终保持收缩和舒张相交替的活动，从而保证心脏实现泵血功能。

3. 期前收缩与代偿间歇　正常情况下，窦房结产生的每一次兴奋传导到心房肌和心室肌时，恰好落在其前次兴奋的有效不应期之后，能引起一次新的兴奋过程，因此，整个心脏按照窦房结的节律进行活动。如果窦房结以外的自律细胞产生的兴奋，落在心室肌有效不应期之后，下次窦房结兴奋到达之前，心室接受这次刺激，会产生一次提前出现的兴奋和收缩，分别称为期前兴奋和**期前收缩**。期前收缩在临床上又称为**早搏**。期前兴奋也有它自己的有效不应期，因此，当紧接在期前兴奋之后的一次窦房结兴奋传到心室时，如果落在期前兴奋的有效不应期内，则不能引起心室的兴奋和收缩，形成一次兴奋和收缩的"脱失"，必须等到下次窦房结兴奋传来时才能引起兴奋和收缩。这样，在一次期前收缩之后常会出现一段比较长的心室舒张期称为**代偿间歇**（图 4-4）。

**（四）收缩性**

心肌细胞能在动作电位的触发下产生收缩反应，称为收缩性。心肌细胞的收缩原理与骨骼肌相似，但有其自身的特点：

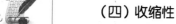

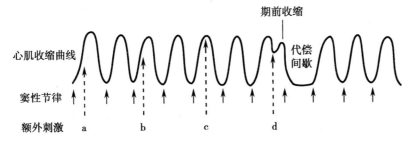

**图 4-4 期前收缩与代偿间歇**

刺激 a、b、c 落在有效不应期内不引起反应,刺激 d 落在相对不应期,引起期前收缩和代偿性间歇

1. 不发生强直收缩 如前所述,心肌兴奋后有效不应期特别长,相当于整个收缩期和舒张早期,所以,心肌只能在收缩结束、舒张开始以后才能再次接受刺激而产生新的收缩,故心肌不会发生强直收缩。

2. 同步收缩 由于心房肌和心室肌以及心脏特殊传导系统的传导特点,加之心房肌和心室肌具有功能合胞体的特性,当心房或心室受到激动时,会引起两心房的所有肌细胞同时收缩或两心室的所有肌细胞同时收缩,即同步收缩。同步收缩具有"全或无"特性,即心房肌或心室肌要么全部收缩,要么全部舒张。同步收缩会产生强大的收缩合力,有利于心脏射血和充盈。

3. 对细胞外液 $Ca^{2+}$ 的依赖性大 因心肌细胞肌浆网不发达,$Ca^{2+}$ 储备量少,故心肌兴奋 - 收缩耦联所需的 $Ca^{2+}$ 要靠细胞外液来补充。在一定范围内,细胞外液 $Ca^{2+}$ 浓度升高,可增强心肌收缩力;反之,细胞外液 $Ca^{2+}$ 浓度降低,心肌收缩力减弱。当细胞外液 $Ca^{2+}$ 浓度显著降低时,心肌仍可兴奋,却不能发生收缩,这一现象称为兴奋 - 收缩脱耦联。

# 三、心 电 图

将心电图机的测量电极置于体表的一定部位记录出来的心脏电变化曲线,称为**心电图**( electrocardiogram,ECG )。心电图可反映整个心脏从兴奋的产生、传导到恢复过程中的综合电变化,对诊断某些心脏疾病有重要参考价值。

## (一)心电图导联

描记心电图时引导电极安放的位置和连接方式称为心电图导联。目前,临床上常用的导联有标准导联(Ⅰ、Ⅱ、Ⅲ)、加压单极肢体导联(aVR、aVL、aVF)和单极胸导联(V₁~V₆六个导联)。

## (二)心电图的基本波形及其意义

心电图纸上有纵线和横线画出的长和宽均为 1mm 的小方格。通常将心电图机的灵敏度和走纸速度分别设置为 1mV/cm 和 25mm/s,故纵向每 1 小格相当于 0.1mV,横向每 1 小格相当于 0.04 秒。根据这些标志可测量出心电图各波的波幅和时程。不同导联描记的心电图波形不完全相同,但基本波形都包括 P 波、QRS 波群和 T 波,有时在 T 波后还会出现一个小的 U 波(图 4-5)。

1. P 波 P 波反映左、右两心房的去极化过程。其波形小而钝圆,历时 0.08~0.11 秒,波幅不超过 0.25mV。

2. QRS 波群 QRS 波群反映左、右两心室的去极化过程。典型的 QRS 波群由向下的 Q 波,高尖向上的 R 波及向下的 S 波组成。QRS 波群历时 0.06~0.10 秒,代表兴奋在心室内传播所需的时间。

3. T 波 T 波反映两心室的复极化过程。其方向与 R 波一致,历时 0.05~0.25 秒,波幅

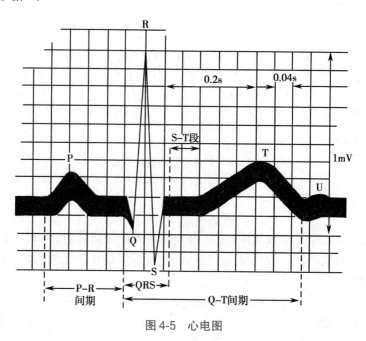

图 4-5　心电图

为 0.1～0.8mV。

4. PR 间期　PR 间期是指从 P 波起点到 QRS 波群起点之间的时程，历时 0.12～0.20 秒。它反映窦房结产生的兴奋经心脏特殊传导系统到达心室肌所需要的时间。PR 间期延长，提示有房室传导阻滞。

5. QT 间期　QT 间期是指从 QRS 波群起点到 T 波终点之间的时程。它反映心室肌从开始去极化到完全复极化所需要的时间。QT 间期的长短与心率成反变关系，心率越快，QT 间期越短。

6. ST 段　ST 段是指从 QRS 波群终点到 T 波起点之间的线段。正常与基线平齐，代表心室各部分细胞均处于去极化状态，各部分之间无电位差存在。若 ST 段异常压低或抬高，常提示有心肌损伤或心肌缺血等病变。

## 四、心脏的泵血功能

心脏的泵血功能是通过心肌的节律性收缩和舒张活动，使心腔各部之间压力、容积发生周期性变化，从而引起心脏各心瓣膜规律的开放和关闭，推动血液单向循环流动。这种活动形式与水泵相似，因此，被称为心脏泵血。

### （一）心率与心动周期

1. 心率　每分钟心脏搏动的次数称为**心率**（heart rate，HR）。正常成人安静时心率为 60～100 次 / 分，平均 75 次 / 分。心率可因年龄、性别、生理状态的不同而有差异。小儿的心率较成年人快，尤其是新生儿可达 130 次 / 分以上；老年人心率较慢；女性一般比男性稍快；同一机体，安静和睡眠时心率较慢，运动或情绪激动时心率较快；经常体育锻炼和体力劳动的人，安静时心率较慢。

2. 心动周期　心房或心室每收缩和舒张一次所经历的时间，称为一个**心动周期**（cardiac cycle）。心房和心室的活动周期均包括收缩期和舒张期。由于心脏的功能主要靠心室完成，所以，通常所说的心动周期是指心室的活动周期而言。

在一个心动周期中，心房和心室的活动是按一定规律交替进行的，先是两心房同时收缩，继之心房舒张；在心房开始舒张的同时，两心室开始收缩，继之心室舒张。在心室舒张期末期心房又进入下一个心动周期（图 4-6）。

笔记

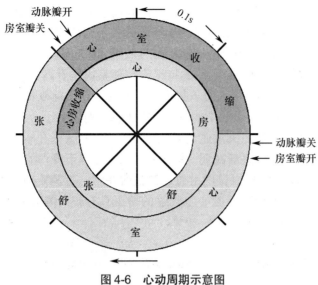

图 4-6　心动周期示意图

心动周期的长短与心率有关（心动周期 = 60s/HR）。以成人安静时心率平均 75 次 / 分计算，则一个心动周期为 0.8 秒。其中两心房先收缩，持续 0.1 秒，继而舒张，持续 0.7 秒；心房进入舒张期后，心室开始收缩，持续 0.3 秒，随后心室舒张，持续 0.5 秒。在心室舒张的前 0.4 秒期间，心房也处于舒张期，称为全心舒张期。

由图 4-6 可以看出，在同一个心动周期中，无论是心房还是心室，舒张期均长于收缩期，这既能保证心室有足够的时间充盈血液，又能让持久活动的心脏得到充分的休息。由于心动周期与心率成反比，故心率增快时，心动周期缩短，其中收缩期和舒张期均缩短，但以舒张期缩短更为显著（图 4-7），这样会延长心脏的工作时间，缩短休息时间，不利于心脏持久活动；而且舒张期过短，可致心室充盈不足，泵血量减少，不能满足机体的需求。临床上快速型心律失常导致心力衰竭，就是这个原因。

| 心率 | 心动周期 | 心室收缩期 | 心室舒张期 |
| --- | --- | --- | --- |
| 40次/分 | 1.5s | 0.35s | 1.15s |
| 75次/分 | 0.8s | 0.3s | 0.5s |
| 100次/分 | 0.6s | 0.3s | 0.3s |
| 150次/分 | 0.4s | 0.25s | 0.15s |

图 4-7　心率与心动周期的关系

## （二）心脏的泵血过程

以一个心动周期为例，心脏的泵血过程包括心室收缩期的射血过程和心室舒张期的充盈过程。左、右心室的活动基本相同，射血量也大致相等。现以左心室为例来说明心脏的泵血过程和机制（图 4-8）。

1. **心室收缩期与射血过程**　心室收缩期的射血过程包括等容收缩期和射血期，而射血期又可分为快速射血期和减慢射血期。

（1）等容收缩期：心室收缩之前，心室内压低于房内压和主动脉压，此时房室瓣处于开放状态，动脉瓣处于关闭状态。心室开始收缩后，室内压迅速升高，当超过房内压时，心室内血液向心房反流而推动房室瓣关闭，阻止血液逆流入心房。此时室内压仍低于主动脉压，动脉瓣仍处于关闭状态。从房室瓣关闭到动脉瓣开放之前的这段时期，心室成为一个封闭的腔，由于血液具有不可压缩性，心室肌的继续收缩并不能改变心室容积，故称为**等容收缩期**，持续约 0.05 秒。在此期内，由于心室肌的继续收缩，因而室内压急剧升高。

（2）射血期：在等容收缩期末，心室的持续收缩使室内压升高并超过主动脉压时，动脉瓣开放，这标志着等容收缩期结束而进入**射血期**。在射血期的前 0.1 秒内，心室射入主动脉的血量大，速度快，约占总射血量的 70%，称为**快速射血期**。由于心室肌继续收缩，室内压继续上升，在此期末达到高峰。大量血液射入主动脉，使动脉压升高，与此同时，心室容积迅速减少，且心室肌收缩强度逐渐减弱，室内压由峰值逐步下降，射血速度逐渐减慢，称为**减慢射血期**，约持续 0.15 秒，射血量约占总射血量的 30%。据测定，在此期末，室内压已低于主动脉压，但心室内的血液因受到心室收缩的挤压具有较大的动能，依其惯性作用仍可逆着压力差继续射入主动脉。

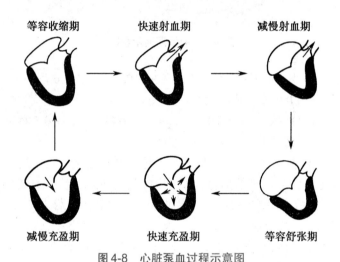

图 4-8　心脏泵血过程示意图

2. 心室舒张期与充盈过程　心室在舒张期内充盈血液，为下次射血储备血量。心室舒张期的充盈过程包括等容舒张期和心室充盈期。心室充盈期又可分为快速充盈期、减慢充盈期和心房收缩期。

（1）等容舒张期：心室肌开始舒张后，室内压迅速下降，当室内压低于主动脉压时，主动脉内血液反流，推动动脉瓣关闭，但此时室内压仍高于房内压，房室瓣仍处于关闭状态。从动脉瓣关闭到房室瓣开放之前的这段时期，心室再次成为一个封闭的腔，心室肌继续舒张，但心室的容积并不改变，称为**等容舒张期**，持续 0.06～0.08 秒。此期内心室肌继续舒张，室内压急剧下降。

（2）充盈期：心室继续舒张至等容舒张期末，室内压进一步下降到低于房内压时，房室瓣开放，心房和腔静脉内的血液，因心室舒张产生的"抽吸"作用，快速流入心室，心室容积迅速增大，称为**快速充盈期**，持续约 0.11 秒，此期流入心室的血量约占总充盈量的 70%。随着心室充盈血量的增多，心室与心房、大静脉之间的压力差逐渐减小，血液流入心室的速度减慢，称为**减慢充盈期**，持续约 0.22 秒。在心室舒张期的最后 0.1 秒，心房肌开始收缩，即进入**心房收缩期**。心房肌收缩，使房内压升高，进一步将心房内血液挤入心室，使心室充盈量在原有基础上再增加 10%～30%。故临床上发生心房纤维性颤动时，虽然心室充盈量有所减少，但一般不会严重影响心脏的泵血功能。

综上所述，在心脏泵血过程中，心室收缩与舒张引起室内压的变化，是导致心房和心室之间以及心室和动脉之间产生压力差的根本原因，也是引起瓣膜开闭的直接动力。血液在压力差和瓣膜开闭的控制下呈单向流动,即从心房流向心室,再从心室流向动脉,继而经静脉再回流到心脏。现将一个心动周期中心腔内各种变化归纳如表4-1所示。

表4-1 心动周期中心腔内压力、容积、瓣膜活动、血流方向等变化

| 心动周期分期 | 心腔压力比较 | | | 瓣膜开闭 | | 血流方向 | 心室容积 |
|---|---|---|---|---|---|---|---|
| | 心房 | 心室 | 动脉 | 房室瓣 | 动脉瓣 | | |
| 等容收缩期 | 房内压 < 室内压 < 动脉压 | | | 关闭 | 关闭 | 未流动 | 不变 |
| 快速射血期 | 房内压 < 室内压 > 动脉压 | | | 关闭 | 开放 | 心室→动脉 | 迅速减小 |
| 减慢射血期 | 房内压 < 室内压 < 动脉压 | | | 关闭 | 开放 | 心室→动脉 | 继续减小 |
| 等容舒张期 | 房内压 < 室内压 < 动脉压 | | | 关闭 | 关闭 | 未流动 | 不变 |
| 快速充盈期 | 房内压 > 室内压 < 动脉压 | | | 开放 | 关闭 | 心房→心室 | 迅速增大 |
| 减慢充盈期 | 房内压 > 室内压 < 动脉压 | | | 开放 | 关闭 | 心房→心室 | 继续增大 |
| 心房收缩期 | 房内压 > 室内压 < 动脉压 | | | 开放 | 关闭 | 心房→心室 | 进一步增大 |

### (三)心音

在每一个心动周期中,由心肌舒缩、瓣膜开闭、血流速度改变形成的湍流、血流冲击心室及大动脉壁等因素引起振动,通过周围组织的传导,在胸壁某些部位用听诊器可听到的声音,称为**心音**(cardiac sound)。若用换能器将这些机械振动转换成电信号记录下来,即为**心音图**。

正常情况下每一个心动周期可产生四个心音,分别称为第一、第二、第三、第四心音。一般情况下,用听诊器只能听到第 、第二心音;在某些青年人和健康儿童可听到第三心音;40岁以上的健康人有时可听到第四心音。用心音图可记录到四个心音。听取心音或记录心音图对于检测心功能及判断心脏瓣膜病变等具有重要意义。

1. 第一心音 发生在心室收缩期,标志着心室收缩的开始。第一心音在心尖处(左侧第五肋间锁骨中线稍内侧)最清晰,其特点是音调较低,持续时间较长(约0.12秒),主要由房室瓣关闭、心室射血使大动脉扩张及产生的湍流所引起的振动等汇合而成。其强弱可反映心肌收缩力量的强弱及房室瓣的功能状态。

2. 第二心音 发生在心室舒张期,标志着心室舒张的开始。第二心音在胸骨旁第二肋间(主动脉瓣和肺动脉瓣听诊区)听诊最为清楚,其特点是音调较高,持续时间较短(约0.08秒),主要与动脉瓣关闭引起的振动有关。其强弱可反映动脉血压的高低及动脉瓣的功能状态。

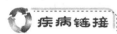

**疾病链接**

#### 心脏瓣膜病与心杂音

心脏瓣膜病是由多种原因引起的单个或多个瓣膜的结构异常,导致瓣膜狭窄或关闭不全的一类心脏疾病。在我国最常见于慢性风湿性心脏病,因反复的链球菌感染产生超敏反应,引起心内膜炎而破坏瓣膜,导致瓣膜纤维化并丧失弹性,其中二尖瓣最易受侵犯,造成二尖瓣狭窄或关闭不全。

在正常情况下,血液在心脏和大血管中流动时,并不产生异样的声音。但当血液在流动过程中遇到了障碍,会在障碍物的边缘形成湍流或漩涡,撞击周围产生振动,听诊即为杂音。临床上通过听取杂音可帮助诊断某些心脏瓣膜疾病。如二尖瓣狭窄时可在心尖部听到隆隆样舒张期杂音;二尖瓣关闭不全时可在心尖部听到吹风样收缩期杂音。

### (四)心脏泵血功能的评价

心脏的泵血功能可以随着机体在不同状态下代谢的需要而变化,心脏泵血量的多少是评价心脏功能的重要指标,常用的主要有以下几种:

1. 每搏输出量和射血分数 一侧心室每一次搏动所射出的血量,称为**每搏输出量**( stroke volume ),简称**搏出量**。左、右心室的搏出量基本相等。正常成人安静状态下左心室的搏出量约为 60~80ml。搏出量占心室舒张末期容积的百分比,称为**射血分数**( ejection fraction )。正常成人安静状态下,左心室舒张末期容积约为 125ml,射血分数为 55%~65%。射血分数的大小取决于搏出量和心室舒张末期容积两个因素。正常情况下,搏出量始终与心室舒张末期容积相适应。在一定范围内,心室舒张末期容积增大时,搏出量也相应增加,射血分数基本不变。当心室功能减退引起心室代偿性扩大时,其搏出量可能与正常人无明显差别,但射血分数会明显下降。因此,射血分数能更准确地反映心脏泵血功能,对早期发现心脏泵血功能障碍具有重要意义。

2. 每分输出量和心指数 一侧心室每分钟射入动脉的血量,称为**每分输出量**( minute volume ),简称**心输出量**( cardiac output )。心输出量等于搏出量与心率的乘积。若按心率 75 次 / 分计算,正常成人安静时心输出量则为 4~6L/min,平均约为 5L/min。心输出量与机体的代谢水平相适应,并与年龄、性别等因素有关。青年人心输出量比老年人高;女性的心输出量比同体表面积的男性低 10% 左右;剧烈运动时心输出量可高达 25~35L/min;而在麻醉状态下心输出量可降到 2.5L/min。

在相同条件下,不同个体的代谢水平不同,对心输出量的需求也不一样,如身材高大者对心输出量的需求大于身材矮小者。因此,只用心输出量来评价不同个体的心功能是不全面的。研究表明,人在安静时的心输出量,并不与身高、体重成正比,而是与体表面积成正比。以单位体表面积($m^2$)计算的心输出量称为**心指数**( cardiac index )。我国中等身材成人的体表面积约为 1.6~1.7$m^2$,安静时心输出量以 5L/min 计算,则心指数为 3.0~3.5L/( min•$m^2$)。在安静、空腹状态下测定的心指数称为静息心指数,是评价不同个体心功能的常用指标。

3. 心输出量的影响因素 心输出量取决于搏出量和心率两大基本因素,搏出量和心率的变化必将改变心输出量。在心率不变的情况下,搏出量的多少取决于心室肌收缩的强度和速度。与骨骼肌一样,心肌收缩的强度和速度也受前负荷、后负荷和心肌收缩力的影响。

(1)前负荷:心室肌的前负荷是指心室舒张末期的充盈量,相当于静脉回心血量与心室射血后剩余血量之和。正常情况下,心室射血后剩余血量基本保持不变,而当静脉回心血量在一定范围内增加时,使心室舒张末期容积增大时,引起心室肌初长度增加,进而心肌收缩力增强,搏出量增多。这种通过改变心肌初长度而引起心肌收缩力量改变的调节,称为**异长自身调节**。

(2)后负荷:心室肌的后负荷是指心室收缩开始后所遇到的阻力,即动脉血压。在其他因素不变时,动脉血压升高,心室等容收缩期延长,动脉瓣开放推迟,射血期缩短,搏出量减少。如果动脉血压持续保持较高水平,心室肌必将通过长期增强心肌收缩力来克服后负荷,以维持正常的心输出量,久而久之心室肌肥厚、心室扩大,导致心功能减退,甚至心力衰竭。

(3)心肌收缩力:**心肌收缩力**是指心肌不依赖于前、后负荷而改变其本身收缩能力(包括收缩强度和速度)的一种内在特性。这种与心肌初长度无关,通过改变心肌收缩力而对搏出量的调节,称为**等长自身调节**。神经、体液因素及药物等都可以通过改变心肌收缩力来调节搏出量,如交感神经兴奋、血液中肾上腺素增多或使用强心药(如洋地黄)时,心肌收缩力增强,搏出量增加;迷走神经兴奋时,心肌收缩力减弱,搏出量减少。

(4)心率:在一定范围内,心率加快可使心输出量增加。但如果心率过快(超过 180 次 /

分），因心室舒张期明显缩短，心室充盈严重不足，导致搏出量急剧减少，心输出量随之减少。如果心率过慢（低于 40 次 / 分），尽管心室舒张期延长，但因心室充盈达到极限，不能再继续增加充盈量和搏出量，导致心输出量减少。可见，心率最适宜时，心输出量最大。心率过快或过慢，心输出量都会减少。

4. 心脏泵血功能的储备　心输出量随机体代谢需要而增加的能力称为心脏泵血功能储备，简称**心力储备**。包括心率储备和搏出量储备。

（1）心率储备：健康成人在剧烈运动时，心率可增加到 160～180 次 / 分，心输出量可增加 2～2.5 倍。可见，加快心率是增加心输出量的有效途径，但心率过快反而会使心输出量减少。

（2）搏出量储备：包括收缩期储备和舒张期储备。收缩期储备是通过增强心肌收缩力和提高射血分数来实现的。左心室收缩末期容积约为 55ml，而强力收缩射血后，其心室剩余血量不足 20ml，可见，动用收缩期储备可使搏出量增加 35～40ml。舒张期储备比收缩期储备小，它是通过增加心室舒张末期容积而获得的。静息时心室舒张末期容积约为 125ml，由于心肌的伸展性较小，心室容积不能过度扩大，一般只能达到 140ml 左右，所以舒张期储备仅 15ml 左右。

合理的体育锻炼可增加心力储备，一个训练有素的运动员，最大心输出量可达 35L 以上，为静息时的 8 倍左右。

# 第二节　血管生理

不论是体循环还是肺循环，从心室射出的血液都流经由动脉、毛细血管和静脉相互串联构成的血管系统，再返回心脏。血管具有参与形成和维持血压，输送血液，分配血量，实现血液与组织细胞间的物质交换等功能。

### 知识拓展

#### 各类血管的功能特点

各类血管因按其功能特点可分为以下五类：①弹性储器血管：指大动脉，包括主动脉和肺动脉。特点是管壁富含弹性纤维，有较大的弹性和可扩张性，起弹性储器作用，可缓冲动脉血压的波动。②分配血管：指中动脉。特点是管壁平滑肌较多，收缩性较强，能将血液输送到各组织器官，起分配血量的作用。③阻力血管：指小动脉、微动脉及微静脉。特点是管径小，管壁富含平滑肌，平滑肌的舒缩活动可改变血流阻力及所在组织器官的血流量。④交换血管：指真毛细血管，管壁由单层内皮细胞和基膜构成。特点是通透性高，数量多，血流缓慢，是血液与组织液之间进行物质交换的场所。⑤容量血管：指静脉血管。其特点是数量多，口径粗，管壁薄，易扩张，容量大。安静状态下，循环血量的 60%～70% 容纳在静脉中，因此，静脉具有血液储存库的作用。

## 一、血流量、血流阻力和血压

血液在心血管系统中流动的力学称为血流动力学，主要研究血流量、血流阻力、血压以及三者之间的关系（图 4-9）。

### （一）血流量和血流速度

1. 血流量　单位时间内流过血管某一截面的血量称为**血流量**，也称**容积速度**，通常以 ml/min 或 L/min 为计量单位。根据流体力学规律，血流量（Q）与血管两端的压力差（ΔP）成

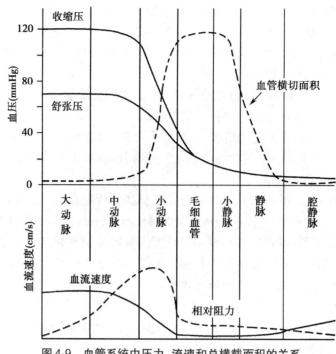

图4-9 血管系统中压力、流速和总横截面积的关系

正比,与血流阻力(R)成反比,关系式为:

$$Q = \Delta P / R$$

在闭合的循环系统中,各个截面的血流量都是相等的,即等于心输出量。以体循环为例,上式中的 Q 就是心输出量,R 为体循环总的血流阻力,ΔP 是主动脉压与右心房的压力差。由于右心房压接近于 0,ΔP 则接近于主动脉压(P),因此,心输出量 Q = P/R。对某一器官而言,Q 相当于器官的血流量,ΔP 相当于灌注该器官的动脉压与静脉压之差,R 为该器官的血流阻力。

2. 血流速度　血流速度是指血液中某一质点(如一个红细胞)在管内移动的线速度。在血流量相同的情况下,血流速度与血管的总横截面积成反比。由于毛细血管总横截面积最大,主动脉的总横截面积最小,因此,血流速度在毛细血管中最慢;在主动脉中最快。

（二）血流阻力

血液在血管内流动时所遇到的阻力,称为**血流阻力**。它来源于血液成分之间及血液与血管壁之间的摩擦力。根据流体力学原理,血流阻力(R)与血液黏滞度(η)和血管长度(L)成正比,与血管半径(r)的 4 次方成反比,可用以下公式计算:$R = 8\eta L / \pi r^4$。

生理情况下,血管长度和血液黏滞度变化很小,但血管口径在神经和体液因素的调节下经常发生变化,特别是富含平滑肌纤维的小动脉和微动脉,是产生血流阻力的主要部位,此处的血流阻力称为**外周阻力**( peripheral resistance )。机体对各器官血流量的分配和调节主要是通过控制各器官阻力血管的口径实现的。

（三）血压

**血压**( blood pressure )是指血管内流动的血液对单位面积血管壁的侧压力,国际标准计量单位是帕(Pa)或千帕(kPa),临床上习惯用毫米汞柱(mmHg)表示。形成血压的前提是循环系统内有足够的血液充盈,其充盈度用循环系统平均充盈压来表示。在整个循环系统中,各段血管之间存在着压力差,依次为动脉血压 > 毛细血管血压 > 静脉血压。这种压力差是推动血液循环的直接动力。由于血液流动过程中不断克服阻力要消耗能量,因此,从主动脉到右心房,血压是逐步降低的,特别是小动脉和微动脉阻力最大,血压降落的幅度也最大（图4-10）。

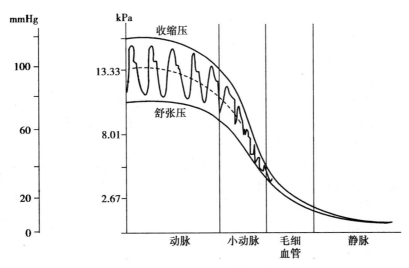

图4-10 各类血管的血压

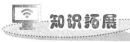

循环系统平均充盈压

　　动物实验中，用电刺激造成心室颤动使其心脏暂时停止射血，血流也就停止，循环系统中各段血管的压力很快即能取得平衡，此时在循环系统中各部位所测得的压力都是相同的，这一压力数值称为循环系统平均充盈压。用苯巴比妥麻醉的狗，循环系统平均充盈压大约为7mmHg，人的循环系统平均充盈压接近这一数值。循环系统平均充盈压的高低取决于循环系统中血量和血管容积之间的相对关系。如果血量增多，或血管容积缩小，则循环系统平均充盈压就增高；反之，如果血量减少或血管容积增大，则循环系统平均充盈压就降低。

## 二、动脉血压与动脉脉搏

### （一）动脉血压

　　1. 动脉血压的概念及其正常值　通常所说的血压，一般是指动脉血压。**动脉血压**( arterial blood pressure )是指血液对单位面积动脉管壁的侧压力，一般是指体循环的主动脉压。由于大动脉中血压降落很小，故通常将在上臂测得的肱动脉压代表主动脉压。在每一心动周期中，动脉血压随心脏的舒缩活动而发生周期性变化。心室收缩射血时，主动脉压升高，在心室收缩中期达到的最高值称为**收缩压**( systolic pressure )。心室舒张时，主动脉压下降，在心室舒张末期主动脉血压的最低值称为**舒张压**( diastolic pressure )。收缩压与舒张压之差称为**脉搏压**( pulse pressure )，简称脉压。一个心动周期中每一瞬间动脉血压的平均值称为**平均动脉压**，约等于舒张压加1/3脉压。临床上动脉血压的习惯记录方式为：收缩压/舒张压 mmHg，例如 120/80mmHg。

　　我国健康青年人在安静时，收缩压为 100～120mmHg；舒张压为 60～80mmHg；脉压为 30～40mmHg。动脉血压因年龄、性别及身体的功能状态的不同而有一定差异。一般随年龄增长血压逐渐升高，收缩压比舒张压升高显著；女性在更年期前动脉血压比同龄男性低，更年期后动脉血压则较高；运动或情绪激动时，动脉血压可暂时升高，睡眠时可降低。成年人在安静状态时，舒张压持续高于90mmHg或40岁以下的人收缩压持续超过140mmHg，称为高血压。

动脉血压的相对稳定是推动血液循环和保证各器官血液供应的必要条件。动脉血压过低，各组织器官血液供应不足，特别是脑、心、肾等重要器官可因缺血缺氧造成严重后果。动脉血压过高，心室射血阻力增大，久之可导致心室代偿性肥大，甚至造成心力衰竭。血压过高还易损伤血管壁，继发血管硬化与血栓形成，易引起血管破裂或梗塞。

2. 动脉血压的形成 在封闭的心血管系统内，足够的血液充盈是形成动脉血压的前提条件。心脏射血所产生的动力和血液流动遇到的外周阻力是形成动脉血压的根本因素。此外，主动脉和大动脉的弹性储器作用在动脉血压的形成中起着重要的缓冲作用。心室收缩期，血液射入动脉，一方面推动血液向外周血管流动，另一方面形成对动脉管壁的侧压力；受外周阻力的作用大约有射血量的1/3流至外周，其余2/3暂时储存在大动脉中，充胀动脉管壁使动脉血压升高，形成收缩压；主动脉和大动脉呈扩张状态可缓冲收缩压，使收缩压不致于过高。在心室舒张期，射血停止，动脉血压下降，扩张的主动脉和大动脉发生弹性回缩，推动储存的血液继续流向外周，并使舒张压维持在较高的水平。由于心脏射血是间断的，因此在心动周期中动脉血压出现周期性变化。由于主动脉和大动脉的弹性储器作用，把心脏的间断射血变为血液在血管内的持续流动（图4-11）。

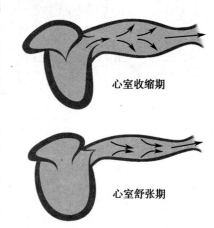

心室收缩期

心室舒张期

图4-11 大动脉管壁弹性作用示意图

3. 影响动脉血压的因素 凡能影响动脉血压形成的因素均可影响动脉血压。

（1）搏出量：搏出量增加时，心室收缩期射入大动脉内的血量增多，使收缩压明显升高。由于收缩压升高，使血流速度加快，流向外周的血量增多，到心室舒张期末，大动脉内存留的血量增加不多，故舒张压升高不明显，因而脉压增大。反之，当搏出量减少时，主要是收缩压降低，脉压减小。因此，收缩压的高低主要反映搏出量的多少，进而反映心室肌收缩力量的强弱。

（2）心率：心率加快时，心动周期缩短，心室舒张期显著缩短，大动脉流向外周的血量减少，致使大量血液暂时积聚在动脉血管中，到心室舒张期末，大动脉内存留的血量增多，因此舒张压升高，脉压减小。相反，心率减慢时，舒张压比收缩压降低显著，脉压增大。

（3）外周阻力：外周阻力增大时，血液流向外周血管的速度减慢，心室舒张期内的血流速度更慢，使心室舒张期末滞留在大动脉内的血量增多，舒张压明显升高。在舒张压升高的基础上，收缩压也升高，但不如舒张压升高显著，故脉压减小。反之，外周阻力减小时，舒张压明显下降，脉压增大。因此，舒张压的高低主要反映外周阻力的大小。

（4）循环血量与血管容积：正常情况下，循环血量与血管容积相适应，使血管保持一定的充盈度，是维持血压相对稳定的必要条件。因此一旦发生大失血，循环血量急剧减少，与血管容积不相适应时，必然引起循环系统平均充盈压降低，动脉血压降低。同样，如果循环血量不变而血管容积突然增大，如药物过敏、中毒性休克等引起的全身小血管广泛扩张，也会造成动脉血压的急剧下降。

（5）主动脉、大动脉的弹性储器作用：弹性储器作用可缓冲动脉血压的波动。老年人因主动脉硬化，管壁的弹性减退，对动脉血压的缓冲作用减弱，出现收缩压升高，舒张压降低，脉压显著增大。但老年人往往同时还伴有小动脉和微动脉广泛硬化，外周阻力相应增大，故收缩压和舒张压都升高。

笔记

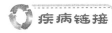 疾病链接

### 原发性高血压

原发性高血压是以血压升高为主要表现的综合征,也称高血压病。近年来我国的发病率迅猛增高,是最常见的心血管疾病。长期血压升高可使血管变厚、变硬、变脆,导致动脉粥样硬化,其发生与遗传、饮食、精神心理、神经内分泌等多种因素的作用有关。病人存在全身广泛的细小动脉硬化,使动脉血压升高,并可造成人体心、脑、肾等重要脏器损害,是心力衰竭、脑血管病(脑出血、脑血栓)、肾衰竭的重要病因和危险因素。

高血压的治疗原则是改善不良生活方式和习惯,选用降压药物,稳定血压,降低病人心、脑、肾等器官的并发症和死亡率。其护理措施包括饮食护理(减少盐和脂肪摄入、戒烟限酒),用药护理(利尿剂、β受体阻断剂、$Ca^{2+}$通道阻滞剂、血管紧张素转换酶抑制剂和血管紧张素Ⅱ受体阻断剂等),心理护理(指导病人学会自我调节,减轻精神压力,保持健康的心理状态等)。

### (二)动脉脉搏

在每个心动周期中,随着心脏的舒缩活动,大动脉管壁的周期性扩张与回缩导致动脉管壁发生周期性搏动,称为**动脉脉搏**,简称脉搏。动脉脉搏起始于主动脉,沿动脉管壁向外周传播,在一些浅表动脉部位可用手指触摸到动脉搏动。临床上最常用的检测部位是桡动脉。脉搏的频率和节律能反映心率和心律,在一定程度上也可反映心血管的功能状态。"切脉"是中医学诊断疾病的重要手段之一。

## 三、静脉血压与静脉回心血量

### (一)静脉血压

静脉血压远低于动脉血压。当体循环血液流经毛细血管到达微静脉时,血压已降到15～20mmHg,右心房作为体循环的终点,血压最低,接近于零。通常将各器官静脉的血压称为**外周静脉压**;把右心房和胸腔内大静脉的血压称为**中心静脉压(central venous pressure CVP)**。中心静脉压的正常值为4～12cmH$_2$O。中心静脉压的高低取决于心脏射血能力和静脉回心血量。如果心脏射血能力强,能及时将回流入心脏的血液射入动脉,中心静脉压就较低;反之,如果心脏射血能力较弱(如右心衰竭),中心静脉压就升高。另一方面,在心脏射血能力不变时,如果静脉回流速度加快(如输血、输液过多、过快),中心静脉压升高;反之,如果静脉回流速度减慢(如血量不足或静脉回流障碍),中心静脉压降低。由于测定中心静脉压可反映静脉回心血量和心脏的功能状态,因此,临床上监测动脉血压和中心静脉压作为控制补液量、补液速度及心功能监护的指标。

📶 **知识拓展**

### 如何测定中心静脉压

中心静脉压的测定是将静脉导管从锁骨下静脉或股静脉插入,送到上、下腔静脉或右心房后,测量腔静脉或右心房血压的一项技术。要求护士能正确完成中央静脉插管的术前准备,术中配合,压力测量及术后指导等工作。

1.**适应证** ①急性心力衰竭,危重或体外循环手术病人。②大量输液,输血时。③用于鉴别低血容量性休克与心源性休克。④用于鉴别肾性少尿与低血容量性少尿。⑤需要中央导管给药或通过非肠道给予营养时等。

2.**方法** 将消毒的静脉导管从颈外静脉或锁骨下静脉插入,并将导管顺着血流送到

上腔静脉或右心房;或从股静脉插入送到下腔静脉。

3.判断 中心静脉压的正常值为4～12cmH₂O。大于16～20cmH₂O时提示右心功能不全或肺循环阻力增高;小于2～5cmH₂O时,提示右心房充盈欠佳或血容量不足。

### (二)影响静脉回心血量的因素

静脉回心血量是指单位时间内由静脉回流入心脏的血量,主要取决于外周静脉压与中心静脉压之差,凡能改变这个压力差的因素,均能影响静脉回心血量。

1.体循环平均充盈压 体循环平均充盈压对静脉回心血量有直接的影响。当循环血量增加或容量血管收缩时,体循环平均充盈压升高,静脉回心血量增多;反之,大出血使循环血量减少时,体循环平均充盈压降低,静脉回心血量减少。

2.心肌收缩力 心肌收缩力是静脉回流的原动力,因此是对静脉回心血量影响最为显著的因素。心肌收缩力增强时,搏出量增多,心室舒张期室内压明显降低,对心房和大静脉内血液的抽吸力大,中心静脉压降低,静脉回心血量增多;反之,心肌收缩力减弱时,搏出量减少,心室射血后剩余血量增多,室内压升高,滞留在心房和大静脉内的血量增多,使中心静脉压升高,静脉回心血量减少。

3.骨骼肌的挤压作用 大部分外周静脉内有向心开放的静脉瓣,可防止血液反流。当骨骼肌收缩时,可对肌肉内和肌肉间的静脉产生挤压,使外周静脉压升高,远心端静脉瓣关闭,促进静脉血液回流。当骨骼肌舒张时,挤压作用解除,外周静脉压降低,近心端静脉瓣关闭,有利于血液从毛细血管流入静脉而重新充盈。因此,骨骼肌的节律性舒缩活动,配合以静脉瓣的开闭,对静脉的回流起着"泵"的作用。

4.重力和体位 由于静脉管壁薄、易扩张,且静脉内血压低,因此,静脉血压和静脉回心血量受重力和体位的影响较大。当人体处于平卧位时,全身静脉与心脏基本在同一水平,重力对静脉血压和静脉回心血量的影响不大。当身体由卧位突然直立时,因重力作用,心脏平面以下部位的静脉扩张,造成大量血液滞留,使静脉回心血量减少,导致心输出量减少,动脉血压下降,可引起脑、视网膜一时供血不足,出现头晕、眼前发黑等现象,称为**直立性低血压**。特别是体弱久病和长期卧床的病人,由于静脉血管壁紧张性降低,神经系统的调节能力减弱,易于发生直立性低血压,因此在起床、如厕起立时应特别加以注意。

5.呼吸运动 正常胸膜腔内压为负压。吸气时,胸膜腔负压增大,使胸腔内大静脉和右心房扩张,中心静脉压降低,静脉回心血量增加;呼气时则相反。

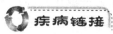 疾病链接

#### 心力衰竭

心力衰竭是指心肌收缩力减弱或心脏负荷过大,使心室射血能力过低,泵出的血液不能满足机体灌注和代谢的需要,出现动脉血量不足,而静脉淤血为主要特征的临床综合征,简称心衰。

心力衰竭分为左心衰竭、右心衰竭和全心衰竭。左心衰竭时,左心房压和肺静脉压升高,肺循环的血液回流受阻,可出现肺淤血和肺水肿。右心衰竭主要见于肺源性心脏病及某些先天性心脏病,以体循环淤血为特征,病人可出现颈静脉怒张,肝淤血肿大,下肢浮肿等体征。心肌炎、心肌病病人左、右心衰竭可同时出现,即为全心衰竭。

 笔记

## 四、微 循 环

微循环(microcirculation)是指微动脉与微静脉之间微血管内的血液循环。微循环的基

本功能是实现血液和组织细胞之间的物质交换,并参与维持动脉血压的稳定。

**(一)微循环的组成**

一个典型的微循环由微动脉、后微动脉、毛细血管前括约肌、真毛细血管、通血毛细血管、微静脉和动 - 静脉吻合支等七部分组成(图 4-12)。微动脉、后微动脉、毛细血管前括约肌为毛细血管前阻力血管,微静脉为毛细血管后阻力血管,这些血管在神经和体液因素的影响下,通过其舒缩活动调控着微循环的血流量。

微动脉的舒缩可控制整个微循环的血流量,起"总闸门"的作用。后微动脉和毛细血管前括约肌的舒缩,可控制所属毛细血管的血流量,起"分闸门"的作用。微静脉的舒缩可控制静脉回心血量,影响毛细血管血压,起"后闸门"的作用。

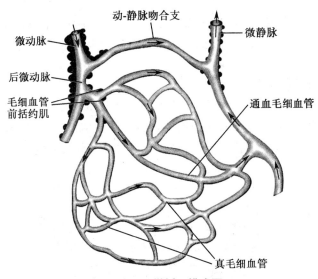

图 4-12 微循环模式图

**(二)微循环的血流通路**

由于微循环血管数量庞大,血管容积大,血液不可能同时充盈所有的微血管,因而要进行分流。微循环的血液交替通过以下三条通路由微动脉流向微静脉。

1. 迂回通路 血液经微动脉→后微动脉→毛细血管前括约肌→真毛细血管网→微静脉。真毛细血管数量多并交织成网,迂回曲折,穿行于组织细胞之间,血流缓慢,加之真毛细血管管壁薄、通透性好,所以此通路是血液与组织细胞进行物质交换的主要场所,又称为营养通路。

2. 直捷通路 血液经微动脉→后微动脉→通血毛细血管→微静脉。此通路直而短,血流速度较快,经常处于开放状态,基本不进行物质交换。其主要作用是使一部分血液迅速通过微循环返回心脏,保证有足够的静脉回心血量,进而维持血压的稳定。

3. 动 - 静脉短路 血液经微动脉→动 - 静脉吻合支→微静脉。此通路多分布于皮肤及皮下组织,动 - 静脉吻合支管壁厚,血流速度快,无物质交换功能,其功能是调节体温,经常处于关闭状态,有利于保存体温。当环境温度升高时,动 - 静脉短路开放增多,皮肤血流量增加,促进散热。

**(三)微循环血流量的调节**

1. 神经体液调节 微动脉和微静脉的舒缩活动受交感神经和去甲肾上腺素、肾上腺素、血管紧张素Ⅱ等神经体液因素的调节,以影响微动脉为主。当交感 - 肾上腺髓质系统兴奋时,微循环的"总闸门"和"后闸门"趋于关闭,微循环的流入量和流出量均减少,尤以前者为甚,故毛细血管血压降低。

2. 局部代谢产物的影响 后微动脉和毛细血管前括约肌主要受缺 $O_2$ 和局部代谢产物的调节。安静状态时，组织代谢水平较低，局部代谢产物积聚较少，后微动脉和毛细血管前括约肌收缩，即"分闸门"关闭，所属真毛细血管网关闭；一段时间后，局部组织代谢产物积聚增多，氧分压降低，使该处的"分闸门"开放，血流量增加，将局部代谢产物运走，"分闸门"又自行关闭。如此反复进行，就能使真毛细血管网轮流交替开放。骨骼肌在安静状态下，"分闸门"交替开放 5～10 次/分，并保持在同一时间内有 20% 左右的真毛细血管处于开放状态。当机体活动增强时，局部代谢产物增多，引起更多的真毛细血管网开放，物质交换面积增大，以适应组织代谢的需要。

## 五、组织液的生成与淋巴循环

组织液存在于组织细胞间隙中，绝大部分呈胶冻状，不能自由流动，因此不会因重力作用而流到身体的低垂部位，也不能被抽吸出来。组织液是组织细胞与血液之间进行物质交换的媒介。

### （一）组织液的生成与回流

组织液是血浆经毛细血管壁滤过到组织间隙而形成的，组织液也可透过毛细血管壁进入毛细血管成为血浆。毛细血管壁的通透性是组织液生成的结构基础，组织液中除蛋白质含量较少外，其他成分与血浆相同。组织液生成的动力是**有效滤过压**（图 4-13）。

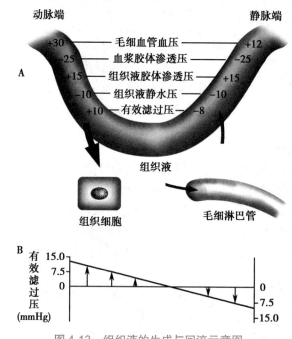

图 4-13 组织液的生成与回流示意图

A：形成有效滤过压的因素和作用方向　B：有效滤过压在毛细血管内的变化

"+"：表示促进液体滤出毛细血管的力　"−"表示阻止液体滤出毛细血管的力

（图中数字单位为 mmHg）

有效滤过压取决于毛细血管血压、组织液胶体渗透压、血浆胶体渗透压及组织液静水压四种力量的对比。其中毛细血管血压和组织液胶体渗透压是促使液体由毛细血管内向血管外滤过的力量，而血浆胶体渗透压和组织液静水压是促使液体从血管外回流入毛细血管内的力量。滤过的力量与回流的力量之差称为有效滤过压。总结公式如下：

有效滤过压 ＝（毛细血管血压 ＋ 组织液胶体渗透压）−（血浆胶体渗透压 ＋ 组织液静水压）

按图4-13所设的各种压力数值计算，在毛细血管动脉端有效滤过压为10mmHg，表明有组织液不断地生成；在毛细血管静脉端有效滤过压约为 −8mmHg，表明有组织液回流入毛细血管。以上数据还表明，在毛细血管两端，滤过的力量略大于回流的力量，因此，在动脉端生成的组织液，约有90%在静脉端回流入毛细血管，其余约10%则进入毛细淋巴管，经淋巴循环回流入血。

### （二）影响组织液生成和回流的因素

正常情况下，组织液的生成与回流保持动态平衡，从而维持血量和组织液量的相对稳定。如果这种平衡遭到破坏，组织液生成过多或回流减少，组织间隙中就会有过多的液体潴留，形成**水肿**（edema）。凡能影响有效滤过压、毛细血管壁通透性和淋巴回流的因素，都可影响组织液的生成与回流。

1．毛细血管血压　凡能使毛细血管血压升高的因素均可促进组织液生成。如右心衰竭时，静脉回流受阻，使毛细血管血压升高，组织液生成增多，可引起全身性水肿。

2．血浆胶体渗透压　某些肾脏疾病使血浆蛋白随尿排出；肝脏疾病时，肝功能障碍，蛋白质合成减少；营养不良时蛋白质摄入过少等，这些因素都可使血浆蛋白含量减少，血浆胶体渗透压降低，组织液回流减少，形成水肿。

3．毛细血管壁的通透性　正常情况下，蛋白质难以通过毛细血管壁。局部炎症、烧伤或发生过敏反应时，毛细血管壁通透性异常增高，部分血浆蛋白进入组织液，导致局部组织液胶体渗透压升高，有效滤过压增大，产生局部水肿。

4．淋巴回流　正常时约有10%的组织液经淋巴管回流入血。若淋巴管受压（肿瘤压迫）或阻塞（如丝虫病、癌栓），使淋巴回流受阻，引起水肿。

**应用与实践**

水肿是临床上一种常见的体征，其常规护理措施有：①适当休息，可以减轻病人心、肝、肾的负担，有利于水肿的消退。②保持皮肤清洁、干燥，防止发生压疮、破溃和感染。③根据水肿的病因给予适当的饮食补充或控制。④做好24小时内液体出入量的记录，定期测量体重，是观察水肿病人病情变化的重要方法之一。⑤利尿时的护理。如门静脉性肝硬化合并腹水的病人，在急骤利尿以后，可能诱发肝性昏迷，应注意预防。⑥做好心理护理，缓解病人焦虑、恐惧等情绪。⑦病因治疗是解除水肿的根本措施。

**请思考：**

右心衰引起的水肿和肾病综合征引起的水肿在发病机制上有哪些异同点？

### （三）淋巴循环

组织液进入淋巴管即成为**淋巴液**（lymph），淋巴液中除淋巴细胞外，其他液体成分与组织液相近。淋巴液在淋巴系统内流动称为淋巴循环。

1．淋巴液的生成与回流　毛细淋巴管以盲端起始于组织间隙（图4-13），管壁仅由单层内皮细胞构成，没有基膜，故通透性极高。相邻的内皮细胞边缘呈瓦片状互相覆盖，形成只向管腔开放的单向活瓣。因此，组织液和其中的蛋白质、脂肪滴、红细胞、细菌等微粒，都可通过这种活瓣进入毛细淋巴管生成淋巴液。淋巴液由毛细淋巴管汇入淋巴管，最后经胸导管和右淋巴导管进入血液。因此，淋巴循环被视为血液循环的一条侧支，是血液循环的重要辅助系统。

2．淋巴循环的生理意义

（1）回收蛋白质：这是淋巴回流最重要的生理作用。淋巴回流是组织液中蛋白质回到血液循环的唯一途径。正常成人每天由淋巴管回收到血液的蛋白质多达 75～200g，以维持血浆蛋白的正常含量，并使组织液中蛋白质浓度保持较低的水平。

（2）运输脂肪及其他营养物质：小肠的淋巴回流是脂肪吸收的主要途径，由小肠吸收的脂肪有 80%～90% 是经小肠绒毛的毛细淋巴管吸收的，因此，小肠的淋巴液呈白色乳糜状。

（3）调节血浆和组织液间的液体平衡：约 10% 的组织液是经淋巴系统回流入血的，故淋巴循环对调节血浆与组织液间的体液平衡、维持体液的正常分布具有重要作用。

（4）防御和免疫功能：淋巴液在回流途中要经过多个淋巴结，淋巴结内的巨噬细胞能清除从组织间隙进入淋巴液的红细胞、细菌及其他微粒。此外，淋巴结还能产生淋巴细胞和浆细胞，参与免疫反应，发挥机体的防御和免疫作用。

# 第三节　心血管活动的调节

心血管活动的调节包括神经调节、体液调节和自身调节，一方面能保持正常心率、心输出量、动脉血压和各组织器官血流量的相对稳定；另一方面能在机体内外环境变化时作出相应的调整，使心血管活动能满足不同情况下机体代谢的需要。

## 一、神　经　调　节

心血管活动的神经调节是通过各种心血管反射活动实现的。

### （一）心脏和血管的神经支配

心脏和血管平滑肌都接受自主神经的支配。

1. 心脏的神经支配　心脏受心交感神经和心迷走神经双重支配。

（1）心交感神经及其作用：支配心脏的交感神经节前纤维起自脊髓胸段 $T_1$～$T_5$ 节灰质侧角，经交感神经节换元后，其节后纤维组成心脏神经丛支配心脏各个部分，包括窦房结、房室交界、房室束、心房肌和心室肌。

心交感神经节后纤维末梢释放的递质为去甲肾上腺素（NA）。NA 与心肌细胞膜上的 $\beta_1$ 受体结合，使肌细胞膜对 $Ca^{2+}$ 的通透性增大，促进 $Ca^{2+}$ 内流，引起心率加快，房室传导加速，心肌收缩力增强，即产生正性变时作用、正性变传导和正性变力作用；还可通过增强肌质网钙泵活动和降低肌钙蛋白与 $Ca^{2+}$ 的亲和力，使心缩期缩短，加速心肌舒张，有利于心室血液的充盈。故心交感神经兴奋，可增强心脏的活动，使心输出量增多，动脉血压升高。β受体阻断剂如普萘洛尔（心得安）等，可阻断心交感神经对心脏的兴奋作用。

（2）心迷走神经及其作用：支配心脏的副交感神经节前纤维起自延髓的迷走神经背核和疑核，行走于迷走神经干中。在心内神经节换元后，节后纤维支配窦房结、心房肌、房室交界、房室束，仅有较少的纤维分布到心室肌。心迷走神经节后纤维末梢释放的递质为乙酰胆碱（ACh）。ACh 与心肌细胞膜上的 M 受体结合，提高心肌细胞膜对 $K^+$ 的通透性，促进 $K^+$ 外流，并抑制 $Ca^{2+}$ 通道的开放，减少 $Ca^{2+}$ 的内流，引起心率减慢、房室传导减慢、心肌收缩力减弱，即产生负性变时、负性变传导和负性变力作用。故心迷走神经兴奋，可抑制心脏活动，使心输出量减少，动脉血压下降。M 受体阻断剂阿托品可阻断迷走神经对心脏的抑制作用。

生理学中将神经或肌肉等组织维持一定程度的持续活动，称为**紧张**（tonus）。心交感神经和心迷走神经平时都有一定程度的冲动发放，分别称为心交感紧张和心迷走紧张，两者可交互抑制。正常成人安静状态下，心迷走紧张较高，而心交感紧张较低，因此，虽然窦房结的自律性约为 100 次/分，但正常人安静时的心率约为 75 次/分。而在运动、情绪激动、精神紧张、恐惧、焦虑等状态下，心交感神经紧张明显增强，使心率加快，心肌收缩力增强，心输出量增多,动脉血压升高。

（3）支配心脏的肽能神经元：用免疫细胞化学方法证明,心脏中存在多种肽能神经纤维,含有神经肽 Y、血管活性肠肽、降钙素基因相关肽和阿片肽等肽类递质,它们可与其他递质,如单胺类或乙酰胆碱共存于同一神经元内,并共同释放。目前对于分布在心脏的肽能神经元的生理功能尚不完全清楚,它们可能参与对心肌和冠状血管活动的调节。

2. 血管的神经支配　支配血管平滑肌的神经纤维称为血管运动神经纤维,分为缩血管神经纤维和舒血管神经纤维两大类。除真毛细血管外,几乎所有血管壁上都有平滑肌分布,而大部分血管平滑肌仅受交感缩血管神经纤维的支配,只有部分血管除接受交感缩血管神经纤维支配外,还接受某些舒血管神经纤维的支配。毛细血管前括约肌的神经纤维分布极少,其活动主要受局部组织代谢产物的影响。

（1）交感缩血管神经纤维：交感缩血管神经纤维的节前纤维起自脊髓胸腰段的灰质侧角,在椎旁和椎前神经节换元后,节后纤维分布到血管平滑肌。交感缩血管神经节后纤维末梢释放的递质为去甲肾上腺素,主要与血管平滑肌上的 α 受体结合,引起血管平滑肌收缩,外周阻力增加,血压升高。体内大多数血管仅受交感缩血管神经纤维的单一神经支配。在安静状态下,交感缩血管神经持续发放低频(1～3 次/秒)冲动,使血管平滑肌保持一定程度的收缩状态,称为**交感缩血管紧张**。当交感缩血管紧张增强时,血管平滑肌进一步收缩;交感缩血管紧张减弱时,血管平滑肌收缩减弱,血管舒张。

交感缩血管神经纤维在不同部位的血管中分布密度不同。密度最大的是皮肤血管,骨骼肌和内脏血管次之,分布最少的是冠状血管和脑血管,故交感缩血管紧张的变化对心脑血管活动影响较小。在同一器官中,动脉的分布密度高于静脉,动脉中又以微动脉的密度最高,而毛细血管前括约肌中密度最低,毛细血管则不受神经纤维支配。

（2）交感舒血管神经纤维：一些动物如猫和狗的骨骼肌血管中,不仅受交感缩血管神经纤维的支配,还受交感舒血管神经纤维支配。其节后神经纤维末梢释放递质 ACh,与血管平滑肌上的 M 受体结合,使骨骼肌血管舒张,血流量增加,以适应骨骼肌在运动时对血流量增加的需要。这类纤维平时无紧张性活动,只有当情绪激动或剧烈运动时才发放冲动。其效应可被 M 受体拮抗剂阿托品所阻断。人体内也有交感舒血管神经纤维的存在。

（3）副交感舒血管神经纤维：主要分布在脑膜、唾液腺、胃肠道外分泌腺和外生殖器等少数器官的血管,与交感缩血管神经纤维共同支配这些器官的血管平滑肌。其节后纤维末梢释放的递质为 ACh,通过与 M 受体结合,使血管舒张,血流量增加。这类神经的活动只对所支配器官的局部血流起调节作用,而对循环系统的总外周阻力影响较小。

**（二）心血管中枢**

在生理学中将与控制心血管活动有关的神经元集中的部位称为**心血管中枢**。控制心血管活动的神经元广泛地分布在由脊髓至大脑皮质的各个水平,在心血管活动的调节中发挥不同功能,而且密切联系,使心血管系统的活动协调一致,并与整个机体的活动相适应。

1. 延髓心血管中枢　动物实验结果表明,延髓是调节心血管活动最基本的中枢。延髓心血管中枢包括心迷走中枢、心交感中枢和交感缩血管中枢。心迷走中枢位于延髓迷走神经背核和疑核;心交感中枢和交感缩血管中枢位于延髓头端腹外侧部。这些中枢在平时都具有紧张性活动,分别通过心迷走神经、心交感神经和交感缩血管神经纤维持续发放神经冲动,调节心血管的活动。

2. 延髓以上的心血管中枢　在延髓以上的脑干部分、下丘脑、大脑和小脑中都存在与心血管活动有关的神经元。这些高位中枢的调节功能较为复杂,往往不是单纯调节心血管活动,而是在心血管活动与机体其他功能之间起着复杂的整合作用,把许多不同的生理反应统一起来,形成一个完整协调的生理过程。其中下丘脑的功能整合作用最为重要。电刺激下丘脑引起防御反应的同时，可引起一系列心血管活动的改变，如心率加快、心肌收缩力增强、皮肤和内脏血管收缩、骨骼肌血管舒张、动脉血压略有升高等。这些心血管活动的改变是与当时机体所处的状态相协调的，使骨骼肌有充足的血液供应，以适应于防御、攻击、逃跑等行为的需要。

### （三）心血管反射

当机体处于不同的生理状态或内、外环境发生变化时，可通过各种**心血管反射**，使心血管活动发生相应改变，以适应机体所处的状态或环境的变化。

1. 颈动脉窦和主动脉弓压力感受性反射 在颈动脉窦和主动脉弓血管壁外膜下有丰富的感觉神经末梢，能感受血管壁所受到的机械牵张刺激，称为压力感受器（图4-14）。当动脉血压升高时，动脉管壁扩张，压力感受器因受牵张刺激发放传入冲动增多，分别经窦神经（加入舌咽神经）和主动脉神经（加入迷走神经）传入延髓。经过心血管中枢的整合作用，使心迷走紧张增强，心交感紧张和交感缩血管紧张减弱，通过心迷走神经、心交感神经和交感缩血管神经纤维作用于心脏和血管，结果使心率减慢、心肌收缩力减弱，心输出量减少，血管扩张、外周阻力下降，故动脉血压下降。由于此反射引起的效应主要是动脉血压下降，所以也称为**减压反射**（其过程见图4-15）。相反，当动脉血压突然降低（如直立性低血压）时，对颈动脉窦和主动脉弓压力感受器的刺激减弱，传入到心血管中枢的冲动减少，引起心迷走紧张减弱，心交感紧张和交感缩血管紧张增强，结果使动脉血压回升。可见，压力感受性反射是一种典型的负反馈调节，其生理意义在于防止动脉血压发生过大波动，维持动脉血压的相对稳定。

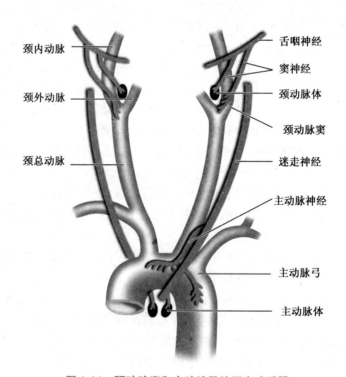

图4-14 颈动脉窦和主动脉弓的压力感受器

压力感受性反射对动脉血压的调节设置一定的调定点，作为调节动脉血压的参照水平。在正常情况下，平均动脉压就是压力感受性反射的调定点。在高血压病人中，调定点上移，发生压力感受性反射的重调定，说明高血压病人的压力感受性反射仍在行使其功能，只是在较高水平上保持动脉血压的相对稳定。

笔记

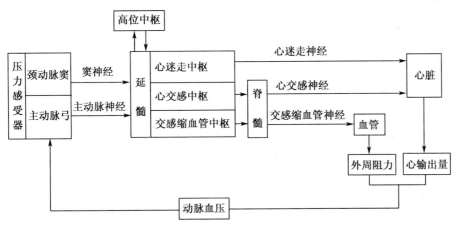

图 4-15　减压反射过程示意图

2. 颈动脉体和主动脉体化学感受性反射　在颈动脉窦和主动脉弓附近,分别有颈动脉体和主动脉体,能感受血液中 $PO_2$、$PCO_2$ 和 $H^+$ 浓度的变化,称为化学感受器。在正常情况下,颈动脉体和主动脉体化学感受性反射的作用主要是调节呼吸运动,其主要效应是使呼吸加深加快(详见第五章),对心血管活动并不起明显的调节作用。只有在低 $O_2$、窒息、失血、动脉血压过低和酸中毒等异常情况下才明显调节心血管的活动,在使呼吸加深加快的同时兴奋延髓交感缩血管中枢,皮肤、内脏和骨骼肌血管收缩,外周阻力增大,动脉血压升高。故此反射的生理意义主要是参与机体应激状态下的循环功能调节,维持血压,重新分配血流量,优先保证心、脑等重要器官的血液供应。

3. 其他心血管反射　除上述反射活动外,机体还存在着其他心血管反射。如心肺感受器引起的心血管反射,主要调节循环血量和细胞外液量及其成分;当躯体感受器受到刺激时,如皮肤的冷热刺激、各种伤害性刺激以及肌肉活动,亦可引起心血管反射;扩张空腔器官或挤压睾丸,可引起心率减慢和外周血管扩张,则是由内脏感受器引起的心血管反射。而当脑血流量减少时,心血管中枢的神经元可对脑缺血发生反应,引起交感缩血管紧张显著加强,外周血管强烈收缩,动脉血压升高。这一现象称为脑缺血反应。

**知识拓展**

### 高尔茨反射

用手指压迫眼球至出现胀感或强烈打击、挤压腹部,可引起心率减慢,血压下降,甚至使心脏停搏,称为高尔茨反射。这是由于在内脏神经中走行的传入神经纤维受到机械刺激而引起的心脏反射,切断心迷走神经,此反射即行消失。临床上,用压迫眼球的方法来抑制心动过速(又称心眼反射),有一定疗效。拳击比赛的规则之一是禁止拳击对手腹部,也与高尔茨反射有关。

4. 心血管反射的中枢整合型式　在不同的环境刺激和功能状态下,中枢神经系统需要对全身各组织器官的活动进行复杂的整合,使机体作为一个整体作出反应,以适应当时的实际需要。在不同的生理状态下,心血管活动也有不同的整合模式。例如,当动物发动防御反应时,会伴有心率加快,心输出量增多,骨骼肌血管舒张,内脏和皮肤血管收缩,血压轻度升高等心血管活动的整合型式表现。人在肌肉活动时心血管活动的整合型式与防御反应相似,但血管舒张仅发生于进行运动的肌肉,不进行运动的肌肉的血管则发生收缩。睡眠时心脏和血管的活动恰与防御反应时相反,即心率减慢、心输出量稍减少、内脏血管舒张,骨骼肌血管收缩,血压稍降低。

笔记

# 二、体液调节

心血管活动的体液调节，是指血液和组织液中某些化学物质对心血管活动的调节作用。某些激素经血液循环广泛作用于心血管系统，属于全身性体液调节；在组织中形成的代谢产物，作用于局部血管，调节局部组织的血流量，属于局部性体液调节。

## （一）肾上腺素和去甲肾上腺素

血液中的肾上腺素和去甲肾上腺素主要来自肾上腺髓质，仅有少量的去甲肾上腺素来自交感神经节后肾上腺素能纤维末梢。肾上腺素和去甲肾上腺素对心血管的作用虽有许多共同点，但由于与不同的肾上腺素能受体结合的能力不同，使它们对心血管的作用也不尽相同。

肾上腺素可与 α 和 β（包括 $\beta_1$ 和 $\beta_2$）两类受体结合。在心脏，肾上腺素与 $\beta_1$ 受体结合后，使心率加快，心肌收缩力加强，心输出量增多。在血管，肾上腺素对不同部位血管的作用不同。与皮肤、肾、胃肠血管平滑肌上 α 受体结合，引起血管收缩；与骨骼肌、肝和冠状血管上 $\beta_2$ 受体结合，引起血管舒张，故肾上腺素对总的外周阻力影响不大。可见肾上腺素升高血压的作用是通过增强心脏的活动而实现的，临床上常用其抢救心脏骤停的病人，故有"强心药"之称。去甲肾上腺素主要与 α 受体结合，引起机体绝大多数血管收缩，外周阻力增大，使动脉血压升高；由于去甲肾上腺素与 β 受体（尤其是 $\beta_2$ 受体）结合的能力较弱，故对心脏的作用远不如肾上腺素强，且去甲肾上腺素升高血压的作用，可使减压反射活动增强，超过去甲肾上腺素对心脏的直接作用，表现为心率减慢。因此，去甲肾上腺素有"升压药"之称，临床上常用于抢救神经源性休克的病人。

## （二）肾素 - 血管紧张素 - 醛固酮系统

肾素是由肾脏近球细胞合成和分泌的一种蛋白水解酶，进入血液后，将血浆中的血管紧张素原水解为血管紧张素Ⅰ。血管紧张素Ⅰ经肺循环时，在血管紧张素转换酶（ACE）的作用下转变成血管紧张素Ⅱ。血管紧张素Ⅱ在血浆和组织中氨基肽酶的作用下转变成血管紧张素Ⅲ。血管紧张素通过与血管紧张素受体（简称 AT 受体）结合而发挥生理作用。其中血管紧张素Ⅱ的作用最为重要，其主要作用有：①直接促进全身微动脉收缩，使外周阻力增大，也可促进静脉收缩，使静脉回心血量增多，心输出量增加，两方面的共同作用使血压升高。②促进交感神经节后纤维末梢释放去甲肾上腺素，增强交感缩血管效应，使血压升高。③与血管紧张素Ⅲ共同刺激肾上腺皮质球状带合成和释放醛固酮，醛固酮能促进肾小管、集合管对 $Na^+$ 和水的重吸收，使血容量增加，血压升高。④作用于中枢神经系统，使交感缩血管紧张加强，外周阻力增大，血压升高。由于肾素、血管紧张素和醛固酮之间关系密切，对电解质和体液平衡的维持以及血压的调节均有重要的调节作用，因此，将它们合称为**肾素 - 血管紧张素 - 醛固酮系统**（renin-angiotensin-aldosteron system，RAAS）。

正常情况下，肾素分泌很少，血管紧张素生成不多，而且分解较快，故对正常血压的影响不大。在病理情况下，如大失血，血压迅速下降使肾血流量减少时，可刺激肾脏近球细胞分泌大量肾素，使肾素 - 血管紧张素 - 醛固酮系统的活动加强，促使血压回升和血量增加。因此，肾素 - 血管紧张素 - 醛固酮系统的活动是人体抵抗血压下降的一种应急措施。某些肾脏疾病引起肾血流量减少，导致肾素分泌增多，是肾性高血压产生的原因之一。临床上将 ACE 抑制剂（如卡托普利）和 AT 受体拮抗剂（如缬沙坦）作为抗高血压的常用药物，广泛应用于高血压病的治疗中。

## （三）血管升压素

血管升压素（vasopressin，VP）是由下丘脑视上核和室旁核神经元合成的一种肽类激素，经下丘脑 - 垂体束运输到神经垂体储存，当机体需要时由神经垂体释放入血。生理浓度的血管升压素可促进肾脏远曲小管和集合管对水的重吸收，使尿量减少，故又称为抗利尿激素（ADH）。在完整机体内，血液中血管升压素浓度升高时，首先出现抗利尿效应，只有当其浓度明显高于正常时，可作用于血管平滑肌相应的受体，产生强烈的缩血管效应，引起血压升高。在禁水、失水、失血等情况下，血管升压素释放增加，对保持血容量和动脉血压的相对稳定起重要作用。

### （四）心房钠尿肽

心房钠尿肽又称心钠素，是由心房肌细胞合成和释放的一种多肽类激素。当循环血量增加，静脉回心血量增多时，可使心房壁受到牵拉刺激，引起心房钠尿肽释放增多。心房钠尿肽具有强烈的利尿、排钠、舒张血管作用；还能抑制肾素、醛固酮和血管升压素的释放，因此可使血容量减少，血压降低。

### （五）其他体液因素

1. 组织代谢产物　组织代谢的产物如 $CO_2$、乳酸、腺苷、$H^+$、$K^+$ 等均能使局部的微动脉、毛细血管前括约肌扩张，使局部血流量增多。组织代谢越旺盛，代谢产物积聚越多，血管扩张越明显。这样就保证了器官局部的血流量与组织的代谢水平相适应，使活动的器官能得到较多的血液供应。有时这种局部舒血管效应，即使在交感缩血管神经活动加强时也相当明显。

2. 血管内皮生成的血管活性物质　实验证实，血管内皮细胞可以合成和释放多种血管活性物质，引起血管平滑肌舒张和收缩。血管内皮细胞合成的舒血管物质主要有内皮舒张因子，即一氧化氮（NO），以及前列环素，二者均可降低血管平滑肌内 $Ca^{2+}$ 浓度，使血管舒张。血管内皮细胞还可合成多种缩血管物质，其中内皮素（ET）是目前已知的最强烈的缩血管物质，其机制是增加血管平滑肌内 $Ca^{2+}$ 浓度，进而引起血管收缩。

3. 激肽　激肽由血浆中的激肽原在激肽释放酶的作用下水解产生，是具有舒血管作用的多肽类物质，可使血管平滑肌舒张，并使毛细血管通透性增大，参与对血压和局部血流量的调节，是已知最强烈的舒血管物质。最常见的有缓激肽和血管舒张素。

4. 组胺　组胺是由组氨酸脱羧生成，广泛存在于各种组织内，特别是皮肤、肺和肠黏膜的肥大细胞中含量最多。当局部组织损伤、发生炎症或过敏反应时，都可引起组胺释放。组胺具有强烈的舒血管作用，并能使毛细血管和微静脉的管壁通透性增加，使血浆渗漏入组织，导致局部水肿。

5. 前列腺素　前列腺素是一组脂类物质，几乎存在于全身各种组织中，具有舒张血管的作用。当血管在神经体液因素作用下收缩时，血管平滑肌可产生前列腺素，对抗血管收缩，调节局部血流量。

# 第四节　器官循环

机体各器官的血流量都由该器官的动、静脉压差和阻力血管的舒缩状态所决定。由于各器官的结构和功能不同，器官内部的血管分布也各有特点，因此，血流量的调节也有其各自的特殊规律。本节主要叙述心、肺、脑的血液循环。

## 一、冠脉循环

### （一）冠脉血流的特点

心肌的血液由左、右冠状动脉供应。每条冠状动脉通过毛细血管汇入心的静脉，最后汇入右心房。冠脉血流的主要特点有：

1. 血压高、血流量大　冠状动脉起始于升主动脉根部，其开口处的血压等于主动脉压，加上冠脉的血流途径短，因此，血流阻力小，血流量大，血压维持在较高水平。安静时，中等体重的人冠脉血流量约为 225ml/min，占心输出量的 4%～5%，每 100g 心肌的血液供应达 60～80ml/min。当剧烈运动时，心肌活动加强，冠脉血流量可增加 4～5 倍，以适应心脏工作量大、耗 $O_2$ 多的需要。

2. 摄 $O_2$ 率高，耗 $O_2$ 量大　心肌富含肌红蛋白，具有较强的摄 $O_2$ 能力。在安静状态下，冠状动脉血中的 $O_2$ 含量约 20ml/100ml，冠状窦静脉血中的 $O_2$ 含量约 6ml/100ml，动静脉血氧差达 14ml/100ml，摄 $O_2$ 率可高达 70% 左右，比骨骼肌摄 $O_2$ 率（5～6ml）大 1 倍多，从而满足心肌对 $O_2$ 的需求。另一方面，心肌耗 $O_2$ 量也大，即使在安静状态下，动静脉血氧差就较大，因此，当机体进行剧烈运动使心肌耗 $O_2$ 量增加时，心肌依靠从单位血液摄取 $O_2$ 的潜力较小，此时心肌主要依靠扩张冠脉血管来增加血液供应，以满足心肌当时对 $O_2$ 的需求。

3. 冠脉血流受心室舒缩的影响较大　由于冠脉主干和大分支走行于心脏表面，小分支则常以垂直于心脏表面的方向穿入心肌，沿途发出分支，最后在心内膜下层分支成网，故心肌节律性舒、缩对冠脉血流的影响较大。心室收缩时，心肌压迫肌纤维之间的小血管，血流阻力增加，使冠脉血流量减少。心室舒张时，心肌对小血管的压迫解除，血流阻力下降，冠脉血流量增加。就左心室而言，通常收缩期的冠脉血流量仅为舒张期的 20%～30%，因此心脏的血液供应主要在心舒期。可见，冠脉血流量的多少，主要取决于舒张压的高低和心舒期的长短。如心动过速时，因心舒期缩短可导致冠脉血流量减少。

冠状动脉硬化时，由于管腔狭窄或阻塞等原因，血流阻力加大，使冠脉血流量下降。心肌对缺血、缺氧十分敏感，一旦供血不足，可发生心绞痛，甚至导致心肌梗死，危及生命。

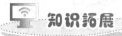

### 冠状动脉粥样硬化性心脏病

冠状动脉粥样硬化性心脏病指因冠状动脉粥样硬化导致管腔狭窄或阻塞，引起心肌缺血的心脏病，简称冠心病。其发病的危险因素与高脂血症，尤其是高胆固醇血症以及高血压、吸烟、继发性高血脂（糖尿病）密切相关。主要病理变化是大量脂质在动脉内膜沉积，使内膜增厚、缺血坏死并形成粥样物，导致管腔狭窄或坏死部位形成血栓阻塞血管腔，发生心肌缺血。可因劳累或情绪激动使心肌耗氧量增加或冠脉痉挛而诱发。

冠心病临床分为心绞痛、心肌梗死、心肌纤维化、冠状动脉性猝死四种类型。其中心绞痛最常见，心肌梗死可导致心律失常及心力衰竭等严重并发症危及生命，需采取急救及重症监护等措施。

### （二）冠脉血流的调节

1. 心肌代谢水平的影响　实验证明，冠脉血流量与心肌的代谢水平成正比。心肌代谢增强或心肌组织中 $PO_2$ 降低，都可引起冠脉血管舒张，增加心肌血流量。目前认为，心肌代谢增强时，耗 $O_2$ 量增加，局部组织中 $PO_2$ 降低，心肌细胞中的 ATP 分解增加，产生 ADP 和 AMP。存在于冠脉血管周围间质细胞中的 5- 核苷酸酶，可使 AMP 分解产生腺苷。腺苷具有强烈的舒张小动脉的作用。腺苷生成后，在几秒钟内即被破坏，因此，不会引起其他器官的血管舒张。心肌的其他代谢产物如 $H^+$、$O_2$、乳酸、缓激肽和前列腺素 E 等也有舒张冠脉的作用。

2. 神经调节　冠状动脉平滑肌上有 α 和 β 肾上腺素能受体。交感神经对冠状动脉的直接作用是激活 α 受体使其收缩，但交感神经活动增强通过激活 β 受体使心脏活动增强，耗 $O_2$ 量增加，代谢产物增多，继发性引起冠脉血管扩张，因此交感神经直接的缩血管作用被掩盖，表现为先收缩后舒张。迷走神经在冠状动脉的分布很少，通过激活 M 受体而使冠状动

笔记

脉舒张。但迷走神经可通过激活心肌 M 受体抑制心脏活动而使心肌代谢率降低,抵消迷走神经对冠状动脉的直接舒张作用,故迷走神经对冠状动脉的作用是先舒张后收缩。总之,对于整个机体来说,神经因素的影响在很短的时间内就会被心肌代谢改变引起的血流变化所掩盖。

3. 激素的调节 肾上腺素和去甲肾上腺素可直接作用于冠状动脉的 α 或 β 受体引起血管收缩或舒张;也可通过提高心肌的代谢水平和耗 $O_2$ 量使冠状动脉舒张。甲状腺激素可通过提高心肌的代谢水平和耗 $O_2$ 量使冠状动脉舒张,血流量增加。大剂量的血管紧张素 II 和血管升压素可使冠状动脉收缩,冠脉血流减少。

## 二、肺 循 环

### (一)肺循环的特点

肺的血管包括肺循环血管(实现肺泡与血液间的气体交换)和体循环中的支气管血管(营养支气管和肺)。肺循环的生理特点主要有:

1. 血流阻力小、血压低、无组织液生成 因肺动脉血管短、管壁薄、易扩张,故其阻力小、血压低。安静时,肺动脉的收缩压约为 22mmHg,舒张压约为 8mmHg,平均肺动脉压为 13mmHg。肺毛细血管压平均为 7mmHg,血浆胶体渗透压平均为 25mmHg,肺组织间液胶体渗透压约为 14mmHg,静水压约为 −5mmHg。因有效滤过压为负值,故无组织液生成。这一特点有利于肺泡内液体的吸收,不易形成肺水肿。左心衰竭时,肺静脉压升高,肺毛细血管压随之升高,液体滤出到组织间隙形成肺水肿。

2. 血容量变化大 安静时肺的血容量约为 450ml,占全身血量的 9%。由于肺组织和肺血管的可扩张性,故肺血容量可随呼吸周期而发生较大的变动。如用力呼气末肺血容量可减少至 200ml;而深吸气时可增加到 1000ml 左右;卧位时肺血容量比立位或坐位时约多 400ml。由于肺血容量大,而且变动范围大,故肺血管可起到储血库的作用。

### (二)肺循环血流量的调节

1. 局部化学因素的影响 肺循环血管平滑肌可因局部环境中某些化学因素的变化而发生反应。当肺泡 $PO_2$ 降低时,肺泡周围的微动脉收缩,局部血流阻力增大,血流量减少。在肺泡气的 $PCO_2$ 升高时,低 $O_2$ 引起的肺部微动脉收缩更加显著。肺泡气低 $O_2$ 引起的局部缩血管反应,可使较多的血液转移到通气良好的肺泡,有利于提高肺换气效率。但当吸入气 $O_2$ 分压过低时,如在高海拔地区,可引起肺微动脉广泛收缩,血流阻力较大,肺动脉压显著升高。长期居住在低海拔地区的人,若以较快速度登上高海拔地区,常可引发肺动脉高压,甚至发生肺水肿;长期居住在高海拔地区的人,常因肺动脉持续高压而使右心室负荷长期加重,导致右心室肥厚,甚至右心衰竭。

2. 神经调节 肺血管受交感神经和迷走神经双重支配。刺激交感神经可引起肺血管收缩,血流阻力增大;刺激迷走神经可使肺血管轻度舒张,肺血流阻力稍有降低。

3. 血管活性物质的调节 肾上腺素、去甲肾上腺素、血管紧张素 II、5-羟色胺等可引起肺血管收缩;而前列腺素、ACh 等则使肺血管舒张。

## 三、脑 循 环

### (一)脑循环的特点

脑的血液供应来自颈内动脉和椎动脉。脑循环的特点为:

1. 血流量大,耗 $O_2$ 量多 安静时每 100g 脑组织血流量达 50～60ml/min,全脑血流量可达 750ml/min。脑的质量只占体重的 2%,但脑的血流量却占心输出量的 15%。安静状态下,整个脑的耗 $O_2$ 量约占全身耗 $O_2$ 量的 20%。

脑组织对缺血、缺 $O_2$ 非常敏感。如脑血流完全中断数秒钟，即可引起意识丧失，中断 5～6 分钟以上，将产生不可逆的脑损伤。

2. 血流量变动范围小　颅腔内包含有脑组织、脑血管和脑脊液。因颅腔容积固定，脑组织又不可压缩，故脑血管舒张程度受到一定限制，血流量变动范围较其他器官小。脑血流量的多少，取决于动脉血压和脑循环的血流阻力。因正常情况下动脉血压变化不大，故脑血流量比较稳定。

3. 脑血管的吻合支少　一旦阻塞不易建立侧支循环，易造成脑损害。

### (二) 脑血流量的调节

1. 自身调节　正常情况下脑循环的灌流压为 80～100mmHg。当平均动脉血压在 60～140mmHg 范围内变动时，脑血管可通过自身调节机制保持脑血流相对稳定。当平均动脉血压低于 60mmHg 时，脑血流量明显减少，可引起脑功能障碍；当平均动脉血压高于 140mmHg 时，脑血流量明显增多，严重时可因脑毛细血管血压过高而引起脑水肿。

2. 体液调节　血液 $PCO_2$、$H^+$ 浓度升高及 $PO_2$ 降低均可使脑血管舒张。当血液 $PCO_2$ 升高时，$CO_2$ 进入脑组织，与水分子结合生成 $H_2CO_3$，再解离出 $H^+$，从而引起脑血管舒张，脑血流量增多，以清除过多的 $CO_2$ 和 $H^+$。

3. 神经调节　脑血管神经纤维分布较少，故神经因素对脑血管活动的调节作用很小。

**（彭　波　樊　蓉）**

 **思考题**

1. 右心衰竭时，心脏的泵血过程会有哪些变化？会出现哪些症状？

2. 心瓣膜在心室泵血过程中起何作用？当心瓣膜发生病变，如二尖瓣狭窄或关闭不全时心脏泵血会出现何种异常？对心功能有何影响？

3. 老年人血管硬化时血压有何变化？对心脏功能有何影响？

4. 人在高温环境中长时间站立，为什么易发生头晕甚至晕厥现象？

5. 用所学知识解释为什么炎症、静脉淤血、肝功能不全及肾病蛋白尿等病人临床上会发生组织水肿？

6. 病例分析

王先生，37 岁，体重 70kg。1 小时前因外伤出血约 800ml。体检：血压 110/80mmHg，心率 130 次/分，呼吸 25 次/分，意识清楚，面色苍白，四肢冰冷。

思考：

（1）王先生的血压为什么还会在正常范围内？为什么会有心率加快、面色苍白、四肢冰冷的表现？

（2）此时护士应采取哪些护理措施？

# 第五章 | 呼 吸

## 学习目标

1. 掌握呼吸的概念、基本环节和生理意义，肺通气的动力，胸膜腔内压的形成及意义，肺通气功能的主要评价指标，$O_2$ 和 $CO_2$ 在血液中运输的形式，化学感受性呼吸反射。

2. 熟悉肺泡表面活性物质的作用与意义，肺换气和组织换气过程，氧解离曲线的特征和意义，肺牵张反射的概念及意义。

3. 了解呼吸中枢的概念、部位和作用，防御性呼吸反射。

4. 能运用本章所学知识，理解呼吸骤停的施救原理，解释呼吸系统常见疾病的发病机理和临床表现。

5. 培养学生密切观察呼吸变化、皮肤黏膜颜色变化的意识，运用理论知识指导实践，避免临床失误发生。

## 导入情景

**情景描述：**

强强今年 3 岁，父母平时对他十分溺爱。这天到了上幼儿园的时间，强强坐在地上哭闹着不走，爸爸很生气，就在强强的屁股上拍了两下，这下强强哭得更厉害了。突然强强的哭声戛然而止，连呼吸也停止了。这突如其来的一幕吓坏了家人，爸爸急忙拨打 120 电话，但电话还未打完，强强又开始了抽泣。

**请思考：**

1. 强强为什么会出现呼吸暂停？可为什么又很快恢复了？

2. 人的呼吸运动是怎样进行调节的？

新生儿的第一声啼哭，标志着一个人独立生命的开始，呼吸也随之开始。机体通过呼吸不断从外界环境中摄取 $O_2$，排出代谢产生的 $CO_2$，完成气体的"吐故纳新"。这种机体与外界环境之间的气体交换过程，称为**呼吸**(respiration)。呼吸是维持生命活动正常进行的基本生理过程，呼吸一旦停止，生命也将终结。

呼吸的全过程包括四个既相互衔接又同步进行的环节(图 5-1)：①肺通气：肺与外界环境之间的气体交换。②肺换气：肺泡与肺毛细血管内血液之间的气体交换。肺通气和肺换气合称外呼吸。③气体运输：呼吸气体在血液中的运输。④组织换气(内呼吸)：血液与组织细胞之间的气体交换。

呼吸的生理意义在于维持内环境中 $O_2$ 和 $CO_2$ 含量的相对稳定。呼吸过程的任何一个环节发生障碍，均可导致机体缺 $O_2$ 和 $CO_2$ 潴留，进而影响机体新陈代谢和其他的生理功能。

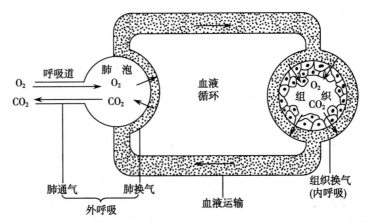

图 5-1　呼吸全过程示意图

# 第一节　肺 通 气

**肺通气**( pulmonary ventilation )是肺与外界环境之间的气体交换过程。参与肺通气的基本结构包括呼吸肌、胸廓、胸膜腔、呼吸道和肺等。呼吸道是沟通肺泡与外界环境的气体通道,对吸入的气体还有加温、加湿、滤过、清洁等作用;肺泡是肺换气的主要场所;呼吸肌舒缩引起胸廓的节律性运动则是实现肺通气的动力。气体经呼吸道进出肺,取决于推动气体流动的动力与阻碍气体流动的阻力之间的相互作用。只有动力克服阻力,才能实现肺通气。

## 一、肺通气的动力

肺本身不具有主动扩张的能力,它的张缩是由于胸廓的扩大和缩小引起的,而胸廓的扩大和缩小又是通过呼吸肌的收缩和舒张实现的,由此引起的肺的扩大与缩小导致了肺内压力与大气压的对比发生变化,进而推动气流的运动。因此,大气压与肺泡气之间的压力差是肺通气的直接动力,而由呼吸肌收缩和舒张引起的呼吸运动则是肺通气的原动力。

### (一)呼吸运动

呼吸肌的收缩和舒张所引起的胸廓节律性的扩大与缩小,称为**呼吸运动**( respiratory movement ),包括吸气运动和呼气运动。参与呼吸运动的肌肉,统称为呼吸肌。主要的吸气肌有膈肌和肋间外肌,主要的呼气肌有肋间内肌和腹肌。此外,还有一些辅助吸气肌,如斜角肌和胸锁乳突肌等。

1. **呼吸运动过程**　平静呼吸时,吸气运动主要是由膈肌和肋间外肌收缩引起。膈肌位于胸腔和腹腔之间,构成胸腔的底和腹腔的顶,静止时膈顶向上隆起形似钟罩。吸气时,膈肌收缩引起膈顶下降,使胸腔的上下径增大(图 5-2)。肋间外肌起自上一肋骨的下缘,斜向前下走行,止于下一肋骨的上缘。由于脊椎的位置固定,而胸骨可以上下移动。当肋间外肌收缩时,胸骨和肋骨的胸骨端向前上方运动,肋骨下缘稍外展,使胸腔的前后径和左右径加大(图 5-2)。胸腔容积的扩大引起肺容积增大,使得肺内压下降,当肺内压低于大气压时,外界气体进入肺内,完成吸气。平静呼气时,膈肌和肋间外肌舒张,肺和胸廓弹性回位,肺被压缩容积变小,肺内压升高并高于大气压,肺内气体随即被呼出,完成呼气(图 5-2)。据测定,平静呼吸时,由于膈肌舒缩使胸腔容积的变化相当于肺通气总量的 4/5,因此呼吸运动过程中,膈肌发挥着更为重要的作用。

用力吸气时,除膈肌和肋间外肌收缩增强外,辅助吸气肌也参与收缩,使胸廓和肺的容

笔记

积进一步扩大,吸入气体更多。用力呼气时,除吸气肌舒张外,还有肋间内肌和腹肌等呼气肌参与收缩,使胸廓和肺的容积进一步缩小,呼出更多气体。

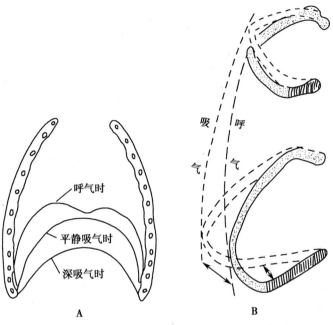

图 5-2　呼吸肌运动引起的胸腔容积变化示意图

A. 膈肌收缩和舒张时的胸腔容积变化;B. 肋间外肌收缩和舒张时的胸腔容积变化

2. 呼吸运动的类型　根据参与呼吸运动的呼吸肌主次和用力程度的不同,呼吸运动可分为不同的类型。

(1)平静呼吸和用力呼吸:人体在安静状态下平稳、自然的呼吸称为平静呼吸,频率为12~18 次 / 分。平静呼吸时,吸气的发生是由膈肌和肋间外肌收缩引起,肌肉收缩需要消耗能量,故吸气是主动过程;呼气的发生是由膈肌和肋间外肌舒张所致,所以呼气是被动过程。用力呼吸时不仅吸气肌、辅助吸气肌参与收缩,而且呼气肌也参加收缩,所以吸气和呼气过程都是主动的。在某些病理情况下,即使用力呼吸,仍不能满足人体需要,病人可出现鼻翼扇动等现象及喘不上气的主观感觉,临床上称为呼吸困难。

(2)腹式呼吸和胸式呼吸:以膈肌舒缩活动为主的呼吸运动称为腹式呼吸,因为膈肌的舒缩可引起腹腔内器官位移,造成腹部的起伏。以肋间外肌舒缩活动为主的呼吸运动,称为胸式呼吸,因为肋间外肌的舒缩可引起胸部的起伏。一般情况下,正常成人的呼吸大多是腹式和胸式同时进行的混合式呼吸。婴幼儿胸廓尚不发达,肋骨倾斜度小,主要呈腹式呼吸。当胸廓发生病变致使胸廓活动受限,如胸膜炎、胸腔积液,病人也常呈腹式呼吸。妊娠或腹腔有肿物、积液时,主要以胸式呼吸为主。

**(二)肺内压与胸膜腔内压**

1. 肺内压　肺泡内的压力称为**肺内压**( intrapulmonary pressure )。在平静呼吸过程中,肺内压随胸腔容积的变化而发生周期性变化。平静吸气初,肺容积随胸腔容积逐渐扩大而增大,肺内压下降,低于大气压 1~2mmHg,气体经呼吸道进入肺泡,随着肺内气体增加,肺内压逐渐升高,至吸气末,肺内压与大气压相等,气流停止。呼气初,肺容积随胸腔容积逐渐缩小而减小,肺内压逐渐升高并高于大气压 1~2mmHg,肺内气体经呼吸道呼出,肺内气体减少,肺内压逐渐下降,至呼气末,肺内压与大气压相等,气流停止(图 5-3)。

在呼吸运动过程中,肺内压的周期性变化形成了肺内压与大气压之间的压力差,推动气体进出肺。临床上采用的人工呼吸就是依据的这一原理。

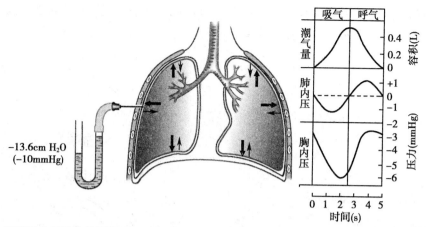

图 5-3　胸膜腔内压的直接测量(左)和呼吸过程中肺内压、胸膜腔内压及呼吸气量的变化(右)示意图

向外的箭头表示肺内压,向内的箭头表示肺回缩力

2. 胸膜腔内压　呼吸运动过程中,肺容积随着胸廓容积的变化而变化,使肺内压与大气压之间出现压力差,实现了肺通气。但肺与胸廓在结构上并不相连,肺为何会随胸廓的运动而张缩呢?这是由于胸膜腔的结构及胸膜腔内压的特点决定的。

胸膜腔是由覆盖于肺表面的脏层胸膜和紧贴于胸廓内壁的壁层胸膜围成的潜在的密闭腔隙,其中没有气体,只有少量浆液。借助浆液分子的内聚力,两层胸膜紧紧贴在一起,保证肺随着胸廓的运动而运动。浆液在两层胸膜之间还起润滑作用。

胸膜腔内的压力称为**胸膜腔内压**( intrapleural pressure ),简称胸内压。测定胸膜腔内压的方法有两种:直接测定法是用连接检压计的针头刺入胸膜腔内,直接测定胸膜腔的压力(图 5-3);间接测定法是通过测定食管内压来间接反映胸膜腔内压力的变化。在平静呼吸过程中,胸膜腔内压始终低于大气压,若将大气压值作为 0 参照,则胸膜腔内压为负值,故习惯上称为胸膜腔负压(或简称胸内负压)。正常成人平静吸气末,胸膜腔内压为 $-10 \sim -5 mmHg$;平静呼气末,胸膜腔内压为 $-5 \sim -3 mmHg$。当紧闭声门用力吸气时,胸膜腔内压可降至 $-90 mmHg$;紧闭声门用力呼气时,胸膜腔内压可高达 $110 mmHg$。

胸膜腔负压是人出生后形成的,与胸廓和肺的自然容积相关。人体在生长发育过程中,胸廓的生长速度比肺快,胸廓的自然容积大于肺的容积,以致胸廓始终牵拉肺,使肺处于被动扩张状态。胸膜腔也因此受到方向相反的两种力的作用:一是使肺泡扩张的肺内压;二是使肺泡缩小的肺回缩力(图 5-3 左,箭头所示),胸膜腔内的压力就等于这两种方向相反力的代数和,即:

$$胸膜腔内压 = 肺内压 - 肺回缩力$$

在吸气末或呼气末,肺内压均等于大气压,因此:

$$胸膜腔内压 = 大气压 - 肺回缩力$$

若把大气压作为 0 参照,则:

$$胸膜腔内压 = -肺回缩力$$

可见,胸膜腔负压实际上是由于肺回缩力造成的。吸气时,肺扩张引起肺回缩力增大,胸膜腔负压增大。呼气时,肺缩小引起肺回缩力减小,胸膜腔负压减小。

胸膜腔负压的生理意义主要在于维持肺处于扩张状态,并使肺能随胸廓的运动而张缩;还可使心房、胸腔大静脉和胸导管扩张,有利于静脉血液和淋巴的回流。临床上某些原因一旦造成胸壁或肺泡破裂时,胸膜腔与大气相通,空气进入胸膜腔,就会形成气胸。气胸时,两层胸膜彼此分开,胸膜腔负压减小或消失,肺在自身回缩力的作用下发生塌陷,造成肺不张,不仅影响肺通气功能,也阻碍静脉和淋巴回流,甚至危及生命,必须紧急处理。

### 知识拓展

#### 人工呼吸

临床上对呼吸暂停的病人进行急救复苏时,常常采用人工呼吸。人工呼吸是指用人工方法建立起肺内压与大气压之间的压力差,以维持肺通气的过程。人工呼吸既可以通过人工徒手操作实施,也可以通过机械操作(呼吸机)完成。人工呼吸分为正压法和负压法两类。施以正压引起吸气的人工呼吸为正压人工呼吸,施以负压引起吸气的人工呼吸为负压人工呼吸。常用的徒手操作有口对口(鼻)吹气法为正压人工呼吸,俯卧举臂压背法和仰卧压胸法为负压人工呼吸。

## 二、肺通气的阻力

肺通气过程中遇到的阻力,称为肺通气的阻力,可分为弹性阻力和非弹性阻力。肺通气的动力须克服阻力才能实现肺通气。

### (一)弹性阻力

弹性阻力是指弹性组织在受到外力作用变形时所产生的对抗变形的力,即回位力。弹性阻力包括肺和胸廓的弹性阻力,约占总阻力的70%。

1. 肺的弹性阻力 肺的弹性阻力来自两个方面:一是肺泡表面液体层与肺泡内气体间所形成的表面张力,约占肺弹性阻力的2/3;二是肺弹性纤维产生的弹性回缩力,约占肺弹性阻力的1/3。

(1)肺泡表面张力和肺表面活性物质:肺泡的内表面覆盖着一薄层液体,与肺泡内气体形成液-气界面。由于液体分子之间的吸引力远大于液体与气体分子间之间的吸引力,使液体表面具有尽可能缩小的倾向,即形成表面张力。球形肺泡液-气界面的表面张力使肺泡趋于缩小,成为肺泡扩张时的阻力。肺泡表面张力较大,是肺弹性阻力的主要来源,对呼吸将产生诸多不利影响,但实际情况并非如此。这是因为肺泡液体层中存在着降低肺泡表面张力的物质,即肺泡表面活性物质。肺泡表面活性物质由肺泡Ⅱ型细胞合成并分泌,是一种复杂的脂蛋白混合物,其主要成分是二棕榈酰卵磷脂。该物质一端是疏水的脂肪酸,另一端是亲水的蛋白质,其呈单分子层垂直排列于肺泡液体层表面,具有降低肺泡表面张力的作用。

肺泡表面活性物质具有下生理意义:①降低肺泡表面张力,有利于肺扩张。肺泡表面活性物质可使肺泡表面张力降低至原有的1/14～1/7,因而有利于肺的扩张,使吸气更为省力。②维持肺泡的稳定性。正常人体肺约由3亿个大小不同的肺泡组成,肺泡之间彼此相通。根据Laplace定律,肺泡回缩压(P)与表面张力(T)成正比,而与肺泡的半径(r)成反比,即 $P = 2T/r$。如果不同肺泡的表面张力相同,则小肺泡回缩压大,大肺泡的回缩压小。据此推断,气体将从小肺泡不断流入大肺泡,结果使大肺泡不断膨胀,甚至破裂,小肺泡则趋于塌陷。但是,这种现象在正常人体内并不会出现,因为肺表面活性物质的分子密度可随肺泡表面积的变化而变化。大肺泡的表面活性物质密度较小,降低表面张力的作用较弱,表面张力相对较大,使得大肺泡回缩;小肺泡的表面活性物质密度较大,降低表面张力的作用强,表面张力相对较小,不至于过度回缩(图5-4)。③防止肺水肿。肺表面活性物质通过降低肺泡表面张力,减弱了表面张力对肺毛细血管内液体的抽吸作用,减少了肺泡和肺间质组织液的生成,因此可以防止肺水肿发生。

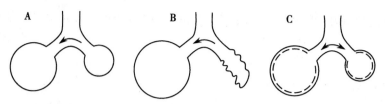

图 5-4　肺泡表面活性物质稳定大小肺泡结构作用示意图

（2）肺弹性回缩力：肺组织含弹性纤维，具有弹性回缩力。在一定范围内，肺被扩张得愈大，肺弹性回缩力愈大，弹性阻力愈大。

肺弹性阻力只对吸气起阻力作用，而对呼气来说却是动力作用。当肺水肿、肺充血、肺组织纤维化或肺表面活性物质减少时，肺的弹性阻力增加，肺不易扩张，病人表现为吸气困难；而在肺气肿时，肺弹性纤维成分大量破坏，肺弹性回缩减小，致使呼气后肺内残留气体量增大，病人表现为呼气困难。

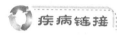

### 新生儿呼吸窘迫综合征

生理情况下，胎儿发育到 6～7 个月左右肺泡Ⅱ型细胞开始分泌表面活性物质，并随发育逐渐增加，出生时达到高峰。如果早产儿肺泡Ⅱ型细胞发育尚未成熟，肺泡表面活性物质缺乏，肺泡表面张力增大，出生时易发生肺不张和肺泡内透明膜形成，称为新生儿呼吸窘迫综合征。临床上可以通过抽取羊水检测肺泡表面物质的含量，必要时采取延长妊娠时间等措施预防这种疾病发生。

2. 胸廓的弹性阻力　胸廓弹性阻力来自胸廓弹性成分，它与肺弹性阻力不同，由于胸廓是一个双向弹性体，故其弹性回位力的方向随胸廓所处位置而变化。胸廓的弹性阻力可因肥胖、胸廓畸形、胸膜增厚等原因而降低，但由此而引起肺通气障碍者在临床相对少见。

3. 肺和胸廓的顺应性　肺和胸廓的弹性阻力大小常用顺应性来表示。顺应性（compliance）是指在外力作用下，弹性组织的可扩张性，用于反映弹性组织扩张的难易程度。容易扩张，顺应性大，弹性阻力小；不易扩张，顺应性小，弹性阻力大。可见顺应性与弹性阻力呈反变关系，即顺应性 =1/ 弹性阻力。

### （二）非弹性阻力

非弹性阻力包括惯性阻力、黏滞阻力和气道阻力。惯性阻力是指气流在发动、变速、转向时因气流和组织的惯性所产生的阻止肺通气的力。此阻力平静呼吸时可忽略不计。黏滞阻力来自呼吸时组织相对移位所产生的摩擦力，此力亦较小。气道阻力是指气体通过呼吸道时，气体分子间和气体分子与气道壁之间的摩擦力，它是非弹性阻力的主要部分，约占非弹性阻力的 80%～90%。非弹性阻力一般仅约占肺通气阻力的 30%，但气道阻力增加是临床通气障碍的常见原因。

气道阻力受气流速度、气流形式和气道管径大小的影响。气流速度与气道阻力呈正变关系；气流形式有层流和湍流，层流阻力小，湍流阻力大。故气流过快和气道内有黏液、渗出物、肿瘤、异物等造成气道不规则时，容易出现湍流，阻力增大。气道管径大小是影响气道阻力的重要因素。气道阻力与气道半径的 4 次方成反比。气道平滑肌受神经、体液因素的调节。迷走神经兴奋使气道平滑肌收缩，气道管径减小，阻力增大；交感神经兴奋使平滑肌舒张，气道管径增大，阻力减小。组胺、白三烯、5- 羟色胺、内皮素等体液因素可使气道平滑肌收缩，儿茶酚胺则可使气道平滑肌舒张。

气道阻力在气道的分布是不均匀的。上呼吸道结构不规则，总横截面积小，气流速度快，容易发生湍流,因此是气道阻力形成的主要部位。小气道(气道口径<2mm)的总横截面积约为大气道的 30 倍,气流速度慢,且以层流为主,其阻力仅占气道总阻力的 10% 左右。但由于小气道阻力受细支气管平滑肌舒缩影响大,因此是临床上慢性阻塞性肺疾病引起呼吸困难的主要原因。

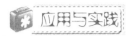

气管切开术是指切开病人的颈段气管前壁并插入气管导管,病人直接经气管导管呼吸的急救手术。该手术广泛应用于喉阻塞及急性肺通气功能障碍等病人。

**请思考:**

1. 解释气管切开术改善病人肺通气功能障碍的机制?

2. 理解在对呼吸系统疾病病人的护理中,保持气道通畅的重要性。

## 三、肺通气功能的评定

肺通气是呼吸过程的一个重要环节。采用肺量计所测得的肺容量和肺通气量,可作为衡量肺通气功能的基本指标。

### (一)肺容量

肺容量是指在一个呼吸周期中,肺所容纳的气体量,包括以下指标(图 5-5)。

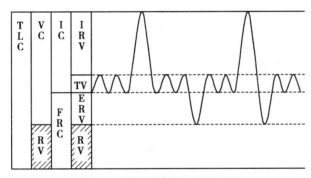

图 5-5 肺容积与肺容量示意图

ERV:补吸气量;FRC:功能残气量;IC:深吸气量;IRV:补吸气量;RV:残气量;TLC:肺总量;TV:潮气量;VC:肺活量

1. 潮气量 平静呼吸时每次吸入或呼出的气量为潮气量(TV)。潮气量随呼吸增强而增大,正常成人平静呼吸时为 400~600ml,平均为 500ml。

2. 补吸气量与深吸气量 平静吸气末,再尽力吸气所能增加的吸入气量称为补吸气量(IRV)。正常成人为 1500~2000ml。做最大吸气时所能吸入的气量称为深吸气量(IC),它等于潮气量与补吸气量之和,可反映吸气储备能力。

3. 补呼气量 平静呼气末再尽力呼气,所能增加的呼出气量称为补呼气量(ERV)。正常成人为 900~1200ml。该指标可反映呼气储备能力。

4. 余气量和功能余气量 最大呼气后,肺内仍残留不能呼出的气量,称为余气量(RV)。正常成人为 1000~1500ml。余气量过大,表示肺通气功能不良。平静呼气末,肺内所余留的气量,称为功能余气量(FRC)。功能余气量等于补呼气量与余气量之和,正常成人约为 2500ml。肺气肿病人的功能余气量增加,肺实质病变时功能余气量减小。

5. 肺活量和时间肺活量 在最大吸气后再尽力呼气,所能呼出的最大气量称为肺活量（vital capacity，VC）。它等于潮气量、补吸气量和补呼气量之和。正常成年男性平均约3500ml，女性约为2500ml。肺活量的大小反映一次呼吸时肺的最大通气能力，可作为衡量肺通气功能的一项指标。

由于测定肺活量时不限制呼气的时间，所以不能充分反映肺组织的弹性状态和气道的通畅程度，因此提出了时间肺活量的概念。**时间肺活量**（timed vital capacity，TVC）又称用力呼气量，是指最大吸气后再用力尽快呼气，然后计算第1、2、3秒末呼出气量占肺活量的百分比。正常成人第1、2、3秒末的时间肺活量分别为83%、96%、99%，其中第1秒时间肺活量最有意义，如果第1秒时间肺活量低于65%，提示有一定程度的气道阻塞。时间肺活量既反映了肺活量的大小，又反映了通气速度和通气阻力的大小，是衡量肺通气功能的一项较客观的指标。

6. 肺总量　肺所能容纳的最大气量为**肺总量**（total lung capacity，TLC）。它等于肺活量和余气量之和。肺总量的大小因性别、年龄、身材、运动锻炼情况和体位改变而异，正常成年男性约为5000ml，女性约为3500ml。

### （二）肺通气量

肺通气量是指单位时间内吸入或呼出的气体量，包括每分通气量和肺泡通气量。

1. 每分通气量　**每分通气量**（minute ventilation volume）是指每分钟吸入或呼出的气体总量，等于潮气量乘以呼吸频率。平静呼吸时，正常人呼吸频率为12～18次/分，潮气量约为500ml，故每分通气量为6000～9000ml，每分通气量受性别、年龄和身材等因素的影响。

尽力作深快呼吸时，每分钟所能吸入或呼出的最大气量为最大通气量或最大随意通气量（MVV）。在测定最大随意通气量时，通常只测10～15秒的最深、最快的呼出或吸入的气体量，再换算成每分最大通气量。健康成人最大通气量可达70～150L/min。它反映单位时间内充分发挥全部通气能力所能达到的通气量，是评价个体最大运动量的一项生理指标。

2. 肺泡通气量　每次吸入的气体，一部分将留在从鼻或口至终末细支气管之间的呼吸道内，这部分气体不参与肺泡与血液之间的气体交换，故这将部分呼吸道容积称为解剖无效腔，正常成人的容积约为150ml。进入肺泡的气体，也可因各种原因（如血流在肺内分布不均、肺血管栓塞等）未能全部与血液进行气体交换，因此将未能发生交换的这部分肺泡容量称肺泡无效腔。肺泡无效腔与解剖无效腔一起合称为生理无效腔。健康成人平卧时，生理无效腔等于或接近解剖无效腔。

由于无效腔的存在，每次吸入的气体不能都到达肺泡进行气体交换。因此，真正有效的气体交换量，应是肺泡通气量。**肺泡通气量**（alveolar ventilation）是每分钟吸入肺泡的新鲜空气量。其计算公式为：

$$肺泡通气量 = （潮气量 - 无效腔气量）× 呼吸频率$$

平静呼吸时，潮气量为500ml，无效腔为150ml，则每次吸入肺泡的新鲜空气是350ml。若功能余气量为2500ml，则每次呼吸仅使肺泡内气体更新约1/7。

由表5-1可知，肺泡通气量主要受潮气量和呼吸频率的影响，深而慢的呼吸可提高肺泡通气量，提高肺通气功能。

表5-1　不同呼吸频率和幅度时的每分通气量及肺泡通气量

| 呼吸形式 | 呼吸频率（次/分） | 潮气量（ml） | 每分通气量（ml/min） | 肺泡通气量（ml/min） |
|---|---|---|---|---|
| 平静呼吸 | 12 | 500 | 500×12＝6000 | （500－150）×12＝4200 |
| 浅快呼吸 | 24 | 250 | 250×24＝6000 | （250－150）×24＝2400 |
| 深慢呼吸 | 6 | 1000 | 1000×6＝6000 | （1000－150）×6＝5100 |

# 第二节　气体的交换

呼吸气体交换包括肺换气和组织换气两个过程。肺换气是指肺泡与肺毛细血管血液之间 $O_2$ 和 $CO_2$ 的交换，其结构基础为呼吸膜；组织换气指组织毛细血管血液与组织细胞之间 $O_2$ 和 $CO_2$ 的交换，其结构基础主要是毛细血管壁。二者都是以单纯扩散的方式进行的。

## 一、气体交换的原理

### （一）气体交换的方式和动力

肺换气与组织换气的基本原理相同，都是以扩散的方式进行的。气体扩散的动力是气体分压差。在混合气体的总压力中，某种气体所占的压力，称为该气体的分压，其值等于混合气体的总压力乘以该气体在混合气体中的容积比例。人在安静时，肺泡气、血液和组织液中的氧分压和二氧化碳分压见表5-2。

表5-2　海平面空气、肺泡气、血液和组织中 $O_2$ 和 $CO_2$ 的分压（mmHg）

| | 空气 | 肺泡气 | 动脉血 | 静脉血 | 组织 |
|---|---|---|---|---|---|
| $PO_2$ | 159 | 104 | 100 | 40 | 30 |
| $PCO_2$ | 0.3 | 40 | 40 | 46 | 50 |

### （二）气体扩散速率

气体扩散的容积可用气体扩散速率来反映。单位时间内气体扩散的容积，称为气体扩散速率，受下列各因素的影响：

1. 气体分压差　气体分压差是气体扩散的动力，气体扩散速率与分压差成正比。分压差大，则扩散快，扩散速率高；反之，分压差小则扩散速率低。

2. 气体分子量和溶解度　其他条件不变时，气体扩散速率与气体分子量的平方根成反比，与气体在溶液中的溶解度成正比。

3. 扩散面积和距离　气体扩散速率与扩散面积成正比，与扩散距离成反比。

4. 温度　气体扩散速率与温度成正比。但人体体温相对恒定，温度因素可忽略不计。

$$气体扩散速率 \propto \frac{分压差 \cdot 溶解度 \cdot 面积}{距离 \cdot \sqrt{分子量}}$$

$CO_2$ 在血浆中溶解度约为 $O_2$ 的 24 倍，将 $O_2$ 与 $CO_2$ 的各项参数代入上式计算，$CO_2$ 的气体扩散速率约为 $O_2$ 的 2 倍。因此临床上各种疾病引起的呼吸困难，病人往往先出现缺 $O_2$，缺 $O_2$ 比 $CO_2$ 潴留更为常见。

## 二、气体交换过程

### （一）肺换气

由表5-2可见，肺泡气 $PO_2$ 大于静脉血的 $PO_2$，而肺泡气的 $PCO_2$ 低于静脉血的 $PCO_2$，因此，肺动脉的静脉血流经肺毛细血管时，在分压差的推动下，$O_2$ 由肺泡扩散入血液，$CO_2$ 则由静脉血扩散入肺泡，完成肺换气过程。$O_2$ 和 $CO_2$ 在血液和肺泡间的扩散极快，仅需 0.3 秒。通常情况下，血液流经肺毛细血管的平均时间约为 0.7 秒，当血液流经肺毛细血管全长约 1/3 时，肺换气已经基本完成。由此可见，肺换气有较大的扩散储备能力。肺换气的结果是使肺毛细血管中含 $O_2$ 少、含 $CO_2$ 多的静脉血变为含 $O_2$ 多、含 $CO_2$ 少的动脉血（图5-6）。

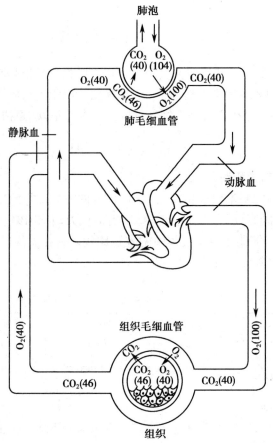

图 5-6　肺换气和组织换气示意图

图中数值代表气体分压值（mmHg）

### （二）组织换气

如表 5-2 所示，组织内 $PO_2$ 较动脉血的 $PO_2$ 低，而 $PCO_2$ 较动脉血的 $PCO_2$ 高，因此，当动脉血流经组织毛细血管时，在分压差的推动下，$O_2$ 由血液扩散入组织细胞，$CO_2$ 则由组织细胞扩散入血液，进行组织换气。组织换气的结果是使动脉血变成了含 $O_2$ 少、$CO_2$ 多的静脉血，其意义在于为组织细胞及时提供 $O_2$，并带走细胞代谢产生的 $CO_2$，保证细胞新陈代谢正常进行（图 5-6）。

## 三、影响气体交换的因素

如前所述，气体交换受气体扩散速率的影响。但在人体内，肺换气和组织换气还受其他因素的影响。

### （一）影响肺换气的因素

1. 呼吸膜的面积和厚度　肺泡气与肺毛细血管血液之间进行气体交换时，所经过的各层结构称为呼吸膜。它由六层结构组成，即含有表面活性物质的液体层、肺泡上皮细胞层、肺泡上皮基底膜层、肺间质、毛细血管基膜层、毛细血管内皮细胞层（图 5-7）。正常呼吸膜非常薄，平均厚度不到 1μm，有些部位仅 0.2μm，因此对气体通透性大。正常成人的肺约有 3 亿个肺泡，安静状态下，呼吸膜的扩散面积约 40m²，深呼吸时总扩散面积可达 70m²，故有相当大的储备面积。病理情况下，呼吸膜面积减小（如肺气肿、肺不张）或呼吸膜厚度增加（如肺炎、肺水肿、肺纤维化等）都将导致气体扩散量减小。

2. 通气 / 血流比值　通气 / 血流比值（ventilation/perfusion ratio，V/Q）指是每分肺泡

笔记

通气量与每分肺血量之间的比值。正常成人在安静状态下，每分肺泡通气量约为 4.2L，每分肺血流量即心输出量约为 5.0L/min，V/Q = 4.2/5.0 = 0.84。在此情况下，肺泡通气量与肺血管流量匹配适当，气体交换效率最高（图 5-8A）。人体活动增强时，肺泡通气量增大，同时肺血流量也相应增加，故 V/Q 比值仍保持约 0.84。若 V/Q 比值增大，说明通气过剩或肺血流不足（例如肺血管栓塞、心力衰竭等），部分肺泡气体未能与血液气体进行充分交换，相当于增大了肺泡无效腔（图 5-8B）。V/Q 比值减小，说明肺通气量不足或肺血流量相对过多，这种情况多见于部分肺泡通气不良（如支气管痉挛），此时静脉血中的气体未得到充分更新便流回心脏，形成了功能性动 - 静脉短路（图 5-8C）。由此可见，V/Q 比值增大或减小，肺换气效率都会降低。

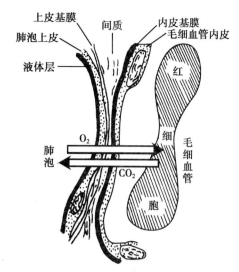

图 5-7　呼吸膜结构示意图

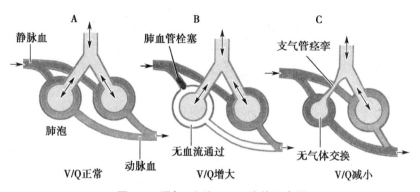

图 5-8　通气 / 血流（V/Q）比值示意图

## （二）影响组织换气的因素

影响组织换气的因素主要有组织代谢水平、毛细血管血流量、毛细血管壁通透性及气体扩散的距离等。例如，组织细胞代谢增强时，$O_2$ 的消耗量、$CO_2$ 的产生量都增多，使动脉血与组织间的 $O_2$ 及 $CO_2$ 分压差增大，气体交换增多；同时组织代谢产物腺苷、$H^+$ 增多，使毛细血管开放数量增加，血流量增多，有利于气体交换。组织水肿时，气体扩散距离增大，组织换气量减少。

# 第三节　气体在血液中的运输

肺换气进入血液中的 $O_2$ 必须经血液运输到各组织器官，组织换气进入血液的 $CO_2$ 也经血液运送到肺才能排出体外。$O_2$ 和 $CO_2$ 在血液中的运输形式有两种：即物理溶解和化学结合。由表 5-3 可见，$O_2$ 和 $CO_2$ 在血中物理溶解的量都较少，二者均以化学结合为主要的运

表 5-3　血液 $O_2$ 和 $CO_2$ 的含量（ml/L 血液）

| | 动脉血 | | | 静脉血 | | |
|---|---|---|---|---|---|---|
| | 物理溶解 | 化学结合 | 合计 | 物理溶解 | 化学结合 | 合计 |
| $O_2$ | 3.0 | 200.0 | 203.0 | 1.0 | 152.0 | 153.0 |
| $CO_2$ | 25.0 | 464.0 | 489.0 | 29.0 | 500.0 | 529.0 |

输形式。物理溶解运输的气体量尽管很少，但却是化学结合的前提。气体必须先溶解于血液，才能进行化学结合。结合状态的气体，也必须先解离成溶解状态，才能逸出血液进行交换。因此，体内物理溶解和化学结合的气体总是处于动态平衡之中的。

# 一、氧 的 运 输

经肺换气进入血液中的 $O_2$，大约只有 1.5% 以物理溶解的方式运输，而绝大部分（约98.5%）是通过与红细胞中的血红蛋白（Hb）结合来运输的。

## （一）氧与血红蛋白的结合

$O_2$ 能与红细胞中的 Hb 结合，形成氧合血红蛋白（$HbO_2$）。$O_2$ 和 Hb 的结合能力很强，发生结合反应时铁离子没有电荷的转移，即 $Fe^{2+}$ 仍然是二价铁，故不属于氧化，而是一种可逆结合，称为氧合。$O_2$ 和 Hb 的结合或解离主要受血液中 $PO_2$ 的调节，当血液流经 $PO_2$ 高的肺部时，Hb 与 $O_2$ 结合形成 $HbO_2$；当血液流经 $PO_2$ 低的组织时，$HbO_2$ 迅速解离释放 $O_2$ 成为去氧 Hb。反应式如下：

$$Hb + O_2 \xrightleftharpoons[\text{PCO}_2 \text{低（组织）}]{\text{PO}_2 \text{高（肺）}} HbO_2$$

氧合血红蛋白呈鲜红色，去氧血红蛋白呈紫蓝色，故当血液中去氧 Hb 含量达到 50g/L 以上时，体表毛细血管丰富的部位，如皮肤、甲床和黏膜等处呈现青紫色，称为**发绀**或紫绀。人体缺 $O_2$ 时一般表现出发绀，但也有例外，如严重贫血病人，由于去氧 Hb 浓度不容易达到 50g/L，机体发生缺 $O_2$ 但不一定出现发绀，而表现出面色、口唇和甲床颜色苍白；相反，红细胞增多者（如高原性红细胞增多症）在不缺氧时也可以出现发绀。CO 中毒时，由于 Hb 与一氧化碳（CO）的亲和力远大于 $O_2$，CO 与 Hb 结合形成一氧化碳血红蛋白后，Hb 失去结合 $O_2$ 的能力，病人发生严重的缺 $O_2$ 表现，皮肤、黏膜呈现一氧化碳血红蛋白特有的樱桃红色，而不出现发绀。

Hb 分子由 1 个珠蛋白和 4 个血红素组成，血红素上的 $Fe^{2+}$ 可与 $O_2$ 结合，故每个 Hb 分子可结合 4 分子 $O_2$。在 100% $O_2$ 饱和状态下，1gHb 最多可结合 $O_2$ 的量约为 1.34ml。100ml 血液中，Hb 所能结合的最大 $O_2$ 量称为**氧容量**（oxygen capacity）。按 Hb 含量为 15g/100ml 计算，氧容量为 $15 \times 1.34 = 20.1$ml/100ml 血液。Hb 实际结合的 $O_2$ 量称为**氧含量**（oxygen content），氧含量与氧容量的百分比为**氧饱和度**（oxygen saturation）。正常人动脉血氧饱和度约为 98%，静脉血氧饱和度约为 75%。

## （二）氧解离曲线

表示 $PO_2$ 与氧饱和度之间关系的曲线称为**氧解离曲线**（oxygen dissociation curve）。由于 Hb 与 $O_2$ 的结合或解离表现为变构效应，故氧解离曲线并非呈线性关系，而是呈特殊的"S"形曲线（图 5-9）。为分析方便，人为地把曲线分为三段，各段特点及生理学意义如下：

1. 氧解离曲线上段　相当于 $PO_2$ 为 60～100mmHg，这是 Hb 结合 $O_2$ 的部分。曲线相对平坦，表明 $PO_2$ 的变化对氧饱和度的影响不大，如 $PO_2$ 在 100mmHg 时，氧饱和度为 97.4%，当 $PO_2$ 为 150mmHg 时，氧饱和度为 100%，只增加了 2.6%。反之，当 $PO_2$ 降至 60mmHg 时，氧饱和度仍为 90%，血液仍可结合足够的 $O_2$，保持较高的氧含量。因此，即使在高原、高海拔环境或某些呼吸系统疾病时，吸入气或肺泡气 $PO_2$ 有所下降，但只要不低于 60mmHg，氧饱和度仍可维持在 90% 以上，血液仍可携带足够量的 $O_2$，不致发生明显的低氧血症。

2. 氧解离曲线中段　相当于 $PO_2$ 为 40～60mmHg，是 $HbO_2$ 释放 $O_2$ 的阶段。该曲线较陡，表明在该范围内，$PO_2$ 轻度下降氧饱和度就会出现较明显的降低，能够释放出较多的 $O_2$ 供组织代谢所需要。例如，$PO_2$ 为 40mmHg 时相当于混合静脉血的 $PO_2$，此时，氧饱和度

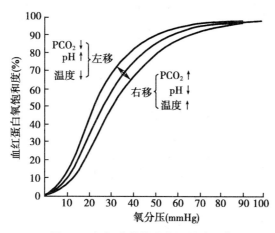

图 5-9　氧解离曲线及主要影响因素

为 75%，氧含量为 14.4ml/100ml，即每 100ml 动脉血流经组织时释放出约 5ml 的 $O_2$ 供组织利用。

3. 氧解离曲线下段　相当于 $PO_2$ 为 15～40mmHg，曲线最陡直，也是 $HbO_2$ 最易解离的阶段。该段表明，$PO_2$ 稍有降低，氧饱和度便会出现大幅度下降，从而促使更多的 $O_2$ 解离、释放。例如，$PO_2$ 为 15mmHg 时，氧饱和度为 25%，氧含量为 4.4ml/100ml，即每 100ml 动脉血流经组织时释放出约 15ml 的 $O_2$ 供组织利用。其意义在于人体代谢增强时，组织能够及时地得到更多 $O_2$；同时只要吸入少量的 $O_2$，便可明显提高氧含量和氧饱和度。

### （三）影响氧解离曲线的因素

氧解离曲线受诸多因素影响，其中血液中 $PCO_2$ 升高、pH 值降低以及温度升高，Hb 对 $O_2$ 的亲和力降低，曲线右移，促使 $HbO_2$ 释放 $O_2$。反之，血液 $PCO_2$ 降低、pH 升高、温度降低时，Hb 对 $O_2$ 的亲和力提高，曲线左移，有利于 Hb 结合 $O_2$。血液中 $PCO_2$、pH 值和温度对氧离曲线的影响有重要意义。例如，人体在剧烈运动时，组织代谢活动增强，产热量、$CO_2$ 生成量及酸性代谢产物均增多，均可使氧解离曲线右移，促使更多的 $HbO_2$ 解离，组织供 $O_2$ 量明显增多。此外，红细胞在无氧糖酵解中形成的 2，3-二磷酸甘油酸（2，3-DPG）也可使氧解离曲线右移，有利于血液向组织释放更多的 $O_2$（图 5-9）。

**疾病链接**

#### 急性 CO 中毒

在生产、生活环境中，含碳物质燃烧不完全可产生 CO，人体处于通风不良环境中吸入过量 CO 可发生急性 CO 中毒。Hb 与 CO 的亲和力远大于 $O_2$，CO 与 Hb 结合后妨碍 Hb 与 $O_2$ 的结合与解离。因此，急性 CO 中毒后往往表现出一系列急性缺 $O_2$ 症状。临床处理急性 CO 中毒时特别强调，病人应尽快脱离中毒环境，并及早纠正缺 $O_2$，以免造成脑损害等后遗症。

## 二、二氧化碳的运输

血液中物理溶解的 $CO_2$ 较少，仅占血液 $CO_2$ 总运输量的 5%，化学结合占 95%。$CO_2$ 的化学结合形式有两种：碳酸氢盐形式和氨基甲酸血红蛋白形式。

### （一）碳酸氢盐

碳酸氢盐形式约占 $CO_2$ 运输总量的 88%。碳酸氢盐的形成基本过程见图 5-10。当血液流经组织时，$CO_2$ 由组织扩散入血浆，溶解于血浆的 $CO_2$ 大多数迅速扩散入红细胞，在红细胞内碳酸酐酶的作用下，$CO_2$ 与 $H_2O$ 结合形成 $H_2CO_3$，$H_2CO_3$ 又迅速解离成 $H^+$ 和 $HCO_3^-$。由于红细胞膜对 $HCO_3^-$、$Cl^-$ 等通透性较高，红细胞内生成的 $HCO_3^-$，除小部分在红细胞内与 $K^+$ 生成 $KHCO_3$ 外，大部分扩散入血浆中与 $Na^+$ 结合形成 $NaHCO_3$，与此同时血浆中的 $Cl^-$ 则向红细胞内转移，使红细胞膜两侧维持电荷平衡，该现象称为氯转移。因红细胞膜对正离子通透性小，上述反应中产生的 $H^+$ 在红细胞内与 $HbO_2$ 结合形成 $HHb$，同时释放 $O_2$。由此可见，$HCO_3^-$ 主要在红细胞中生成，在血浆中 $CO_2$ 主要以 $NaHCO_3$ 的形式运输。

　　上述反应是可逆的，反应方向主要取决于 $PCO_2$。当静脉血流至肺泡时，肺泡内 $PCO_2$ 分压较低，反应向相反方向进行，即 $HCO_3^-$ 自血浆进入红细胞，在碳酸酐酶的催化下形成 $H_2CO_3$，再解离出 $CO_2$，$CO_2$ 扩散入血浆，然后扩散入肺泡，经呼吸道排出体外。

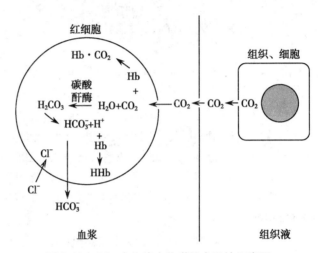

图 5-10　$CO_2$ 在血液中化学结合运输示意图

### （二）氨基甲酸血红蛋白

　　氨基甲酸血红蛋白形式约占 $CO_2$ 运输总量的 7%。进入红细胞内的 $CO_2$ 还有部分直接与 Hb 的氨基结合，形成氨基甲酸血红蛋白（HbNHCOOH）。这一反应不需酶的参与，反应迅速、可逆，反应主要受氧合作用的影响。$HbO_2$ 与 $CO_2$ 结合形成 HbNHCOOH 的能力比去氧 Hb 小。在组织，$HbO_2$ 释放 $O_2$ 变成去氧 Hb，促进 Hb 与 $CO_2$ 结合生成 HbNHCOOH；在肺部，去氧 Hb 与 $O_2$ 结合形成 $HbO_2$ 促使 HbNHCOOH 解离，释放出 $CO_2$。虽然 HbNHCOOH 形式运输 $CO_2$ 所占比例不大，但在肺部排出的 $CO_2$ 中却有 17.5% 是从 HbNHCOOH 释放出来的。以上反应过程可用下式表示：

$$HbNH_2O_2 + CO_2 \underset{(肺)}{\overset{(组织)}{\rightleftharpoons}} HbNHCOOH + O_2$$

　　总之，血液对 $O_2$ 和 $CO_2$ 的运输是沟通肺换气和组织换气的重要环节。$O_2$ 与 Hb 的可逆结合是血液运输 $O_2$ 的主要形式，$CO_2$ 主要以碳酸氢盐的形式在血浆中运输，HbNHCOOH 形式对 $CO_2$ 的排出有重要作用。

## 第四节　呼吸运动的调节

　　呼吸运动是由呼吸肌舒缩活动完成的一种节律性运动。内、外环境因素的变化会引起机体的呼吸频率和深度随之变化，以使肺通气量与机体代谢水平相适应。呼吸节律的产生及呼吸运动的调节是通过神经调节实现的。

## 一、呼吸中枢与呼吸节律的形成

### (一) 呼吸中枢

**呼吸中枢**( respiratory center )是指中枢神经系统内产生和调节呼吸运动的神经细胞群,它们广泛分布于大脑皮质、间脑、脑桥、延髓和脊髓等部位,对呼吸运动起着不同的调节作用。大量动物实验研究认识到,各级中枢在呼吸节律的产生和调节中发挥着不同的作用。

1. 脊髓呼吸中枢　支配呼吸肌的运动神经元位于脊髓的第3~5颈段(支配膈肌)和胸段(支配肋间肌和腹肌等)灰质前角。实验证明,在脊髓与延髓间横断,则动物呼吸立即停止并不能再恢复(图 5-11)。这说明呼吸节律不是由脊髓产生的,脊髓只是联系脑和呼吸肌的初级中枢。

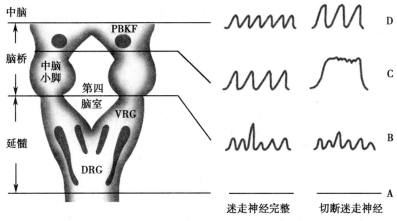

图 5-11　脑干内呼吸核团在不同平面横断后引起呼吸运动变化示意图
DRG:背侧呼吸组;VRG:腹侧呼吸组;PBKF:臂旁内侧核
A、B、C、D 表示不同平面横断后呼吸的变化

2. 延髓呼吸中枢　在延髓和脑桥间横断脑干,保留延髓和脊髓的联系,动物的节律性呼吸仍存在,但呼吸节律不规则,表现为喘息样呼吸,证明延髓是产生呼吸节律的部位,是呼吸活动的基本中枢(图 5-11)。延髓呼吸神经元分布相对集中,大体分成两组,即背侧呼吸组(DRG)和腹侧呼吸组(VRG)。DRG 的神经元主要为吸气神经元,主要作用是使吸气肌兴奋引起吸气。VRG 的神经元有吸气和呼气两类神经元,可能是哺乳动物呼吸节律起源的关键部位。尽管延髓是呼吸活动的基本中枢,但正常节律性呼吸的形成还有赖于上位呼吸中枢的调控。

3. 脑桥　脑桥内呼吸神经元相对集中于臂旁内侧核和相邻的 Kolliker-Fuse 核,合称 PBKF 核群。PBKF 核群主要含呼气神经元,它们与延髓呼吸神经元之间有广泛的双向联系。在脑桥上、中部之间横断脑干,动物可出现长吸式呼吸(图 5-11),说明脑桥上部对呼吸的调整作用是限制吸气,促使吸气向呼气转化。因此,脑桥上部被认为是呼吸调整中枢。

4. 高位脑　呼吸还受脑桥以上的高级中枢如大脑皮质、边缘系统、下丘脑等的影响。例如,人在一定范围内可以有意识地暂时屏气,或随意控制呼吸的深度与频率,也可由条件反射或情绪改变而引起呼吸变化,这些都是在大脑皮质的控制下进行的。大脑皮质对呼吸运动的调节属随意呼吸调节系统,低位脑干对呼吸运动的调节属非随意的自主呼吸调节系统。

### (二) 呼吸节律的形成

呼吸节律形成的机制迄今尚未完全阐明,目前主要有起步细胞学说和神经元网络学说。

大多认为,起步细胞学说较好地解释了新生动物呼吸节律的形成,而神经元网络学说在阐述成年动物的呼吸节律形成中获得了较多的证据支持。

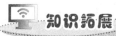 **知识拓展**

**起步细胞学说和神经元网络学说**

起步细胞学说认为,正如窦房结起搏细胞的节律性兴奋引起整个心脏产生节律性收缩,节律性呼吸是由延髓内具有起步样活动的神经元节律性兴奋引起的。

神经元网络学说认为,呼吸节律的产生依赖于延髓内呼吸神经元之间复杂的联系和相互作用。在延髓内存在中枢吸气活动发生器和由多种呼吸神经元构成的吸气切断机制。当中枢吸气活动发生器自发地兴奋时,其冲动沿轴突传至脊髓吸气运动神经元,引起吸气动作。与此同时,发生器的兴奋可向上传达至脑桥,兴奋呼吸调整中枢使吸气切断,同时吸气时增强肺牵张感受器的传入冲动而直接抑制延髓吸气中枢,使吸气切断,从而使吸气转为呼气。

## 二、呼吸的反射性调节

中枢神经系统接受各种感受器传入的神经冲动,实现对呼吸运动的反射性调节过程,称为呼吸的反射性调节,其中化学感受性呼吸反射是调节呼吸运动最重要的反射。

### (一)化学感受性呼吸反射

调节呼吸活动的化学感受器,依其所在部位的不同分为外周化学感受器和中枢化学感受器。外周化学感受器指的是颈动脉体和主动脉体,它们能感受动脉血中 $PCO_2$、$PO_2$ 和 $H^+$ 浓度的变化。$PCO_2$ 升高、$H^+$ 浓度升高、$PO_2$ 降低时,都可兴奋外周化学感受器,产生的兴奋沿窦神经(舌咽神经的分支,分布于颈动脉体)和迷走神经(分支分布于主动脉体)传入延髓,反射性地引起呼吸加深加快和血压的变化。

中枢化学感受器位于延髓腹外侧浅表部位,对脑脊液和局部组织间液中 $H^+$ 浓度的变化非常敏感。当脑脊液中 $H^+$ 浓度升高时,刺激中枢化学感受器引起呼吸中枢兴奋。

1. $CO_2$ 对呼吸的调节　$CO_2$ 是调节呼吸最重要的化学因素,动脉血中一定浓度的 $CO_2$ 是维持正常呼吸活动的重要条件。人体如过度通气,$CO_2$ 排出过多,使血液中 $CO_2$ 浓度降低,可发生呼吸暂停;相反,适当增加吸入气中的 $CO_2$ 浓度,可使呼吸增强(图5-12)。例如,当吸入气中的 $CO_2$ 含量由正常的0.04%增加到1%,呼吸开始加深;吸入气中 $CO_2$ 含量增加到4%时,呼吸频率也加快,每分通气量增加一倍;当吸入气中 $CO_2$ 含量超过7%时,肺通气量的增加不足以将吸入的 $CO_2$ 清除,动脉血的 $PCO_2$ 陡升,可出现头痛、头昏、昏迷甚至呼吸停止。

$CO_2$ 对呼吸的调节作用,是通过刺激中枢化学感受器和外周化学感受器两条途径来实现的。研究表明,血液中 $PCO_2$ 升高,兴奋中枢化学感受器引起通气量增加约占总效应的80%,故 $CO_2$ 通过兴奋中枢化学感受器发挥的作用更为重要。中枢化学感受器的有效刺激物不是 $CO_2$ 本身,而是 $CO_2$ 通过血脑屏障进入脑脊液后,与 $H_2O$ 生成 $H_2CO_3$,由 $H_2CO_3$ 解离出的 $H^+$ 起作用,因此,血液中 $PCO_2$ 升高是通过提高了脑脊液中的 $H^+$ 浓度,兴奋了中枢化学感受器作用的结果。

2. 低 $O_2$ 对呼吸的调节　动脉血中 $PO_2$ 降低时,可反射性引起呼吸运动加深加快,肺通气量增加(图5-12)。该现象通常在动脉血 $PO_2$ 下降到80mmHg以下才明显出现。可见血液中 $PO_2$ 变化对正常呼吸的调节作用不大。在某些特殊情况下,如严重肺气肿或肺心病病人,因肺换气功能障碍而导致低 $O_2$ 和 $CO_2$ 潴留,长时间的 $CO_2$ 刺激,使中枢化学感受器对

笔记

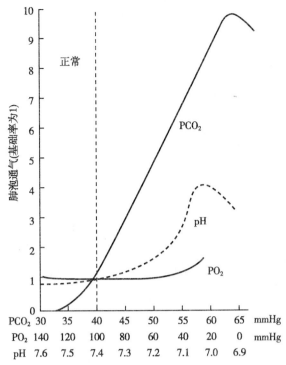

图 5-12 改变动脉血 $PCO_2$、$PO_2$、pH 三因素之一而维持
另外两个因素正常时的肺泡通气反应

$CO_2$ 的敏感性下降，此时，低 $O_2$ 对外周化学感受器的刺激就成为维持呼吸中枢兴奋的主要因素。

切断动物外周化学感受器的传入神经后，急性低 $O_2$ 对呼吸的兴奋作用消失，呼吸反而抑制，这表明低 $O_2$ 对呼吸的调节作用是通过外周化学感受器而实现的。低 $O_2$ 对呼吸中枢的直接作用是抑制，且这种抑制作用随低 $O_2$ 程度加重而加强。通常在轻、中度低 $O_2$ 时，低 $O_2$ 刺激外周化学感受器引起呼吸中枢兴奋，使呼吸运动加深加快而吸入大量的 $O_2$，不至于引起中枢缺 $O_2$；但严重低 $O_2$ 时，来自外周化学感受器的传入冲动不足以抵消低 $O_2$ 对呼吸中枢的抑制作用，就会导致呼吸运动减弱，甚至停止。

3．$H^+$ 对呼吸的调节　当动脉血中 $H^+$ 浓度升高、pH 降低时，呼吸运动加强，肺通气量增加；相反，$H^+$ 浓度降低，使呼吸运动减弱（图 5-12）。血液中的 $H^+$ 对呼吸的调节作用主要是通过刺激外周化学感受器来实现的，因为血液中的 $H^+$ 不易通过血脑屏障，因此限制了对中枢化学感受器的作用。

综上所述，当血液 $PCO_2$ 升高、$PO_2$ 降低、$H^+$ 浓度升高时，都有兴奋呼吸的作用，尤以 $CO_2$ 的兴奋作用更为显著（图 5-12）。一般情况下，一个因素的改变往往会引起其他因素的相继改变或同时改变，在完整体内，往往是三者之间相互作用，共同调节呼吸运动的结果。

### （二）肺牵张反射

肺扩张引起吸气活动抑制和肺缩小引起吸气活动加强的反射，称为肺牵张反射，也称为**黑 - 伯反射**。肺牵张反射包括肺扩张反射和肺萎缩反射。

1．肺扩张反射　肺扩张反射是肺扩张时抑制吸气活动的反射。肺牵张感受器位于从气管到细支气管的平滑肌中，阈值低，适应慢。吸气时，肺扩张达一定程度，肺牵张感受器受到牵拉刺激而兴奋，冲动经迷走神经传入延髓，在延髓内通过一定的神经联系使吸气转为呼气。该反射的生理意义在于加速吸气过程向呼气过程的转换，使呼吸频率增加。在动物实验中，将双侧的迷走神经切断后，动物的吸气过程延长，吸气加深，呼吸变深变慢。

肺牵张反射有明显的种属差异，家兔的肺扩张反射最敏感，而人类敏感性最低。在成人吸入气量增加至 800ml 以上时才引起肺扩张反射。所以在平静呼吸时，肺扩张反射一般不参与呼吸运动的调节。在病理情况下，肺顺应性降低，肺扩张对气道的牵张刺激增强，可引起该反射，使呼吸变浅、变快。

2. 肺萎缩反射　　肺萎缩反射是肺萎缩时引起吸气活动的反射。该反射在平静呼吸中调节意义不大，但对于防止过深呼气以及肺扩张等起一定的作用。

### （三）防御性呼吸反射

呼吸道黏膜受刺激时，引起一些对人体有保护作用的呼吸反射，称为防御性呼吸反射，主要有咳嗽反射和喷嚏反射。

1. 咳嗽反射　　咳嗽反射是常见的防御反射，感受器位于咽喉、气管和支气管黏膜内。当物理、化学性刺激作用于感受器时，感受器发生的兴奋经迷走神经传入延髓呼吸中枢，反射性地引起深吸气，随即紧闭声门，呼气肌强烈收缩，使肺内压迅速升高，然后声门突然打开，气体快速由肺内冲出，将肺及呼吸道内异物或分泌物排出。正常的咳嗽反射对呼吸道有清洁作用，但剧烈或频繁咳嗽对人体不利。

2. 喷嚏反射　　喷嚏反射是因鼻黏膜感受器受到刺激而引起，冲动由三叉神经传入延髓呼吸中枢，反射性引起腭垂下降，舌根压向软腭，出现爆发性呼气，气体从鼻腔喷出，以清除鼻腔中的刺激物。

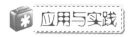 应用与实践

呼吸衰竭是指在海平面水平大气压下，静息状态呼吸室内空气，动脉血 $PO_2$ 低于 60mmHg，或伴有 $PCO_2$ 高于 50mmHg 的病理过程，是呼吸功能不全的晚期失代偿阶段。护理呼吸功能不全的病人，特别强调密切监测病人的呼吸频率、心率、意识状态及动脉血中 $PO_2$、$PCO_2$、pH 值等指标变化。

请思考：

1. 用所学生理知识解释为什么要密切监测病人的这些指标？

2. 对于慢性呼吸功能不全 $CO_2$ 潴留的病人，应如何吸 $O_2$？为什么？

（吴惠文）

 思考题

1. 呼吸全过程包括哪几个基本环节？

2. 胸膜腔负压是如何形成的？一旦发生气胸，会对机体产生哪些影响？

3. $O_2$ 和 $CO_2$ 在血液中的运输方式有哪些？二者之间有什么关系？

4. 为什么缺 $O_2$ 伴 $CO_2$ 潴留的病人要低浓度小流量持续吸 $O_2$？

5. 动物实验中，分析下列不同条件下家兔呼吸运动可能出现的变化及调节机制。

①增加无效腔；②窒息；③吸入 $CO_2$；④切断双侧迷走神经

 笔记

# 第六章 消化和吸收

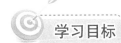

**学习目标**

1. 掌握消化、吸收和胃肠激素的概念，胃液、胰液、胆汁的成分和作用，小肠在吸收中的作用。

2. 熟悉胃的运动形式及胃排空，小肠的运动形式和作用，几种主要营养物质的吸收，交感神经和副交感神经对消化道的主要作用。

3. 了解胃肠激素的主要作用，肝的功能，食物在口腔及大肠内的消化。

4. 能运用本章所学基本知识，解释临床上消化系统常见疾病的病因及临床表现。

5. 培养良好的饮食习惯，调节心理状态，积极预防消化系统疾病，并增强健康宣教意识。

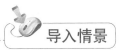

**情景描述：**

明明，3岁。2天前在游乐场游玩时，进食大量冷饮，午饭后出现呕吐、腹泻并伴有发热，家长自行给患儿服用退热药和助消化药1天，不见好转。今日呕吐5次，大便10余次，黄色稀水便，食欲差，尿少，前来就医。检查：体温39.2℃，心率125次/分，呼吸35次/分，面色发灰，皮肤弹性差，腹部稍胀，肠鸣音存在，眼窝明显凹陷，肢端冰凉。诊断：小儿腹泻合并重度脱水。医生通过补液，纠正水、电解质紊乱，抗感染等紧急治疗，3天后明明病情逐渐好转，呕吐、腹泻停止。

**请思考：**

1. 明明呕吐、腹泻是如何发生的？

2. 频繁呕吐、腹泻后为什么会出现脱水？

3. 正常人食物是如何进行消化和吸收的？

俗话说"人是铁，饭是钢，一顿不吃饿得慌。"食物——生命的能源。人体在生命活动过程中不仅要从外界摄取足够的 $O_2$，还需要每天适量地摄入各种营养物质，为机体的新陈代谢提供必需的物质和能量。人体所需要的营养物质包括糖、脂肪、蛋白质、水、无机盐和维生素等。其中水、无机盐和维生素可被机体直接吸收，而糖、脂肪、蛋白质必须先经过消化之后才能被机体吸收，未被消化和吸收的食物残渣，形成粪便后排出体外。

**消化**（digestion）是指食物在消化道内被加工、分解的过程。食物的消化方式有两种：机械性消化和化学性消化。**机械性消化**是指通过消化道平滑肌的运动，将大块食物磨碎，与消化液混合、搅拌，并向消化道远端推送的过程；**化学性消化**是指通过消化液中消化酶的作用，将大分子物质分解为可吸收的小分子物质的过程。通常这两种消化方式同时进行、

89

互相配合，共同完成对食物的消化作用。**吸收**( absorption )是指食物经过消化后形成的小分子物质以及水、无机盐和维生素透过消化道黏膜，进入血液或淋巴的过程。

消化系统的基本功能是消化食物，吸收营养物质，以满足机体新陈代谢的需求。消化是吸收的前提，二者相辅相成、紧密联系，一旦消化和吸收功能发生障碍，临床上就会出现消化系统功能紊乱。

# 第一节 消化道各段的消化功能

## 一、口腔内消化

食物的消化从口腔开始。在口腔内食物被咀嚼、磨碎，并经过舌的搅拌，使食物与唾液充分混合，形成食团，通过吞咽经食管进入胃。虽然食物在口腔内停留时间很短，但通过食物对口腔的刺激可反射性引起胃肠活动增强和消化液分泌增加。

### （一）唾液

唾液是口腔内腮腺、舌下腺、下颌下腺三对大唾液腺和口腔黏膜的小唾液腺分泌的混合液。食物在口腔内的化学性消化是通过唾液的作用实现的。正常成人每日唾液分泌量为$1\sim1.5L$。

1. 唾液的成分及其作用 唾液是无色、无味、近于中性（pH $6.6\sim7.1$）的低渗液体。水分约占99%，有机物主要为黏蛋白、唾液淀粉酶和溶菌酶等，无机物有$Na^+$、$K^+$、$Ca^{2+}$、$Cl^-$、$HCO_3^-$等。

唾液的主要作用有：①湿润口腔，溶解食物，便于吞咽并产生味觉；②清洁和保护口腔。唾液可清除口腔中的细菌和食物残渣，溶菌酶具有杀菌和抑菌作用；③消化作用。唾液淀粉酶（pH 值为 7.0）可将食物中的淀粉分解为麦芽糖；④排泄功能。进入体内的某些物质如铅、汞可随唾液排出。

2. 唾液分泌的调节 唾液分泌的调节完全是反射性调节，包括非条件反射和条件反射。进食过程中食物对口腔产生的机械、化学和温度等刺激引起的唾液分泌属于非条件反射。而食物的形状、颜色、气味、进食环境及有关语言等引起的唾液分泌属于条件反射，如望梅止渴、谈论美食引起的唾液分泌。这些刺激可经过Ⅴ、Ⅶ、Ⅸ、Ⅹ对脑神经传入延髓，再通过副交感神经和交感神经到达唾液腺，调节唾液分泌。

### （二）咀嚼与吞咽

1. 咀嚼 咀嚼是指咀嚼肌群协调而有顺序的收缩所完成的复杂的反射动作。其作用主要是带动牙齿将大块的食物切割、磨碎，通过舌的搅拌使食物与唾液充分混合，形成食团，易于吞咽。咀嚼还能加强食物对口腔内各种感受器的刺激，反射性地引起胃液、胰液、胆汁的分泌和消化道的运动，为食物的进一步消化做好准备，因此，"细嚼慢咽"有利于消化。

2. 吞咽 吞咽是指口腔内的食团经咽和食管进入胃的过程。吞咽可随意发生，但整个过程是复杂的、高度协调的反射活动。吞咽可分为以下三期：①口腔期：指食团从口腔进入咽。主要通过舌的运动，把食团向上、向后移动，由舌背推向软腭至咽部，这是大脑皮质控制下的随意动作。②咽期：指食团从咽进入食管上端。此时软腭上举、咽后壁向前突出，封闭鼻后孔；喉头上移紧贴会厌，盖住喉口以免食物进入气管，呼吸暂停；食管上口张开，食团通过咽部进入食管。这一过程是软腭受到刺激引起的急速而不随意的反射动作。③食管期：食团进入食管后，引起食管蠕动，将食团推送入胃。**蠕动**是消化道平滑肌按顺序收缩和舒张并向前推进的波形运动，表现为食团上端的环行肌收缩，形成收缩波，食团下端的纵行肌舒张，形成舒张波，食团随着食管的蠕动缓慢地进入胃内（图 6-1）。蠕动是消化道平滑肌

笔记

共有的一种运动形式。

食管和胃之间在解剖结构上并不存在括约肌,但在食管下端与胃连接处有一宽约1~3cm的高压区,其内压比胃内压高5~10mmHg,可阻止胃内容物逆流入食管,起到生理括约肌的作用,通常将这一段食管称为食管下括约肌。当食管受到食团刺激时,可反射性地引起食管下括约肌舒张,便于食物通过;食物入胃后又可以反射性引起食管下括约肌收缩,防止胃内容物的逆流。如果食管下括约肌肌张力减弱,可造成酸性胃液反流入食管,损伤食管黏膜,引起反流性食管炎;但食管下括约肌紧张性过高,又会引起吞咽困难。

吞咽反射的基本中枢位于延髓。临床上昏迷、深度麻醉及某些神经系统疾病的病人,延髓抑制导致吞咽反射障碍,食物或上呼吸道的分泌物容易误入气管,发生窒息,因而必须加强对上述病人的护理。

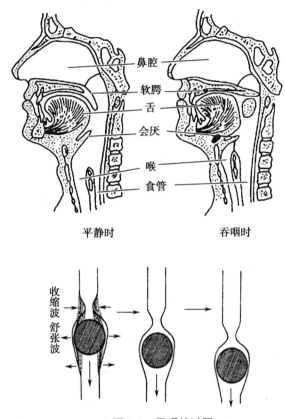

图6-1 吞咽的过程

## 二、胃内消化

胃是消化道中最膨大的部分,具有暂时储存食物和初步消化食物的功能。成人胃的容积为1~2L,食物在胃内经过机械性和化学性消化,由食团变成食糜,然后逐渐、分批排入十二指肠。

### (一)胃液的分泌

食物在胃内的化学性消化是通过胃液作用实现的。胃液由胃腺(贲门腺、泌酸腺和幽门腺)和胃黏膜上皮细胞分泌。正常成人每日胃液分泌量为1.5~2.5L。

1. 胃液的成分及其作用 纯净的胃液是无色、透明的酸性液体,pH为0.9~1.5。胃液的成分除大量水外主要有盐酸、胃蛋白酶原、黏液、碳酸氢盐和内因子。

(1)盐酸:胃液中的盐酸又称胃酸,由胃腺壁细胞分泌。盐酸的主要作用有:①激活无活性的胃蛋白酶原，使之转变成有活性的胃蛋白酶，并为胃蛋白酶提供适宜的酸性环境；②使食物中的蛋白质变性，易于消化；③可杀死进入胃内的细菌；④盐酸进入小肠后可促进钙、铁的吸收；⑤盐酸进入小肠后可促进胰液、胆汁和小肠液的分泌。因此，如果盐酸分泌不足或缺乏，可引起腹胀、腹泻等消化不良症状；如果分泌过多，则对胃和十二指肠有侵蚀作用，可能诱发溃疡病。

胃液中的盐酸包括大部分的游离酸和小部分与蛋白质结合的结合酸。两者在胃液中的总浓度称为胃液的总酸度。正常人空腹时的盐酸排出量称为基础酸排出量，约为 0～5mmol/h。基础酸排出量表现为早晨 5～11 时分泌率最低，午后 6 时至次晨 1 时分泌率最高。在食物或某些药物等因素刺激下，盐酸排出量可高达 20～25mmol/h，其分泌量男性＞女性，50 岁后分泌量逐渐下降。一般认为盐酸最大排出量主要取决于壁细胞的数量及其功能状态。

胃液中 $H^+$ 的分泌是靠细胞顶膜的质子泵，即 $H^+$，$K^+$-ATP 酶实现的。质子泵是一种镶嵌于膜内的转运蛋白，具有转运 $H^+$、$K^+$ 和水解 ATP 的功能。质子泵每水解一分子 ATP 可驱使一个 $H^+$ 分泌到胃腔内，同时从胃腔内换回一个 $K^+$。测定结果表明，胃液中 $H^+$ 的最高浓度可达 150mmol/L，比血浆中的 $H^+$ 浓度高约 300 万倍。由此可知，壁细胞分泌 $H^+$ 是逆着巨大浓度差进行的主动转运过程，需要消耗大量能量。已经证实，质子泵是各种因素引起胃酸分泌的最后通路，抑制质子泵的药物（如奥美拉唑）在临床上已广泛用于消化性溃疡的治疗。

（2）胃蛋白酶原：胃蛋白酶原主要是由胃腺主细胞分泌，不具有活性。进入胃腔后，在盐酸和已被激活的胃蛋白酶的作用下，转变为有活性的胃蛋白酶。在酸性环境下，胃蛋白酶能使食物中的蛋白质水解，生成䏡、胨、少量多肽和氨基酸。胃蛋白酶的最适 pH 为 2.0～3.5，当 pH＞5 时胃蛋白酶活性消失。因此，由于胃酸分泌不足而导致蛋白质消化不良时，可服用胃蛋白酶和稀盐酸合剂治疗。

（3）黏液和碳酸氢盐：胃内黏液是由胃黏膜表面上皮细胞、胃腺的黏液细胞共同分泌的，主要成分为糖蛋白。黏液分泌后覆盖在胃黏膜表面，形成一凝胶状的保护层，具有润滑作用，可减少粗糙食物对胃黏膜的机械性损伤。胃内的碳酸氢盐（$HCO_3^-$）主要是由胃黏膜上皮细胞分泌，它与黏液一起共同构成黏液 - 碳酸氢盐屏障（图 6-2），可有效地阻挡 $H^+$ 向胃黏膜扩散，保护胃黏膜免受强酸的侵蚀。这是因为黏液的黏稠度为水的 30～260 倍，胃腔内的 $H^+$ 向胃壁扩散时，$H^+$ 要通过高黏稠度的黏液层，其移动速度大大减慢，同时 $H^+$ 在移动过程中还将与 $HCO_3^-$ 相遇，两种离子在黏液层发生中和作用，形成一个跨黏液层的 pH 梯度，即黏液层近胃腔侧的 pH 约 2.0，呈酸性；近胃黏膜上皮细胞侧的 pH 约 7.0，呈中性，这种状态能使胃黏膜表面的胃蛋白酶丧失活性，从而有效地保护胃黏膜免受胃蛋白酶的自身消化侵蚀。

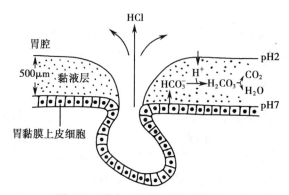

图 6-2　黏液 - 碳酸氢盐屏障模式图

除了黏液-碳酸氢盐屏障外，胃黏膜上皮细胞顶端相邻细胞膜之间存在紧密连接，具有防止 $H^+$ 向黏膜内扩散，阻止 $Na^+$ 从黏膜内透出的作用，称为胃黏膜屏障。许多因素如酒精、胆盐、阿司匹林类药物及幽门螺杆菌感染，均可削弱或损伤胃黏膜屏障，导致 $H^+$ 侵入胃黏膜，引起胃炎或胃溃疡。

（4）内因子：内因子为胃腺壁细胞分泌的一种糖蛋白，它有两个活性部位，一个部位与进入胃内的维生素 $B_{12}$ 结合成复合物，保护维生素 $B_{12}$ 不被小肠内水解酶的破坏；另一个部位与回肠黏膜上皮细胞的受体结合，促进维生素 $B_{12}$ 的吸收。当内因子缺乏时（如胃大部切除的病人），维生素 $B_{12}$ 吸收障碍，影响红细胞生成，引起巨幼红细胞性贫血。

2. 胃液分泌的调节 促进盐酸分泌的内源性物质有乙酰胆碱、促胃液素（胃泌素）和组胺等，抑制盐酸分泌的内源性物质主要有生长抑素等。人在空腹时胃液分泌很少，称为基础胃液分泌或非消化期胃液分泌。进食时或进食后，在神经和体液因素的调节下，胃液大量分泌称为消化期胃液分泌。

根据消化道感受食物刺激的部位不同，人为地将消化期胃液分泌分为头期、胃期和肠期（图6-3）。实际上，这三个时期几乎是同时开始，互相重叠的。

（1）头期：头期胃液分泌是指食物刺激头面部感受器（如眼、鼻、耳、口腔、咽和食管）所引起的胃液分泌。包括条件反射和非条件反射。食物的形、色、味、声等刺激了眼、鼻、耳等感觉器官，引起胃液分泌称为条件反射。当咀嚼和吞咽时，食物直接刺激了口腔、咽部的化学和机械感受器，引起胃液分泌称为非条件反射。反射中枢位于延髓、下丘脑、边缘叶和大脑皮质等部位，迷走神经是这些反射共同的传出神经。迷走神经兴奋时，一方面通过其神经末梢释放 ACh 直接作用于壁细胞引起胃液分泌，另一方面还可作用于胃窦部的 G 细胞引起促胃液素分泌，从而间接促进胃液分泌。头期胃液分泌的特点是：分泌量多（约占30%），酸度高，胃蛋白酶原含量高，消化力强。

（2）胃期：胃期胃液分泌是指食物进入胃后，通过对胃的机械性和化学性刺激，继续引起的胃液分泌。胃期胃液的分泌持续时间长，可达3～4小时，其特点是：分泌量最多（约占

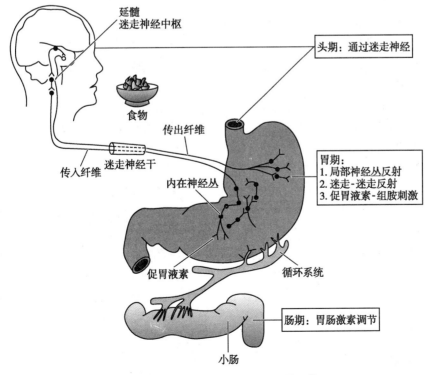

图6-3 消化期胃液分泌的时相及其调节

60%），酸度高，但胃蛋白酶原含量较头期少，故消化力比头期弱。

（3）肠期：肠期胃液分泌是指食糜进入小肠上段后，对肠壁的扩张和对肠黏膜的化学刺激，使十二指肠黏膜的 G 细胞释放促胃液素，引起胃液分泌。肠期胃液分泌的特点是：分泌量少（约占 10%），酸度低，胃蛋白酶原含量也较少。

在进食过程中，胃液分泌除上述兴奋性的因素外，还受到各种抑制性因素的调节。主要有：①盐酸：当胃内 pH 降至 1.2～1.5 或十二指肠处于酸化状态（pH＜2.5）时，可抑制促胃液素的释放，使胃液分泌减少；②脂肪：进入小肠的脂肪可刺激肠抑胃素的释放，抑制胃液分泌；③高渗溶液：高渗的食糜进入小肠后，可刺激小肠壁内的渗透压感受器，通过肠 - 胃反射抑制胃液分泌。

**知识拓展**

**中国生理学之父**

林可胜是我国生理学家，协和医学院第一位华人教授，创立中国生理学会，首任会长。1927 年发起创办了《中国生理学杂志》并担任主编。1928—1930 年，林可胜教授被选为中华医学会会长。

1924 年，林可胜教授在赴芝加哥大学进修期间，进行胃液分泌方面的研究。从小肠黏膜中提取一种能抑制胃液分泌和胃运动的体液物质，将其命名为"肠抑胃素"。将其注入血液中后可使胃液分泌量减少、酸度和消化能力降低，并抑制胃的运动。脂肪进入小肠后可引起该物质释放。

林可胜教授因发现"肠抑胃素"而著称于国际医学界，被公认为是中国近代生理学的奠基人。

### （二）胃的运动

食物在胃内的机械性消化是通过胃的运动实现的。

1. 胃的运动形式

（1）容受性舒张：空腹时，胃腔容积约为 50ml，进食后，容积增大到 1～2L。这是因为，当咀嚼和吞咽时，食物刺激了口、咽和食管等处的感受器，反射性地引起胃壁平滑肌舒张，称为**容受性舒张**（receptive relaxation）。其生理意义是使胃能够容纳大量食物，同时胃内压保持相对稳定。

（2）紧张性收缩：胃壁平滑肌经常处于一定程度的缓慢持续收缩状态，称为紧张性收缩。其生理意义在于维持胃的正常位置和形态。进食后紧张性收缩逐渐加强，使胃内压升高，有利于胃液渗入食物，促进化学性消化。紧张性收缩是胃其他运动形式的基础。临床上出现的胃下垂或胃扩张，都与胃的紧张性收缩降低有关。

（3）蠕动：胃的蠕动在食物入胃后 5 分钟左右开始。蠕动波起始于胃的中部，并有节律地向幽门方向推进，频率约为 3 次 / 分钟。一个蠕动波需 1 分钟左右到达幽门，通常是一波未平，一波又起。其生理意义是搅拌和磨碎食物，使食物与胃液充分混合形成糊状的食糜，有利于化学性消化；推进食糜经过幽门排入十二指肠（图 6-4）。

2. 胃排空及其控制　食糜由胃排入十二指肠的过程称为**胃排空**（gastric emptying）。胃排空是少量而又间断进行的，一般进食后 5 分钟左右就开始胃的排空。其排空速度与食物的总量、理化性质和胃的运动情况有关。一般来说，流质、等渗或小块的食物排空较快；黏稠、高渗或大块的食物排空较慢。在三种主要营养物质中，糖类排空最快，蛋白质次之，脂肪最慢。混合性食物完全排空通常需要 4～6 小时。

胃排空受胃和十二指肠两方面因素的控制。胃内压升高是胃排空的动力。由于食糜

笔记

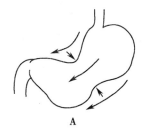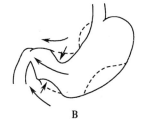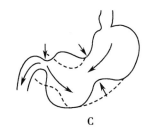

A　　　　　　　　　B　　　　　　　　　C

**图 6-4　胃的蠕动示意图**

胃的蠕动起始于胃的中部,向幽门方向推进(A);并可将食糜推入十二指肠(B);强有力的
收缩波还可将部分食糜反向推回到近侧胃窦或胃体,使食糜在胃内进一步被磨碎(C)

对胃壁的机械性和化学性刺激,通过神经和体液因素的作用,使胃运动加强,胃内压升高,
超过十二指肠内压,幽门括约肌舒张,胃内食糜顺压力差排入十二指肠。幽门和十二指肠
的收缩是胃排空的阻力。进入小肠的盐酸、脂肪、高渗溶液及食糜本身的体积等,均可刺激
十二指肠壁上的感受器,反射性地抑制胃的运动,使胃排空减慢,这种反射称为肠 - 胃反射。
肠 - 胃反射对盐酸的刺激尤为敏感。

　　3. 呕吐　呕吐是将胃及小肠上段内容物经口腔强力驱出的一种反射过程。呕吐中枢
位于延髓,与呼吸中枢、心血管中枢有着密切的联系,故呕吐前除有消化道症状(如恶心)
外,还常出现呼吸急促和心跳加快等症状。引起呕吐的原因很多,机械性或化学性刺激作
用于舌根、咽部、胃、大小肠、胆总管、腹膜、泌尿生殖器官等部位的感受器,均可引起呕吐;
视觉或内耳前庭器官受到刺激,也可引起呕吐;颅内压增高时可直接刺激呕吐中枢,引起
喷射性呕吐。呕吐是一种具有保护性意义的防御反射,通过呕吐可把胃内有害物质在未被
吸收前排出体外。因此,临床上对食物中毒的病人,可借助催吐的方法将胃内的毒物排出。
但剧烈频繁的呕吐,将会影响进食和正常的消化活动,甚至会丢失大量的消化液,严重时可
造成体内水、电解质和酸碱平衡的紊乱。

**应用与实践**

　　消化性溃疡是指发生于胃和十二指肠黏膜的慢性溃疡,为全球性常见病、多发病,
包括胃溃疡和十二指肠溃疡。消化性溃疡的形成与多种因素有关:胃酸和胃蛋白酶的
消化作用是溃疡形成的基本因素;胃酸分泌过多及胃黏膜自身防御能力降低是溃疡形
成的主要因素。导致发生消化性溃疡的常见病因有:①不良的饮食习惯,如刺激性食
物;②精神紧张和内分泌功能紊乱;③幽门螺杆菌感染;④某些药物,如糖皮质激素;
⑤遗传,应激反应等。

**请思考:**

　　1. 胃液对食物有何消化作用?与消化性溃疡的发生又有何关系?

　　2. 作为护士,如何对消化性溃疡的病人进行健康指导?

## 三、小肠内消化

　　食糜由胃进入十二指肠后便开始了小肠内的消化,小肠内的消化是食物整个消化过程
中最为重要的阶段。小肠运动对食物进行机械性消化,胰液、胆汁和小肠液对食物进行化
学性消化。食糜在小肠内停留时间一般为 3～8 小时。食物通过小肠后,消化和吸收过程基
本完成,而未被消化的食物残渣则进入大肠。

笔记

### （一）胰液

胰腺是参与食物消化过程中最重要的器官之一。胰液是由胰腺的腺泡细胞和小导管上皮细胞分泌的，胰液具有很强的消化作用，正常成人每日分泌量为 $1\sim2L$。

1. 胰液的成分和作用　胰液是无色、无味的碱性液体，pH $7.8\sim8.4$。胰液中主要含有胰淀粉酶、胰脂肪酶、胰蛋白酶和糜蛋白酶等多种消化酶，以及水和 $HCO_3^-$ 等成分。其中各种胰酶是由胰腺的腺泡细胞分泌，$HCO_3^-$ 由胰腺的小导管上皮细胞分泌。

（1）碳酸氢盐：主要作用是中和进入十二指肠的胃酸，保护肠黏膜免受强酸的侵蚀，同时为小肠内多种消化酶发挥作用提供适宜的碱性环境。

（2）胰淀粉酶：胰淀粉酶不需激活就具有活性，可将淀粉水解为麦芽糖。胰淀粉酶水解淀粉的效率很高，与淀粉接触 10 分钟即可将其完全水解。

（3）胰脂肪酶：胰脂肪酶可将脂肪分解为甘油、脂肪酸和甘油一酯。目前认为，胰脂肪酶只有在胰腺分泌的辅脂酶存在的条件下才能发挥作用。辅脂酶可与胰脂肪酶形成一种高亲和度的复合物，牢固地黏附在脂肪颗粒表面，发挥其分解脂肪的作用。

（4）胰蛋白酶和糜蛋白酶：胰蛋白酶和糜蛋白酶这两种酶均以无活性的酶原形式存在于腺泡细胞中。小肠液中的肠激酶是激活胰蛋白酶原的特异性酶，在肠激酶的作用下，胰蛋白酶原转变为胰蛋白酶，而胰蛋白酶通过正反馈自身激活胰蛋白酶原，同时又可将糜蛋白酶原激活为糜蛋白酶。胰蛋白酶和糜蛋白酶单独作用时，均能将蛋白质分别分解成为䏡和䏓。当两种酶协同作用时，可将蛋白质分解为小分子的多肽和氨基酸。

胰液中还有少量的胰蛋白酶抑制物，可与胰蛋白酶结合使之失活，从而防止胰腺自身被消化。但在病理情况下，如急性胰腺炎时，大量胰蛋白酶原被激活，少量的胰蛋白酶抑制物很难抑制胰蛋白酶的活性，可导致胰腺发生自身消化。

由于胰液中含有消化三大营养物质的消化酶，因而是所有消化液中消化功能最全面、消化力最强的一种消化液。若胰液分泌减少，即使其他消化液分泌都正常，也将出现消化不良，尤其是食物中的脂肪和蛋白质不能被完全消化和吸收，常出现脂肪泻。

2. 胰液分泌的调节　空腹时，胰液几乎不分泌。进食后，可引起胰液大量分泌，这种分泌受神经和体液因素的双重调节。食物的形状、颜色、气味以及食物对口腔、食管、胃和小肠的刺激，都可通过条件反射和非条件反射引起胰液分泌。该反射的传出神经是迷走神经。迷走神经可通过其末梢释放 ACh 直接作用于胰腺腺泡促进其分泌。体液因素对胰液分泌的调节更为重要，促胰液素和缩胆囊素是调节胰液分泌的主要胃肠激素，它们都是由小肠上段黏膜细胞分泌。盐酸、蛋白质和脂肪的消化产物对这两种激素的释放具有很强的刺激作用。

**应用与实践**

> 　急性胰腺炎是消化系统的常见疾病，是胰腺中的消化酶被激活、胰腺组织自身消化所致的急性、化学性炎症。正常胰腺能分泌多种酶，这些酶通常以无活性的酶原形式存在。当胰腺导管痉挛或饮食不当引起胰液分泌急剧增加时，可因胰管压力升高致使胰小管、胰腺腺泡破裂，导致胰蛋白酶原渗入胰腺间质而被激活，出现胰腺组织的自身消化。腹痛是本病的主要表现和首发症状，胆道疾患，酗酒和暴饮暴食等是该疾病的常见病因。
>
> **请思考：**
> 1. 为什么急性胰腺炎的发病与胆结石、酗酒和暴饮暴食等因素有关？
> 2. 作为护士，针对急性胰腺炎的病人应采取哪些护理措施？

### （二）胆汁

胆汁由肝细胞分泌，是一个连续不断的分泌过程。在非消化期，胆汁生成后主要经肝管、胆囊管流入胆囊储存。在消化期，胆囊收缩，胆汁排入十二指肠，同时肝细胞分泌的胆汁也可经肝管、胆总管直接排入十二指肠，参与小肠内消化。因此，胆囊摘除后，对小肠的消化和吸收并无明显影响。正常成人每日胆汁的分泌量为 0.8～1.0L。

1. 胆汁的成分和作用　胆汁是浓稠有苦味的液体，由肝细胞直接分泌的胆汁称为肝胆汁，为金黄色，呈弱碱性，pH 约 7.4。在胆囊中储存的胆汁称为胆囊胆汁，为深绿色，呈弱酸性，pH 约 6.8。胆汁的成分较为复杂，除水和无机盐外，主要有胆盐、胆色素、胆固醇和卵磷脂等。

胆汁中不含消化酶，但对脂肪的消化和吸收具有重要意义，这主要依赖于胆盐的作用。胆汁的主要作用有：①乳化脂肪，促进脂肪分解。胆汁中的胆盐、胆固醇和卵磷脂可作为乳化剂，降低脂肪的表面张力，使脂肪乳化成极小的微粒，从而增加与胰脂肪酶的接触面积，有利于脂肪的消化；②运载脂肪，促进脂肪吸收。胆盐能与不溶于水的脂肪分解产物结合，形成水溶性混合微胶粒，并将其运送到小肠黏膜表面，促进脂肪分解产物的吸收；③促进脂溶性维生素（A、D、E、K）的吸收。

2. 胆汁分泌和排放的调节　消化道内食物是引起胆汁分泌和排放的自然刺激物。高蛋白食物引起胆汁排放量最多，其次是高脂肪或混合食物，糖类食物作用最小。在胆汁的排放过程中，胆囊和 Oddi 括约肌的活动是相互协调的，即胆囊收缩时，Oddi 括约肌舒张；相反，胆囊舒张时，Oddi 括约肌收缩。胆汁分泌和排放受神经、体液因素双重调节。进食动作、食物对胃和小肠的刺激可引起迷走神经兴奋，胆汁分泌量增加。胆汁的分泌和排放以体液调节为主，缩胆囊素、促胰液素及促胃液素等胃肠激素的释放，可使胆囊强烈收缩，Oddi 括约肌舒张，胆汁大量排放。

随胆汁进入小肠的胆盐，约 95% 在回肠末端被吸收入血，通过肝门静脉重新回到肝，再次参与组成胆汁成分，此过程称为胆盐的肠-肝循环。胆盐的肠-肝循环对肝胆汁的分泌具有很强的促进作用。胆道阻塞的病人，胆汁排放困难，影响脂肪的消化、吸收及脂溶性维生素的吸收；同时由于胆汁排出不畅致使胆管内压力升高，导致一部分胆汁进入血液而出现黄疸。

### （三）小肠液

小肠液是十二指肠腺和小肠腺两种腺体分泌的混合液。小肠液分泌量很大，每日可分泌 1～3L，呈弱碱性，pH 约 7.6。

1. 小肠液的成分和作用　小肠液除含有水和无机盐外，还有肠激酶和黏蛋白等。其主要作用有：①稀释作用。大量的小肠液可稀释消化产物，使其渗透压降低，有利于水和营养物质吸收；②保护作用。小肠液能中和进入十二指肠内的盐酸，保护十二指肠黏膜免受盐酸的侵蚀；③消化作用。由小肠腺分泌的肠激酶，可激活胰蛋白酶原使其转变为胰蛋白酶，从而促进蛋白质的消化。此外，在小肠上皮细胞内还存在一些特殊的消化酶，如肽酶和多种寡糖酶，它们对一些进入小肠上皮细胞内的营养物质继续起消化作用。如果这些消化酶随小肠上皮细胞脱落到肠腔内，则不起消化作用。

2. 小肠液分泌的调节　调节小肠液分泌最重要的因素是各种局部神经反射。食糜对肠黏膜的机械性和化学性刺激均可通过壁内神经丛的局部反射而引起小肠液分泌。小肠内食糜量越大，小肠液的分泌就越多。此外，一些能促进其他消化液分泌的激素，如促胃液素、促胰液素和缩胆囊素等都能刺激小肠液的分泌。

### （四）小肠的运动

小肠壁的平滑肌外层是纵行肌，内层是环形肌，小肠的运动靠这两层平滑肌的舒缩共同完成。其生理意义是进一步研磨、搅拌和混合食糜，增强食糜与小肠黏膜的接触，促进食糜的消化和吸收，推送食糜向大肠方向移动。

1. 小肠的运动形式

（1）紧张性收缩：紧张性收缩是小肠进行其他各种运动的基础，空腹时即存在，进食后显著增强。其意义在于保持肠道一定的形状和位置，并维持肠腔内一定的压力，有助于肠内容物的混合与推进。

（2）分节运动：分节运动是一种以环形肌收缩和舒张为主的节律性活动。在有食糜存在的一段肠管，环形肌以一定距离的间隔同时收缩，将食糜分成许多节段，随后，原收缩处舒张，原舒张处收缩，使原来的食团分割为两半，相邻两半合拢又形成一个新的节段，如此反复交替进行（图 6-5）。分节运动在空腹时几乎看不见，进食后才逐渐加强。其主要作用是：①使食糜与消化液充分混合，以利于化学性消化；②使食糜与肠壁紧密接触，为吸收创造有利条件；③挤压肠壁促进血液和淋巴回流，有利于吸收。

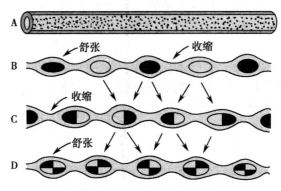

图 6-5　小肠分节运动模式图

（3）蠕动：蠕动发生于小肠的任何部位，可将食糜向大肠方向推进，推进速度为 0.5～2.0cm/s。每个蠕动波将食糜推进数厘米后即消失，但可反复发生。其意义在于使食糜向前推进一步，到达下一邻近肠段再开始分节运动。

小肠内还可见到一种进行速度快（2～25cm/s）、传播距离较远的蠕动，称为蠕动冲，它可以把食糜从小肠始段一直推送到小肠末段，有时还可推送到大肠。这种蠕动冲可由进食时的吞咽动作或食糜刺激十二指肠引起。肠蠕动时，肠内容物（水和气体）被推动而产生的声音，称为肠鸣音。肠蠕动增强时，肠鸣音亢进；肠麻痹时，肠鸣音减弱或消失。所以，肠鸣音的强弱可反映肠蠕动的状态，可作为临床腹部手术后，小肠运动功能恢复的一个客观指标。

2. 小肠运动的调节

（1）内在神经丛的作用：食糜对小肠的机械性和化学性刺激，均可通过内在神经丛的局部反射使小肠蠕动加强。切断支配小肠的外来神经，小肠蠕动仍可进行，说明内在神经丛对小肠运动的调节起主要作用。

（2）外来神经的调节：一般来说，副交感神经兴奋能加强小肠的运动，交感神经兴奋则抑制小肠运动。它们的作用一般是通过小肠壁内神经丛实现的。

（3）体液调节：促进小肠运动的体液因素有促胃液素、缩胆囊素和乙酰胆碱等。而促胰液素、肾上腺素和胰高血糖素等体液因素则抑制小肠的运动。

3. 回盲括约肌的功能　在回肠末端与盲肠交界处，环行肌明显增厚，起着括约肌的作用，称为回盲括约肌，回盲括约肌经常保持一定的收缩状态。进食后，当蠕动波到达回肠末端时，回盲括约肌舒张，约有 3～4ml 的食糜推入大肠，而当进入大肠的食糜刺激盲肠时，可通过内在神经丛的局部反射引起回盲括约肌收缩，限制食糜通过。因此，回盲括约肌的主

笔记

要功能是防止食糜过快进入大肠。此外，回盲括约肌还具有活瓣样作用，可阻止大肠内容物反流入回肠。

### （五）肝的主要生理功能

1. 在物质代谢中的功能

（1）糖代谢：淀粉的分解产物葡萄糖经小肠黏膜吸收后，由肝门静脉进入肝，在肝内一部分葡萄糖转变为肝糖原而储存，其余大部分葡萄糖则随血液循环运至机体各组织细胞进行氧化供能。因此，肝在调节血糖浓度稳定方面具有重要作用。当劳动、饥饿时，血糖大量消耗，肝细胞把肝糖原分解为葡萄糖供机体利用。故肝功障碍时，血糖浓度常发生变化。

（2）脂肪代谢：肝细胞可调节血脂各种成分的相对稳定，在脂类的消化、吸收、合成、分解及运输等方面均发挥重要作用。当脂肪代谢紊乱时，可使脂肪堆积于肝细胞内形成脂肪肝。

（3）蛋白质代谢：氨基酸是蛋白质的基本组成单位。经消化道吸收的氨基酸，在肝内进行蛋白质的合成、脱氨、转氨等作用，氨基酸代谢后产生的氨可合成尿素，经肾排出体外。肝还是血浆蛋白合成的主要场所。因此，肝脏疾患可导致血浆蛋白减少，血氨升高。

（4）维生素代谢：肝是机体多种维生素储存和代谢的场所。其中脂溶性维生素 A 有 95% 在肝内储存，故夜盲症的病人，可通过食入动物肝脏补充维生素 A。

（5）激素代谢：正常情况下，各种激素的浓度在血液中都能保持相对稳定状态，发挥完作用的激素需经肝处理而灭活。当肝功能下降时，激素灭活障碍，导致机体出现激素调节紊乱。如雌激素过多，可出现肝掌、蜘蛛痣，男性乳房发育等女性化表现。

2. 分泌胆汁的功能　胆汁由肝细胞分泌，正常成人胆汁每日分泌量为 0.8～1.0L。胆汁可促进脂肪在小肠内的消化和吸收。

3. 生物转化功能　对于进入机体的非营养性物质，如色素、食物添加剂、药物、酒精、胆色素、氨等主要经肝代谢转化，直至排出体外。

4. 防御和免疫功能　肝是机体重要的网状内皮细胞吞噬系统之一。肝血窦内皮层中含有的库普弗细胞能吞噬血液中的异物、细菌、染料及其他颗粒物质；肝作为肠道免疫系统的第二道防线，可通过肝内的单核 - 巨噬细胞吞噬小分子抗原物质，发挥其免疫调节作用。

5. 其他功能　肝是机体多种凝血因子合成的主要场所，肝病时因凝血因子合成不足可造成凝血时间延长及发生出血倾向。此外，肝还在调节循环血量等方面发挥重要作用。

食物经口腔、胃及小肠后，消化过程基本完成，现将糖、脂肪、蛋白质的消化过程概括如下见表 6-1。

表 6-1　口腔、胃、小肠的运动形式及消化作用

| 部位 | 运动形式 | 消化液 | 主要消化酶对食物的分解作用 |
|------|----------|--------|---------------------------|
| 口腔 | 咀嚼<br>吞咽 | 唾液 | 部分淀粉 —唾液淀粉酶→ 麦芽糖 |
| 胃 | 紧张性收缩<br>容受性舒张<br>蠕动 | 胃液 | 部分蛋白质 —胃蛋白酶→ 胨、䏓、少量多肽和氨基酸 |
| 小肠 | 紧张性收缩<br>分节运动<br>蠕动 | 胰液<br>胆汁<br>小肠液 | 淀粉 —胰淀粉酶→ 麦芽糖（双糖）—双糖酶→ 葡萄糖（单糖）<br>脂肪 —胆盐→ 脂肪微滴 —胰脂肪酶→ 甘油、脂肪酸、甘油一酯<br>蛋白质 —胰蛋白酶／糜蛋白酶→ 多肽、氨基酸 |

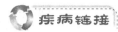 **疾病链接**

### 脂肪肝

脂肪肝是肝细胞内脂肪（甘油三酯）蓄积过多的病变。并非一种独立疾病，具有可逆性。其主要原因有：①长期过量饮酒；②肥胖；③长期摄入高糖、高脂肪食物；④肝功能降低；⑤中毒、感染等。发生脂肪肝时肝细胞内可见大量脂肪滴，肝体积增大。

脂肪肝的临床表现：轻者无任何症状，常在体检中发现；加重时可有食欲不振、乏力、腹胀或右上腹隐痛等；严重者可出现肝功异常、肝硬化等。临床上以调整饮食结构，适当增加运动，促进体内脂肪消耗，去除病因等为治疗原则。

## 四、大肠的功能

食物经过小肠的消化和吸收后，剩余的残渣进入大肠。人类的大肠没有重要的消化作用，其主要功能是吸收水分、无机盐和某些维生素，暂时储存食物残渣，形成粪便排出体外。

### （一）大肠液

大肠液由大肠黏膜表面的柱状上皮细胞和杯状细胞分泌，呈碱性，pH 为 8.3～8.4。大肠液的主要成分是黏液和碳酸氢盐，主要作用是保护肠黏膜和润滑粪便。

### （二）大肠内细菌的作用

大肠内有许多细菌，主要来自空气和食物。由于大肠内的 pH 和温度等条件对这些细菌的生长极为适宜，所以细菌在此大量繁殖。据估计，粪便中的细菌约占粪便固体总量的 20%～30%。细菌中的酶能对食物残渣进行分解。细菌对糖和脂肪的分解称为发酵，其产物有乳酸、醋酸、$CO_2$、甲烷等。细菌对蛋白质的分解称为腐败，其产物有氨、硫化氢、组胺、吲哚等。因此，大肠内食物残渣的分解是由细菌完成的，而不是大肠液的作用。

大肠内的细菌还可利用肠内某些简单物质合成 B 族维生素和维生素 K，经肠壁吸收后被机体所利用。若长期使用肠道抗菌药物，肠内细菌被抑制，造成肠道内菌群失调，引起肠道功能紊乱，导致 B 族维生素和维生素 K 的缺乏。

### （三）大肠的运动形式和排便

大肠的运动少而慢，对刺激的反应较迟钝，这些特点有利于吸收水分和储存粪便。

1. 大肠的运动形式

（1）袋状往返运动：这种运动形式在空腹和安静时最多见。是由环行肌无规则地收缩所引起。其作用使结肠袋中的内容物不断地混合，并向前、后两个方向做短距离移动，但不向前推进，这种运动有助于水的吸收。

（2）分节推进运动和多袋推进运动：分节推进运动是指环行肌有规则的收缩，将一个结肠袋的内容物推移到下一邻近肠段的运动，收缩结束后，肠内容物不返回原处。如果一段结肠上同时发生多个结肠袋状收缩，并将其内容物向下推移，称为多袋推进运动。人在餐后或副交感神经兴奋时这种运动形式增强。

（3）蠕动：大肠通常蠕动较缓慢，有利于吸收水分和储存粪便。此外，大肠还有一种进行速度快而推进距离远的蠕动，称为**集团蠕动**。通常开始于横结肠，可将部分大肠内容物快速推送到降结肠或乙状结肠，甚至到达直肠。集团蠕动每日 1～3 次，常发生进食后，多见于早餐后 1 小时以内，属于生理现象，儿童较明显。

2. 排便　食物残渣在大肠内一般停留 10 小时以上。绝大部分水、无机盐和维生素被大肠黏膜吸收，其余部分形成粪便。粪便中除食物残渣外，还包括脱落的肠上皮细胞、大量的细菌等。

排便是一种反射活动。通常直肠内没有粪便，当大肠蠕动将粪便推入直肠后，直肠内压力升高，刺激直肠壁的感受器，冲动沿盆神经和腹下神经传至脊髓腰骶段的初级排便中枢，同时上传至大脑皮质的高级中枢，产生便意。如果条件许可，大脑皮质的下行冲动可兴奋初级排便中枢，通过盆神经使降结肠、乙状结肠和直肠平滑肌收缩，肛门内括约肌舒张，同时抑制阴部神经使其传出冲动减少，肛门外括约肌舒张，粪便排出体外。如果条件不允许，大脑皮质则抑制初级排便中枢的活动，暂时控制排便（图6-6）。

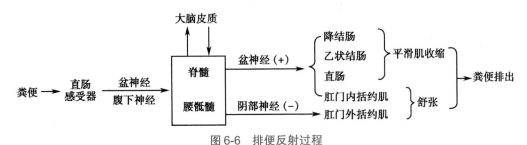

图6-6　排便反射过程

如果大脑皮质经常抑制排便，久而久之导致直肠壁感受器对粪便的敏感性降低，粪便在大肠内停留过久，水分吸收过多而变得干硬，引起排便困难，这是产生习惯性便秘的原因之一。昏迷的病人或脊髓腰骶段以上损伤的病人，其初级排便中枢失去了大脑皮质的控制作用，一旦直肠充盈便可排便，出现大便失禁。如果脊髓腰骶段损伤，则不能自主排便，出现粪便潴留。

# 第二节　吸　　收

食物经口腔、胃和小肠的消化后，大分子物质变成了可被吸收的小分子物质，并通过消化道黏膜进入血液或淋巴。可见，消化是吸收的前提，吸收是消化的目的。

## 一、吸收的部位

消化道的部位不同对食物的吸收情况也不同。口腔黏膜仅吸收硝酸甘油等少数药物；食物在食管内基本不被吸收；胃只能吸收酒精和少量水分；大肠主要吸收水分和无机盐，食物中的绝大部分糖类、脂肪和蛋白质的消化产物都是在十二指肠和空肠吸收，回肠具有主动吸收胆盐和维生素$B_{12}$的功能。所以，小肠不仅是食物消化的主要场所，也是食物吸收的主要部位（图6-7）。

小肠之所以成为吸收食物的主要部位，是因为：①小肠的吸收面积大。成人的小肠长4～5m，小肠黏膜有许多环状皱襞伸向肠腔，皱襞上有大量绒毛，绒毛表面的柱状上皮细胞还有许多微绒毛。环状皱襞、绒毛和微绒毛的存在，使小肠黏膜的吸收面积增加600倍，可达200～250m²；②小肠绒毛内有丰富的毛细血管和毛细淋巴管。由于绒毛的伸缩和摆动，可促进血液和淋巴的回流，有利于吸收；③食物在小

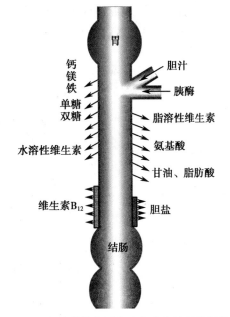

图6-7　各种营养物质在消化道中的吸收部位

肠内已被分解成可吸收的小分子物质；④食物在小肠内停留时间较长，一般为 3～8 小时，有充分的吸收时间（图 6-8）。

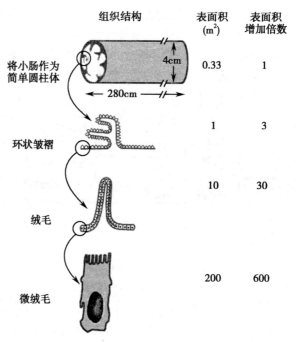

图 6-8　小肠黏膜环状皱襞、绒毛和微绒毛结构的示意图

## 二、主要营养物质的吸收

### （一）糖的吸收

食物中的糖类，一般须分解为单糖才能被吸收。小肠内的单糖主要是葡萄糖，约占 80%。葡萄糖的吸收方式属于继发性主动转运，其能量来自 $Na^+$ 泵的活动。小肠黏膜上皮细胞顶端膜上有 $Na^+$- 葡萄糖同向转运体，可将葡萄糖与 $Na^+$ 同时转运细胞内。细胞基底侧膜上的 $Na^+$ 泵，可随时将细胞内的 $Na^+$ 主动转运出细胞，维持细胞内低 $Na^+$ 浓度。$Na^+$- 葡萄糖同向转运体，在顺浓度差转运 $Na^+$ 入胞的同时，也为葡萄糖的转运提供动力，使葡萄糖逆浓度差转入细胞内。进入细胞内的葡萄糖在基底膜上，又经葡萄糖载体，以易化扩散的方式将其转运到细胞间隙，然后通过毛细血管进入血液（图 6-9）。

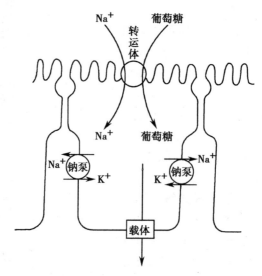

图 6-9　葡萄糖吸收途径示意图

### （二）蛋白质的吸收

食物中的蛋白质经消化分解为氨基酸后才能被吸收。其机制与单糖吸收相似，也属于继发性主动转运，吸收途径也是直接进入血液。

### （三）脂肪的吸收

脂肪（甘油三酯）的消化产物为甘油、脂肪酸和甘油一酯。它们在肠腔内需要与胆汁中的胆盐结合，形成水溶性混合微胶粒，然后透过肠黏膜上皮细胞表面的静水层，进入细胞。

进入上皮细胞的脂肪消化产物，其去路有两条，它们取决于脂肪酸分子的大小。中链脂肪酸、短链脂肪酸和甘油是水溶性的，可直接经毛细血管进入血液。而长链脂肪酸和甘油一酯在肠黏膜细胞内又重新合成甘油三酯，并与细胞中的载脂蛋白结合形成乳糜微粒，乳糜微粒以出胞方式离开上皮细胞，进入毛细淋巴管。因此，脂肪的吸收包括血液和淋巴两条途径。由于人类膳食中的动物油、植物油含长链脂肪酸较多，故脂肪的吸收以淋巴途径为主（图6-10）。

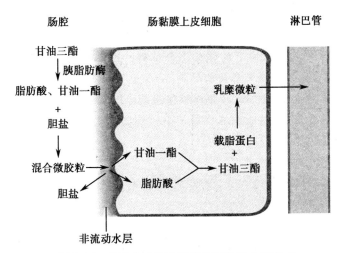

图6-10　脂肪在小肠内消化和吸收的主要形式

### （四）胆固醇的吸收

肠道中的胆固醇主要来自食物和胆汁。其吸收过程和途径与长链脂肪酸相同。胆固醇的吸收受多种因素影响，脂肪和脂肪酸可促进胆固醇的吸收；各种植物固醇以及食物中纤维素、果胶、琼脂等妨碍胆固醇的吸收。

### （五）水的吸收

水的吸收是被动的，主要依靠溶质吸收产生的渗透作用来完成。在小肠吸收营养物质及电解质的同时，水顺渗透压梯度进入血液，各种溶质尤其是 NaCl 是水吸收的主要动力。人体每日从胃肠道吸收的水分大约 8L，主要包括消化液中的水和饮食中的水。严重的呕吐、腹泻可使人体丢失大量的水和电解质，从而导致水、电解质和酸碱平衡紊乱。

### （六）无机盐的吸收

1. 钠的吸收　成人每日摄入的钠为 5～8g，由消化腺分泌入消化液中的钠为 20～30g，而每日吸收的钠为 25～35g，说明有 95%～99% 的钠由肠道吸收。钠的吸收是主动的，原动力来自肠黏膜上皮细胞基底侧膜上的钠泵。钠的吸收可为葡萄糖、氨基酸和水的吸收提供动力，其中空肠对钠的吸收能力较强。

2. 铁的吸收　人体每日吸收的铁量约为 1mg，仅为食物中含铁量的 5%～10%。其吸收量的多少与人体对铁的需求量有关。铁的吸收是主动过程,吸收的主要部位在十二指肠和空肠。食物中的二价铁($Fe^{2+}$)容易吸收,三价铁($Fe^{3+}$)不易被吸收,维生素 C 能将其还原成 $Fe^{2+}$,促进铁的吸收;盐酸有利于铁的溶解,也可促进铁的吸收。胃大部分切除或胃酸分泌减少的病人,影响铁的吸收可导致缺铁性贫血。

3. 钙的吸收 从食物中摄入的钙仅有一小部分被吸收,大部分随粪便排出。钙的吸收是主动过程,吸收的主要部位在十二指肠。维生素 D 能促进小肠对钙的吸收,盐酸、脂肪酸等也可促进钙的吸收,氯化钙、葡萄糖酸钙等可溶性的钙更易吸收。由于食物中的草酸和植酸与钙结合后可形成不溶解的钙盐,故妨碍钙的吸收。

**（七）维生素的吸收**

大多数水溶性维生素(如维生素 $B_1$、$B_2$、$B_6$、C、PP)主要是依赖于 $Na^+$ 的同向转运体在小肠上段被吸收的。维生素 $B_{12}$ 必须先与内因子结合,形成水溶性复合物才能在回肠吸收。脂溶性维生素 A、D、E、K 随脂类消化产物的吸收而被吸收。

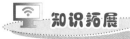

**知识拓展**

小肠吸收不良综合征

小肠吸收不良综合征是由多种原因引起的小肠消化、吸收功能障碍,营养物质不能正常吸收,导致人体营养物质缺乏的临床综合征群。由于病人多伴有腹泻,粪便稀薄而量多,且含有较多油脂,故临床又称为脂肪泻。

胃肠术后,胃肠的炎症、肿瘤,肝胆或胰腺疾病;小肠运动障碍,小肠血液、淋巴循环障碍,小肠本身绒毛变短、吸收面积减少等是小肠吸收不良综合征的常见病因。

# 第三节 消化器官活动的调节

消化器官的各个部分具有不同的结构和功能特点,它们相互配合、协调一致地进行活动,并与整体功能相适应,共同完成消化食物和吸收营养物质的目的。这些功能活动都是在神经和体液因素的共同调节下实现的。

## 一、神 经 调 节

神经系统对消化器官活动的调节,是通过外来神经和内在神经双重作用共同完成的。外来神经包括交感神经和副交感神经;内在神经是指分布在消化道壁内的神经丛,又称壁内神经丛。

**（一）交感神经和副交感神经**

消化器官中口腔、咽、食管上段及肛门外括约肌为骨骼肌,受躯体神经支配外,其余大部分消化器官受交感神经和副交感神经双重支配(图 6-11)。

1. 交感神经 支配消化器官的交感神经节前纤维从脊髓胸腰段的侧角发出,经相应的神经节更换神经元,其节后纤维分布到胃肠各部。情绪紧张、焦虑、剧烈运动等状态下,交感神经兴奋,节后纤维末梢释放去甲肾上腺素(NA),使胃肠运动减弱,消化腺分泌减少,括约肌收缩。总之,交感神经兴奋可抑制消化活动。

2. 副交感神经 支配消化器官的副交感神经主要有迷走神经和盆神经。节前纤维分别由延髓和 2～4 骶髓节段发出,进入消化道在壁内神经丛中更换神经元,其节后纤维支配消化道平滑肌和腺体。机体在安静状态下,副交感神经兴奋,节后纤维末梢释放 ACh,使胃肠运动增强,消化腺分泌增加,括约肌舒张。总之,副交感神经兴奋可促进消化活动。

笔记

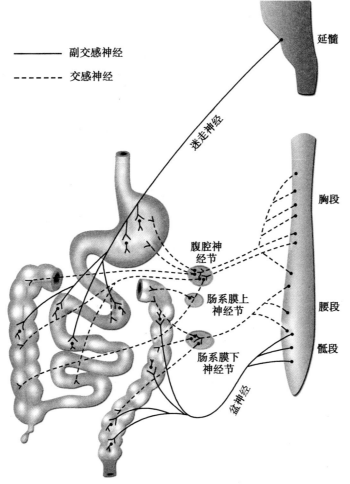

图 6-11 胃肠的神经支配示意图

### （二）壁内神经丛

壁内神经丛包括黏膜下神经丛（麦氏神经丛）和肌间神经丛（欧氏神经丛）两类（图6-12），是由大量的神经元和神经纤维组成的复杂的神经网络，广泛分布消化道壁内，可独立完成调节消化腺分泌、消化道运动及血管舒缩的局部反射。但在整体内，壁内神经丛还常受外来神经的调节和控制。

## 二、体 液 调 节

消化器官的功能活动除了受神经调节外，还受体液因素的调节，而调节消化功能的体液因素主要来自于消化道。因此，消化道也是体内最大的、最复杂的内分泌器官。目前已知，在胃肠道黏膜内散在分布着40多种内分泌细胞，其总量超过体内所有内分泌腺细胞的总和。由消化道内散在分布的内分泌细胞合成和释放的激素，统称为**胃肠激素**（gastrointestinal hormone）。

胃肠激素的生理作用非常广泛，各种激素的作用也不尽相同。主要作用是调节消化器官的功能。目前确认的，对消化器官功能影响较大的胃肠激素主要有：促胃液素、缩胆囊素、促胰液素、抑胃肽和胃动素等，这五种胃肠激素的主要作用见表6-2。

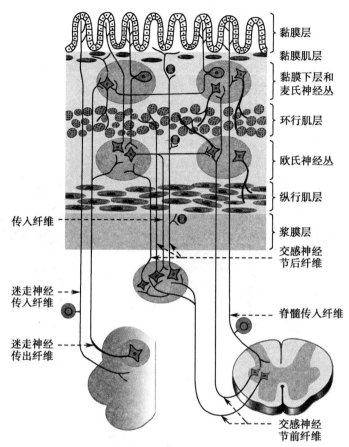

图 6-12　胃肠壁内神经丛及其外来神经的联系
（表示管壁各层及其壁内神经丛）

表 6-2　五种胃肠激素的分泌部位和主要生理作用

| 激素名称 | 分泌部位 | 主要生理作用 | 引起释放的因素 |
| --- | --- | --- | --- |
| 促胃液素（胃泌素） | 胃窦、十二指肠黏膜 | 促进胃肠运动、黏膜生长，促进胃液（以 HCl 为主）、胰液和胆汁分泌 | 迷走神经、蛋白质消化产物 |
| 缩胆囊素（促胰酶素） | 十二指肠、空肠黏膜 | 促进胰酶分泌，促进胆囊收缩和胆汁排放，促进小肠运动，促进胰腺外分泌组织生长 | 蛋白质的消化产物、脂肪酸 |
| 促胰液素（胰泌素） | 十二指肠、空肠黏膜 | 促进胰液中 $HCO_3^-$ 和水的分泌，抑制胃液分泌和胃肠运动 | 盐酸、脂肪酸 |
| 抑胃肽 | 十二指肠、空肠黏膜 | 抑制胃液分泌和胃的运动，促进胰岛素分泌 | 脂肪酸、葡萄糖、氨基酸 |
| 胃动素 | 胃、小肠、结肠黏膜 | 在消化间期刺激胃和小肠的运动 | 迷走神经、盐酸、脂肪 |

　　另外，经研究证明，多种胃肠激素不仅存在于胃肠道黏膜内，也存在于中枢神经系统中，这些双重分布的肽类物质统称为脑 - 肠肽。目前已知的脑 - 肠肽有促胃液素、缩胆囊素、P 物质、胃动素等。脑 - 肠肽的提出揭示了神经系统与消化系统之间存在着紧密的内在联系。

（王　静）

思考题

1. 胃酸分泌过少或过多对人体产生哪些不利影响？

2. 胃大部分切除后，为什么容易出现贫血？

3. 为什么小肠是营养物质消化和吸收的主要部位？

4. 食物中的糖、脂肪、蛋白质是如何消化的？

5. 为什么对轻度腹泻的病人提倡口服含盐溶液？

6. 为什么说不按时进餐，尤其是不吃早餐的人容易患胆结石？

7. 为什么精神紧张容易引起胃肠功能紊乱？

# 第七章 | 能量代谢与体温

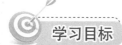
## 学习目标

1.掌握基础代谢率的概念,体温的概念及正常值,影响能量代谢的主要因素,机体的产热与散热途径。

2.熟悉测定基础代谢率的临床意义,体温的生理波动。

3.了解机体能量的来源和利用,体温调节中枢和体温调定点学说。

4.运用本章理论知识,解释体温变化的原因,指导学生如何对高热病人实施物理降温。

5.培养学生严谨的工作作风,提高自身职业素养。

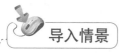
## 导入情景

**情景描述:**

儿科护士小张,在值夜班时,一位家长抱着小女孩急匆匆地来到儿科急诊室。女孩 3 岁,面色潮红,呼吸急促,身体摸上去很热。家长介绍,孩子已经感冒发热 3 天,用感冒药和消炎药效果都不好,也给孩子用酒精擦过身体,可发烧一直反反复复。今天体温又升到了 39.8℃,直打寒战,因为害怕就赶紧抱孩子来医院看病。

**请思考:**

1.发热是怎么回事?为什么会出现寒战?

2.日常生活中遇到发热病人,应采取哪些物理降温措施?

# 第一节 能 量 代 谢

生命活动最基本的特征是新陈代谢。新陈代谢包括合成代谢和分解代谢两个方面,合成代谢储存能量,分解代谢释放能量,两者相伴发生。生理学中通常将生物体内物质代谢过程中所伴随能量的释放、转移、储存和利用的过程称为**能量代谢**( energy metabolism )。

## 一、机体能量的来源与利用

### (一)能量的来源

外部环境中的热能和光能,不被机体利用。机体一切生命活动所需的能量物质,来自食物中糖、脂肪和蛋白质,它们的分子结构中蕴藏着化学能。糖是机体主要的能源物质,占所需能量的 60%~70%。葡萄糖被吸收后,一部分进入血液供全身组织细胞利用,其余部分经合成代谢以肝糖原和肌糖原的形式储存在肝和肌肉内;脂肪的主要功能是储存和供给能量,是机体能源物质在体内最主要的储存形式,人体所需能量的 30%~40% 来自脂肪。蛋

笔记

白质主要用于构建细胞结构与执行特殊生理功能,一般情况下,机体不靠蛋白质供能,只有在长期不能进食或体力极度消耗时,机体才依靠分解蛋白质提供能量。

### (二)能量的转移、储存和利用

各种能源物质在体内氧化过程中有 50% 以上的能量转化为热能,用于维持体温,其余部分能量主要以化学能的形式储存于三磷酸腺苷(ATP)等化合物的高能磷酸键中。当能量过剩时,ATP 将高能磷酸键转移给肌酸(C),在肌酸激酶催化下合成磷酸肌酸(CP)而储存起来;反之,组织消耗 ATP 增多时,CP 将高能磷酸键转移给二磷酸腺苷(ADP)而生成 ATP,以补充组织细胞 ATP 的消耗,从而满足机体各种生理活动的需求。因此,ATP 既是体内直接的供能物质,又是能量储存的重要形式(图 7-1)。

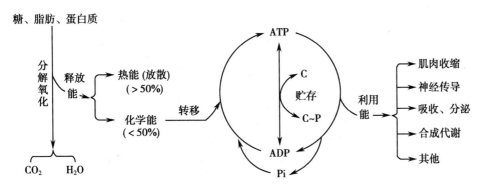

图 7-1　能量的释放、转移、储存和利用示意图

C:肌酸　Pi:无机磷酸　C～P:磷酸肌酸

### (三)能量代谢的衡量标准

机体能量代谢水平的高低用能量代谢率来衡量。能量代谢率是指单位时间内机体的产热量。产热量的高低与个体的体表面积成正比,用 $kJ/(m^2 \cdot h)$ 或 $kJ/(m^2 \cdot min)$ 来表示。体表面积可根据人体表面积测算图直接测出(图 7-2)。具体做法:将受试者的身高和体重在各

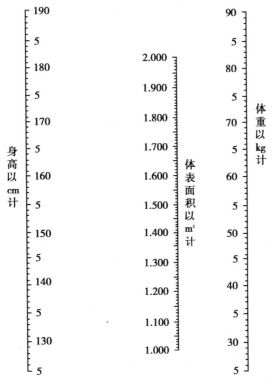

图 7-2　人体表面积测算图

自标尺上的两点连成一条直线,该直线与中间的体表面积标尺的交点就是该受试者的体表面积。

#### (四)能量平衡

人体的能量平衡是指机体摄入的能量与消耗的能量之间的平衡。根据二者之间的变化,将能量平衡分为能量的负平衡和能量的正平衡。若摄入食物的能量少于消耗的能量,机体即动用储存的能源物质,因而体重减轻,称为能量的负平衡;反之,若机体摄入的能量多于消耗的能量,多余的能量则转变为脂肪等组织,因而体重增加可导致肥胖,称为能量的正平衡。在日常生活中,人们可根据自身的实际生理需要、活动强度等调整能源物质的摄入量,使机体保持在有利于健康的能量代谢水平。

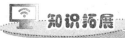

**肥胖的衡量标准**

体重指数(BMI)是目前国际上常用的衡量人体胖、瘦程度及是否健康的标准之一。

计算方法:BMI = 体重(kg)/[身高(m)]$^2$

世界卫生组织的标准是:BMI 的正常范围在 18.5~24.9;大于 25 为超重;大于 30 为肥胖。我国由于体型较小,BMI 最佳值应在 20~22;大于 22.6 为超重。腰围主要反映腹部脂肪的分布,男性腹围大于 101cm、女性大于 89cm,或男性腰围/臀围大于 0.9、女性大于 0.85,即使 BMI 正常,也应视为肥胖。

## 二、影响能量代谢的因素

影响机体能量代谢的因素有很多,性别、年龄、情绪、环境温度、功能状态以及内分泌等。而其主要影响因素有以下几方面。

#### (一)肌肉活动

肌肉活动对能量代谢的影响最为显著。机体任何一个轻微的运动即可提高能量代谢率。劳动或剧烈运动时机体的产热量可达安静时 10~20 倍。因此,把能量代谢率作为评估肌肉活动强度的指标。从表 7-1 可以反映出不同劳动强度或运动时的能量代谢率。

表 7-1　劳动或运动时的能量代谢率

| 肌肉活动形式 | 平均产热量[kJ/(m²·min)] | 肌肉活动形式 | 平均产热量[kJ/(m²·min)] |
|---|---|---|---|
| 静卧休息 | 2.73 | 扫地 | 11.36 |
| 课堂上课 | 3.40 | 打排球 | 17.04 |
| 擦窗户 | 8.30 | 踢足球 | 24.96 |
| 洗衣物 | 9.89 | | |

#### (二)环境温度

人体在安静状态下,环境温度在 20~30℃范围内,能量代谢最为稳定。当环境温度低于 10℃时,由于寒冷刺激反射性引起寒战及肌紧张增强,使能量代谢率提高。环境温度超过 30℃时,由于体内化学反应速度加快,发汗、呼吸、循环等活动增强,也可使能量代谢率提高。

#### (三)食物的特殊动力效应

进食后,即使在安静状态下,机体也会出现能量代谢率提高的现象,这种由于进食引起机体额外增加产热量的现象,称为**食物的特殊动力效应**。一般从进食后 1 小时左右开始产生效应,2~3 小时达到高峰,持续 7~8 小时。这种效应因食物种类不同而不同,蛋白质产

笔记

生的特殊动力效应最为显著,约为30%;糖和脂肪的效应分别为6%和4%左右;进食混合性食物约为10%。食物的特殊动力效应机制尚不清楚,可能与肝脏处理氨基酸或合成糖原等过程有关。

### (四)精神活动

机体处于精神紧张状态时,如激动、愤怒、恐惧、焦虑,机体的产热量将会明显增加。这主要是由于精神紧张引起交感神经兴奋、骨骼肌紧张性增强、甲状腺激素和肾上腺素等激素释放增多所致。

## 三、基础代谢率

基础代谢率是判断能量代谢水平高低的指标。当测定能量代谢率时,由于上述多种因素的干扰,所以,人体处于不同功能状态或环境条件下测定的数值不具有可比性。因此,规定了基础状态为测定状态。

### (一)基础代谢和基础代谢率的概念

基础状态指的是在清晨、清醒、静卧,空腹(禁食12小时以上),室温保持在20~25℃,精神安宁的状态。**基础代谢**是指基础状态下的能量代谢。机体在基础状态下单位时间内的能量代谢称为**基础代谢率**(basal metabolism rate,BMR)。基础代谢率不是人体最低的能量代谢率,熟睡时的代谢率更低,但做梦时可增高。

### (二)测定基础代谢率的临床意义

基础代谢率随性别、年龄的不同而有差异。当其他情况相同时,男性的基础代谢率平均值比同年龄组的女性高;儿童比成人高;年龄越大,代谢率越低。我国正常人男、女各年龄组BMR的平均值如表7-2所示。

表7-2 我国正常人基础代谢率的平均值[单位:$kJ/(m^2 \cdot h)$]

| 年龄(岁) | 11~15 | 16~17 | 18~19 | 20~30 | 31~40 | 41~50 | 51以上 |
|---|---|---|---|---|---|---|---|
| 男性 | 195.5 | 193.4 | 166.2 | 157.8 | 158.6 | 154.0 | 149.0 |
| 女性 | 172.5 | 181.7 | 154.1 | 146.5 | 146.9 | 142.4 | 138.6 |

临床评价基础代谢率,常采用基础代谢率相对值的百分率,计算公式为:

$$基础代谢率(相对值)=\frac{实测值-正常平均值}{正常平均值}\times100\%$$

一般来说,BMR的相对数值在±15%范围内均为正常。只有相对数值超过20%时,才具有病理学意义。在各种疾病中,甲状腺功能亢进时BMR可比正常值高25%~80%;甲状腺功能低下时,BMR可比正常值低20%~40%。因此,BMR的测定是临床诊断甲状腺疾病的辅助方法。此外,糖尿病、红细胞增多症、白血病等,BMR升高;肾上腺皮质功能低下,肾病综合征及垂体性肥胖症等,BMR降低。

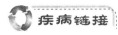

**疾病链接**

### 甲状腺功能亢进症

甲状腺功能亢进症是由于某些原因使甲状腺激素分泌过多,而引起基础代谢率明显升高。病人表现为怕热,出汗多,皮肤潮红,心慌,情绪急躁,食量大,体重下降,可伴有眼球突出,易疲劳,失眠,女性月经不规则等。

实验室检查:基础代谢率、甲状腺摄[131]碘率、血清$T_3$、$T_4$均高于正常值,血清TSH低于正常值。

# 第二节 体 温

人和高等动物的体温总是保持相对恒定，这是内环境稳态的重要表现，也是机体进行新陈代谢和生命活动的必要条件。机体的温度分为体核温度和体表温度。机体深部的温度称为体核温度，一般不会随环境温度的变化而变化，相对稳定，且各部位的温差较小；机体浅表部位的温度称为体表温度，易受环境温度和衣着的影响，因此，人体各部分之间差异较大，且不稳定。

**体温**( body temperature，T )通常是指机体的体核温度，即机体深部的平均温度，是临床护理工作中生命体征监测的重要指标之一。

## 一、正常体温及生理变动

### （一）体温的测量部位及正常值

由于机体深部的温度不易测量，所以临床上通常用直肠、口腔和腋窝等部位的温度来代表体温。直肠温度最接近体核温度，其正常值为 36.9～37.9℃；测量直肠温度时应将温度计插入直肠 6cm 以上；口腔温度的正常值为 36.7～37.7℃，清醒病人可选择舌下测量口腔温度；腋窝温度的正常值为 36.0～37.4℃，测量时应保持腋窝干燥，受试者上臂紧贴胸廓，测量时间不少于 10 分钟。

### （二）体温的生理变动

在生理情况下，体温可受昼夜、性别、年龄、环境温度、精神活动和肌肉活动等因素的影响，但变化范围一般不超过 1℃。

1. 昼夜变化　人的体温在清晨 2～6 时最低，午后 1～6 时最高，这种体温在昼夜交替中呈现的典型周期性波动，称为体温的昼夜节律或日节律，这种生物节律主要受下丘脑视交叉上核的控制。

2. 性别　在相同状态下，成年女性的体温平均高于男性 0.3℃左右。成熟女性的体温不仅具有日节律，其基础体温（基础状态下的体温，通常在早晨起床前测定）还随着月经周期呈现规律性波动（图 7-3）。一个月经周期中，女性的基础体温在排卵前期（卵泡期）较低，排卵日降至最低，排卵后（黄体期）升高 0.3～0.6℃，并维持在较高水平，直至下次月经期前。排卵后的体温升高，一般认为与黄体分泌的孕激素有关。临床上，通过测定女性月经

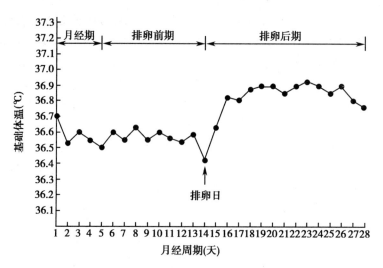

图 7-3　女性月经周期中基础体温曲线

周期中基础体温的变化,有助于了解有无排卵及排卵的日期。

3. 年龄 不同年龄的人能量代谢率水平不同,体温也有差异。儿童、青少年的体温较高,老年人体温偏低,成年人位于两者之间。新生儿(尤其是早产儿)由于体温调节中枢发育不完善,对环境变化的适应力差,故体温易受环境温度变化的影响。老年人由于调节能力减退,对环境温度变化的适应能力下降。因此,护理工作中应加强对小儿尤其是新生儿以及老年人的体温护理。

4. 情绪与肌肉活动 精神紧张、情绪激动、肌肉活动等都会使产热量增加,体温上升。因此,测量体温时应避免上述因素的影响。

5. 其他因素 麻醉药物可使皮肤血管扩张,机体散热增加而使体温降低。因此,病人手术后常感觉很冷,甚至寒战。护理工作中,应注意为麻醉病人保暖,但切忌使用热水袋以免病人发生烫伤。环境温度及进食等因素也会影响病人的体温。

## 二、机体的产热和散热

体温能够维持相对稳定,是在体温调节系统的作用下,产热、散热两个生理过程达到动态平衡的结果。

### (一)产热过程

1. 产热器官 不同的状态下,机体不同器官的产热量差异很大。安静状态下,内脏产热量最大,其中,肝的代谢最旺盛,产热量最高;劳动或剧烈运动时,骨骼肌的紧张性增强,产热量比安静时增加40倍。活动时,骨骼肌是机体的主要产热器官。不同组织器官在不同状态下的产热比例见表7-3。

表7-3 几种组织器官在不同状态下的产热量

| 组织器官 | 重量<br>(占体重的%) | 产热量(占机体总产热量的%) | |
|---|---|---|---|
| | | 安静状态 | 运动或劳动 |
| 脑 | 2.5 | 16 | 1 |
| 内脏 | 34 | 56 | 8 |
| 骨骼肌 | 56 | 18 | 90 |
| 其他 | 7.5 | 10 | 1 |

2. 产热方式 安静状态时,机体的产热量主要来自于基础代谢。而寒冷条件下,可通过寒战等反应来增加产热。因此,产热分为代谢产热和寒战产热两种方式。

(1)代谢产热:即非寒战产热,是指通过提高组织能量代谢率来增加产热的方式。非寒战产热作用最强的组织分布在两肩胛之间、颈背部、胸腔及腹腔大血管周围等处的棕色脂肪组织。棕色脂肪组织的代谢产热量约占非寒战产热总量的70%。

(2)寒战产热:寒战是指在寒冷环境中骨骼肌发生不随意的节律性收缩,其节律为9~11次/分。寒战的特点是屈肌和伸肌同时收缩,许多肌纤维同步化放电,同时肌肉收缩不做外功,能量全部转化为热量。当发生寒战时,机体能量代谢率可增加4~5倍,有利于维持机体在寒冷环境中的体热平衡。因此,寒战是机体在寒冷环境下的高效产热方式。

3. 产热调节 机体的产热活动受神经、体液等多因素的调节。寒冷刺激时,交感神经兴奋性增高,甲状腺激素和肾上腺髓质激素分泌增加,促进机体产热。

### (二)散热过程

1. 散热的途径和方式 人体主要的散热部位是皮肤,大部分体热通过皮肤以辐射、传导、对流和蒸发等方式散发到周围环境中,小部分体热随呼出气、尿、粪等排泄物散发。

皮肤散热的方式分为以下几类。

（1）辐射散热：是机体以热射线的形式将体热传给外界较冷物体的一种散热方式。在环境温度较低以及机体处于安静状态时，辐射散热是机体主要的散热方式，散热量约占总散热量的 60%。散热量的多少主要取决于皮肤与周围环境的温度差，其次取决于皮肤的有效散热面积。机体与环境的温差越大、辐射面积（体表暴露面积）越大，辐射散热量越大。

（2）传导散热：是机体将热量直接传给与之接触的低温物体的一种散热方式。散热效率取决于两物体间的温度差、接触面积和物体的导热性能。脂肪、棉毛织物、木材的导热性能差，传导散热量少，可起到保暖作用；水的导热性能良好，故临床上常用冰帽、冰袋给高热病人降温。

（3）对流散热：是指通过气体流动来交换热量的散热方式，它是传导散热的一种特殊形式。对流散热量的多少取决于气体的流速。风速越大，散热量越多。皮肤表层覆盖衣服，不易实现对流；棉毛纤维间空气不易流动，有利于保温。

当环境温度低于体温时，辐射散热、传导散热及对流散热发挥着重要的作用，而当环境温度等于或高于体表温度时，蒸发散热将成为散热的唯一有效方式。

（4）蒸发散热：是指机体通过体表水分的蒸发来散热的一种方式。正常情况下，每蒸发 1g 水可带走大约 2.43kJ 的热量。体表水分的蒸发是一种很有效的散热途径。临床上对高热的病人使用酒精擦浴降温，就是利用了蒸发散热的原理。蒸发散热分为不感蒸发和发汗两种形式。**不感蒸发**是指机体水分通过皮肤、口腔、呼吸道黏膜表面蒸发不为人所觉察的蒸发形式，与汗腺活动无关，又称不显汗，不受体温调节的影响。人体 24 小时的不感蒸发量约为 1000ml/d，在活动或运动状态下，不感蒸发量可以增加。婴幼儿不感蒸发的速率比成人高。

**发汗**也称可感蒸发，是指通过汗腺的活动向体表分泌汗液的过程，汗液蒸发时可带走大量的热量。发汗是一种反射性活动，与体温调节有关。发汗量与发汗速度受环境温度、湿度及机体活动的影响。环境温度越高，发汗速度越快。人在安静状态下，当环境温度达到 30℃左右时便开始发汗；如果空气湿度较高，且衣着较多时，气温在 25℃时便可引起发汗；劳动或体育运动时，气温即便在 20℃以下，也可引起发汗。正常情况下，汗液中的水分占 99% 以上，溶质成分中大部分是 NaCl 和尿素等。大量出汗时，由于水分的丢失比盐多，故易发生高渗性脱水。

2. 皮肤散热的调节　机体通过改变皮肤的血流量和发汗来调节散热。炎热环境中，交感神经兴奋性降低，皮肤血管扩张，微循环的动 - 静脉短路大量开放，血流量增加，汗腺分泌增加，散热量增加。而在寒冷环境中，交感神经紧张性增强，皮肤血管收缩，微循环的动 - 静脉短路关闭，血流量减少，汗腺分泌减少，散热量减少。汗腺接受交感神经胆碱能纤维支配，其末梢释放乙酰胆碱，作用于汗腺的 M 受体，促进汗腺分泌。因此，夏季炎热时应慎用阿托品等 M 受体阻断剂，以免引起闭汗。

## 三、体温调节

维持机体体温的相对稳定，有赖于行为性体温调节和自主性体温调节的共同参与，使机体的产热和散热过程处于动态平衡。自主性体温调节是根据体内、外环境温度的变动，在体温调节机构的控制下，通过改变皮肤血流量、汗腺活动、寒战等反应，使机体产热和散热量保持平衡，从而维持体温相对稳定的过程。行为性体温调节是机体有意识的改变姿势和行为来调节产热和散热活动的方式，是对自主性体温调节的补充。如气温变化时增减衣物、蜷缩身体和搓手跺脚等都属于行为性体温调节（图 7-4）。

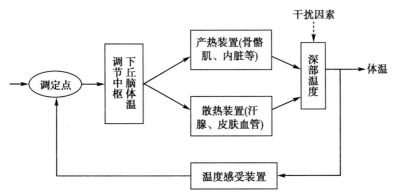

图7-4 体温调节机构示意图

## （一）温度感受器

温度感受器分为外周温度感受器和中枢温度感受器。

1. 外周温度感受器 存在于人体皮肤、黏膜、肌肉和内脏中，是对温度敏感的游离神经末梢，包括冷感受器和热感受器。每种温度感受器只对一定范围的温度变化敏感，皮肤中冷感受器的数目远远高于热感受器，因此，外周感受器主要是对冷感觉敏感，对温度的变化速率更为敏感。外周温度感受器可将温度信息传到体温调节中枢。

2. 中枢温度感受器 指在中枢神经系统内对温度变化敏感的神经元。主要分布于下丘脑内以及脊髓、延髓、脑干网状结构等处，包括热敏神经元和冷敏神经元。在视前区 - 下丘脑前部（PO/AH），热敏神经元居多，在局部组织温度升高时发放冲动频率增加；在脑干网状结构和下丘脑弓状核中以冷敏神经元居多，在局部组织温度降低时发放冲动频率增加。

## （二）体温调节中枢

1. 体温调节中枢 调节体温的中枢结构存在于从脊髓到大脑皮质的整个中枢神经系统中，体温调节的基本中枢位于下丘脑。如果破坏 PO/AH 区后，与体温调节有关的散热和产热反应都明显减弱或消失。

2. 体温调节途径 体温调节系统可接受多方面的信息传入，同时也能产生多系统的输出反应，是一种高级的中枢整合作用。调节途径主要包括三条：通过交感神经系统来调节皮肤血管舒缩反应和汗腺分泌活动，改变机体的散热量；由躯体神经调节骨骼肌活动来调节机体的产热量；通过改变激素的分泌来调节机体的能量代谢率，最终调节产热和散热过程。

## （三）体温调定点学说

体温调定点学说认为，体温调节就像是一个恒温器的调节，PO/AH 的温度敏感性神经元在体温调节中起调定点作用。调定点是指温度敏感神经元对温度的感受有一定的兴奋阈值，一般认为正常人为 37℃左右。下丘脑调定点属于控制系统，调节产热和散热过程处于平衡状态，以维持体温在调定点设定的温度水平。当体温高于 37℃时，热敏神经元活动增强，产热减弱，散热增强，使体温回降到 37℃；当体温低于 37℃时，冷敏神经元活动增强，产热活动增强，散热活动减弱，使体温回升到 37℃。

细菌感染所致的发热，就是由于致热原的作用，使 PO/AH 中热敏神经元的温度反应阈值升高，而冷敏神经元的阈值下降，因而调定点上移。此时机体通过皮肤血管收缩、寒战等方式使产热增加，散热减少，直到体温上升到新的调定点水平，如 39℃。如果不消除致热因素，产热和散热在新的调定点水平达到平衡，体温也将维持在 39℃。当致热因素解除后，体温调定点下移，机体通过发汗等方式使散热大于产热，直至体温回落到 37℃。因此，体温调定点处于正常水平是维持体温相对稳定的必要条件。

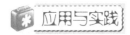 应用与实践

　　中暑是人体长时间在高温和热辐射的作用下,由于体温调节功能障碍,出现水、电解质平衡紊乱及神经系统功能损害等症状的总称。中暑时体温升高是由于散热不良所致,及时采用物理降温措施就可使中暑得到有效的缓解。如将病人移至通风良好的低温环境,去除其衣物,亦可采用冷水擦浴,必要时可用冰盐水进行胃或直肠灌洗等。

**请思考:**

1. 在炎热的夏季,如何预防中暑的发生?
2. 在高温或寒冷环境中,人体是如何维持体温相对恒定的?

（高惠宁）

 思考题

1. 如何指导病人进行基础代谢率的测定?
2. 对高热病人可以采取哪些降温措施?
3. 甲状腺功能亢进的病人基础代谢率为什么会升高?
4. 发热的病人在体温上升阶段和下降阶段分别有什么感受?为什么?

 笔记

# 第八章 尿的生成与排出

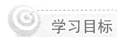
## 学习目标

1. 掌握尿生成的基本过程，肾小球的滤过及其影响因素，$Na^+$、$Cl^-$、葡萄糖和水的重吸收，抗利尿激素的来源、作用及分泌调节，尿量正常值及各种变化指标。

2. 熟悉肾脏功能对维持内环境稳态的意义，渗透性利尿，醛固酮的作用及分泌调节，肾小管和集合管的分泌功能，尿的排放。

3. 了解尿浓缩和稀释及其基本过程，尿液的理化特性。

4. 运用本章所学基本知识，通过观察尿量及尿液的颜色等性状，解释常见泌尿系统疾病的临床表现。

5. 养成良好的卫生习惯，积极预防泌尿系统疾病，发挥健康指导作用。

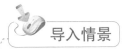
## 导入情景

**情景描述：**

彬彬同学，今年12岁。1个月前曾因上呼吸道感染、扁桃体肿大，服用抗生素进行治疗。半月前发觉颜面浮肿，眼睑尤其明显，并且尿量减少，妈妈非常担心，带他去医院就诊。医生体检发现彬彬面部水肿明显，血压升高，立即给他化验尿液、血液。化验结果显示异常，尿液中含有大量红细胞和蛋白质，即出现了血尿和蛋白尿；血液中免疫物质升高。排除其他相关疾病后，医生诊断彬彬由于免疫物质损伤了肾小球，引起了急性肾小球肾炎。住院治疗2周后，彬彬的各项检查恢复正常。

**请思考：**

1. 肾脏是如何产生的尿液？正常尿液有何成分？

2. 急性肾小球肾炎为何出现血尿、蛋白尿、水肿、高血压？

3. 若彬彬的病情进一步发展，出现肾功能衰竭，将会有哪些改变？

肾脏作为人体最重要的排泄器官，通过对血液进行滤过生成尿液的形式，不断清理着人体代谢产生的垃圾以及多余的或有害的物质。机体将新陈代谢过程中产生的代谢终产物、过剩的物质以及异物等，经血液循环通过相应的排泄器官排出体外的过程称为**排泄**（excretion）。机体的主要排泄器官除肾外，还有皮肤、肺、消化道等，其中肾脏排出的废物不但种类最多、数量最大（表8-1），而且肾脏能根据机体的需要随时通过改变水、无机盐、酸碱物质的排出量，从而调节体内水、电解质和酸碱平衡，维持机体内环境的稳态。此外，肾脏还具有内分泌功能，通过分泌多种激素参与生理活动的调节。

117

表8-1  人体的主要排泄器官及排泄物质

| 排泄器官 | 排泄物质 |
|---|---|
| 肾 | 水、无机盐、尿素、尿酸、肌酸、肌酐、药物、色素等 |
| 肺 | $CO_2$、水分、挥发性物质 |
| 皮肤 | 水、无机盐、尿素、乳酸等 |
| 消化器官 | 胆色素、无机盐、铅、汞等 |

# 第一节  尿的生成过程

尿的生成过程是在肾单位和集合管中进行的,包括肾小球的滤过、肾小管与集合管的重吸收及分泌这三个相互联系的基本环节。血浆通过肾小球的滤过作用形成原尿,再经肾小管、集合管的重吸收和分泌作用,最后形成终尿(图8-1)。

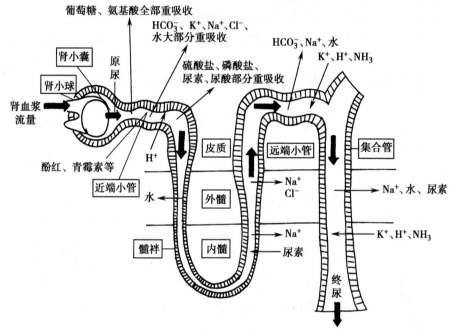

图8-1  尿生成基本过程示意图

## 一、肾小球的滤过功能

肾小球滤过是尿生成过程的第一步。血液流经肾小球毛细血管时,血浆中除血浆蛋白外的水分和小分子物质通过滤过膜,进入肾小囊形成原尿的过程,称为**肾小球的滤过作用**( glom-erular filtration )。通过微穿刺技术从大鼠肾小囊腔内抽取原尿进行化学分析,证明原尿中除蛋白质含量极低外,其他各种成分的浓度及晶体渗透压、酸碱度等都与血浆基本相同(表8-2),故原尿是血浆的超滤液。

表8-2  血浆、原尿和终尿的主要成分比较(g/L)

| 成分 | 血浆 | 原尿 | 终尿 |
|---|---|---|---|
| 水 | 900 | 980 | 960 |
| 蛋白质 | 80 | 0.3 | 0 |

续表

| 成分 | 血浆 | 原尿 | 终尿 |
|------|------|------|------|
| 葡萄糖 | 1 | 1 | 0 |
| 钠 | 3.3 | 3.3 | 3.5 |
| 钾 | 0.2 | 0.2 | 1.5 |
| 氯 | 3.7 | 3.7 | 6.0 |
| 磷酸根 | 0.03 | 0.03 | 1.2 |
| 尿素 | 0.3 | 0.3 | 20.0 |
| 尿酸 | 0.02 | 0.02 | 0.5 |
| 肌酐 | 0.01 | 0.01 | 1.5 |
| 氨 | 0.001 | 0.001 | 0.4 |

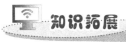

### 微穿刺技术

微穿刺技术是从肾单位水平研究肾功能的常用技术,利用显微操纵仪将外径6～10μm的微吸管插入肾小囊腔中,同时在近端小管起始部的小管内,注入液状石蜡防止滤液进入肾小管。然后用微吸管直接抽取肾小囊腔中的液体进行微量成分分析,从而证明原尿即是血浆滤过的超滤液。利用微穿刺技术还可抽取各段小管液进行成分分析,以研究各段肾小管和集合管的功能及肾对各种物质的清除率等。此外,该技术也广泛用于其他器官的生理、病理研究,尤其是动物模型的研究。

肾小球滤过的三个主要因素是肾血浆流量、滤过膜和有效滤过压。

### (一)肾血浆流量——滤过的前提

肾血浆流量是尿生成的前提,正常成人在安静状态下,每分钟两肾的血流量约为心输出量的1/5,按心输出量为6L/min计算,肾血流量每分钟约为1200ml。血浆约占全血容积的55%,则肾血浆流量约为660ml/min。因此,肾是机体血液供应最丰富的器官之一。每分钟两肾所生成的原尿量,称为**肾小球滤过率**( glomerular filtration rate,GFR),它是衡量肾功能的重要指标之一。在其他条件不变的情况下,肾血浆流量与肾小球滤过率呈正变关系。正常成人安静时两侧肾小球滤过率约为125ml/min,故两侧肾脏每24小时滤出的原尿量可达180L。正常成人在安静状态下,每分钟流经肾的血浆量约有1/5(19%)经肾小球滤入肾小囊成为原尿。

在血浆流量稳定的前提下,滤过率的大小主要取决于滤过膜及有效滤过压两因素。

### (二)滤过膜——滤过的结构基础

1. 滤过膜的组成 滤过膜由肾小球毛细血管内皮细胞、基膜和裂隙膜构成,每层的结构和功能特点不同。电镜下观察:毛细血管内皮细胞上有许多直径约70～90nm的小孔,称为窗孔,可阻止血细胞通过,但不阻止血浆蛋白的滤出;基膜是由水合凝胶构成的微纤维网,具有4～8nm的多角形网孔,网孔的大小决定不同分子大小的溶质是否可滤过,是滤过膜的主要屏障;肾小囊脏层的足细胞间形成裂隙,裂隙表面附有一层滤过裂隙膜,膜上有直径约4～11nm的微孔,能阻止血浆蛋白通过。肾小球毛细血管内皮细胞、基膜和裂隙膜三者共同构成了肾小球滤过的机械屏障(图8-2)。

研究还发现,在滤过膜的上皮细胞、足突及裂隙膜上均覆盖着一层带负电荷的酸性糖蛋白,构成了肾小球滤过的第二道屏障——电学屏障。

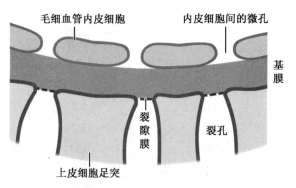

毛细血管内皮细胞　　　内皮细胞间的微孔

基膜

裂隙膜　　　裂孔

上皮细胞足突

图 8-2　肾小球滤过膜示意图

2. 滤过膜的通透性　滤过膜的组织结构特点决定了它的通透性。血浆中的物质能否通过滤过膜，主要取决于被滤过物质的分子大小及所带电荷。一般来说，分子量大于 70 000 及有效半径大于或等于 4.2nm 的大分子物质完全不能滤过；分子量小于 70 000 及有效半径小于 4.2nm 的物质，随有效半径的减小，被滤过的量逐渐增多。有些物质分子量不大，但由于与血浆蛋白结合，因而也不能滤过。如血红蛋白分子量约 64 000，可以通过滤过膜，但正常情况下，由于血红蛋白和血浆触珠蛋白结合成复合物，故不能滤出。只有当大量溶血时，血浆中血红蛋白量超过触珠蛋白的结合能力时，未被结合的血红蛋白才被滤出，因而出现血红蛋白尿。此外，血浆白蛋白分子量虽小，但由于带有负电荷，因而难以通过滤过膜的电学屏障。各种血细胞和血浆中的蛋白质均不能透过滤过膜，故滤液中既无血细胞，也几乎无蛋白质。

### （三）有效滤过压——滤过的动力

肾小球滤过的动力是**有效滤过压**( effective filtration pressure, EFP )。与组织液生成的有效滤过压相似，是由滤过的动力和阻力两部分组成的。

1. 滤过的动力　肾小球毛细血管血压和肾小囊内液的胶体渗透压是肾小球滤过的动力。由于肾小囊内超滤液中的蛋白质含量极低，所形成的胶体渗透压可忽略不计，故肾小球毛细血管血压是促使肾小球滤过的唯一动力（图 8-3）。实验测得入球小动脉端和出球小动脉端的毛细血管内压力几乎相等，约为 45mmHg。

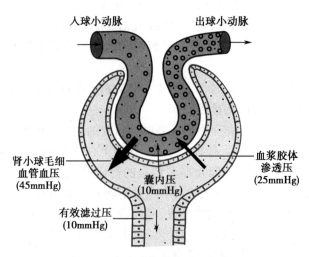

入球小动脉　　　出球小动脉

肾小球毛细
血管血压
(45mmHg)　　　血浆胶体
渗透压
(25mmHg)

囊内压
(10mmHg)

有效滤过压
(10mmHg)

图 8-3　肾小球有效滤过压示意图

○代表不可滤过的大分子物质

●代表可滤过的小分子物质

笔记

2. 滤过的阻力 肾小囊内压和血浆胶体渗透压是肾小球滤过的阻力。囊内压通常比较稳定,约为 10mmHg。因血浆中的水和晶体物质不断被滤出,血浆胶体渗透压逐渐升高:在入球端约为 25mmHg,出球端约为 35mmHg。

肾小球有效滤过压＝肾小球毛细血管血压－(血浆胶体渗透压＋肾小囊内压)

入球端：有效滤过压＝45－(25＋10)＝10mmHg

出球端：有效滤过压＝45－(35＋10)＝0mmHg

当血浆胶体渗透压升高到 35mmHg 时,有效滤过压下降到零,滤过便停止。

由此可见,尽管肾小球毛细血管全长都具有滤过功能,但只有从入球小动脉端到有效滤过压开始下降到零的这一段毛细血管才具有滤过作用。产生滤过作用的毛细血管长度取决于血浆胶体渗透压上升的速度及血浆流量的大小。一般情况下,滤过主要发生在入球端的毛细血管段。

### (四)影响肾小球滤过的因素

肾小球滤过的三个主要因素中,任何一个因素发生变化,都将对肾小球的滤过作用产生不同程度的影响。

1. 肾血浆流量的改变 肾血浆流量改变是影响肾小球滤过的最主要因素。在其他条件不变的情况下,肾血浆流量与肾小球滤过率呈正变关系。当肾血浆流量增加时,如静脉输入大量生理盐水,肾小球滤过率会升高。这是因为随着肾血浆流量增加,血浆胶体渗透压的上升速度减慢,可生成超滤液的肾小球毛细血管段相对延长。当肾血浆流量减少时,如失血性休克,交感神经兴奋致肾血管剧烈收缩,血浆胶体渗透压上升的速度快,肾小球滤过率降低。

2. 滤过膜的改变 主要包括有效滤过面积和滤过膜的通透性两个方面。成人两肾全部肾小球毛细血管总滤过面积约 1.5m² 以上,这样大的滤过面积有利于血浆的滤过。当肾脏发生某些病理改变,如急性肾小球肾炎时,肾小球毛细血管管腔狭窄或完全阻塞,导致有效滤过面积减少,肾小球滤过率降低,病人可出现少尿、甚至无尿。当病变造成滤过膜上带负电荷的糖蛋白减少而使电学屏障作用降低,或滤过膜的机械屏障被破坏时,一些本来不能滤过的大分子物质,如血浆蛋白、红细胞等也能通过滤过膜,病人将出现蛋白尿和血尿。

3. 有效滤过压的改变 构成有效滤过压的三个因素中的任何一个因素发生改变,都会影响肾小球的滤过率。

(1)肾小球毛细血管血压：当人体动脉血压波动在 80～180mmHg 范围内,因肾血管的自身调节作用(见本章第二节),使肾血流量得以保持相对稳定,肾小球毛细血管血压的变化不大,肾小球滤过率基本不变。但当休克等导致动脉血压显著下降,超出肾血流量自身调节范围时,肾小球毛细血管血压会降低,继而有效滤过压和肾小球滤过率下降,尿量减少。

(2)血浆胶体渗透压：正常人的血浆胶体渗透压不会有很大变化,只有当某些原因使血浆蛋白浓度降低(如静脉快速输入大量生理盐水、肝脏合成血浆蛋白减少)时,才会引起血浆胶体渗透压下降,继而有效滤过压增加,滤过率升高,尿量增多。

(3)肾小囊内压：生理情况下,肾小囊内压比较稳定。病理情况下,如输尿管结石,肿瘤压迫等引起输尿管梗阻,使肾盂内压、肾小囊内压逆行性升高,继而有效滤过压下降,肾小球滤过率降低。此外,异型输血引起溶血时,大量的血红蛋白滤过会导致肾小管堵塞,使肾小囊内压升高,肾小球滤过率降低,病人出现少尿或无尿。

## 二、肾小管和集合管的重吸收功能

从表 8-2 中对原尿和终尿进行比较,不难发现二者的量和成分有很大不同,这主要是因为肾小管和集合管的重吸收和分泌作用。原尿进入肾小管更名为小管液。小管液在流经肾小管和集合管时,其中的水和绝大部分溶质被肾小管和集合管上皮细胞重新转运回血液的过程,称为肾小管和集合管的**重吸收**( reabsorption )(图8-1)。

### (一)重吸收部位和特点

1. 重吸收的主要部位 肾小管各段和集合管因形态结构上存在差异,所以重吸收能力不尽相同。近端小管重吸收的物质种类最多,数量最大,是重吸收的主要部位。正常情况下,小管液中的葡萄糖、氨基酸等营养物质,几乎全部在近端小管被重吸收;80%~90%的$HCO_3^-$,65%~70%的水和$Na^+$、$K^+$、$Cl^-$等,也在近端小管被重吸收(表8-3)。其他各段肾小管和集合管重吸收的量少于近端小管,但与机体水、电解质和酸碱平衡的调节密切相关。

表 8-3 肾小管和集合管的重吸收特点

| 部位 | 主要溶质的重吸收情况 |
| --- | --- |
| 近端小管 | 全部:氨基酸、葡萄糖<br>大部分:水(65%~70%)、$Na^+$、$K^+$、$Cl^-$、$HCO_3^-$、$Ca^{2+}$<br>部分:尿素、尿酸、硫酸盐、磷酸盐<br>完全不吸收:肌酐 |
| 髓袢降支 | 部分:水(10%) |
| 髓袢升支 | 部分:$Na^+$、$Cl^-$、$K^+$、尿素 |
| 远端小管 | 部分:水(10%)、$Na^+$、$Cl^-$、$HCO_3^-$ |
| 集合管 | 部分:水(10%~20%)、尿素、$Na^+$、$Cl^-$ |

2. 重吸收方式 有主动重吸收和被动重吸收两种方式。

(1)主动重吸收:是肾小管上皮细胞逆浓度差或电位差转运物质的形式,需要消耗能量。葡萄糖、氨基酸及$Na^+$、$K^+$、$Ca^{2+}$等在肾小管和集合管的重吸收主要是主动重吸收。

(2)被动重吸收:是顺浓度差、电位差或借助渗透的转运形式,不需要消耗能量。重吸收的多少,除靠浓度差、电位差及渗透压差作用外,还取决于肾小管上皮细胞对重吸收物质的通透性。尿素、$Cl^-$、$HCO_3^-$及水等在肾小管和集合管的重吸收主要是被动重吸收。

3. 重吸收特点

(1)选择性:各段肾小管和集合管对溶质的重吸收具有选择性。如葡萄糖、氨基酸在近端小管被完全重吸收,不同部位对$Na^+$、$K^+$、$HCO_3^-$的重吸收比例不同,肌酐则不能被重吸收。这样既保留了对机体有用的物质,又能清除有害和过剩的物质,实现血液净化。

(2)有限性:由于肾小管和集合管上皮细胞膜上转运物质的转运体数量有限,因此各种物质在肾小管和集合管的重吸收都有一个最大限度,若血浆中某物质浓度过高,致使小管液中该物质的浓度超出了上皮细胞的最大重吸收限度时,该物质不能被全部重吸收,就会在终尿中出现。

### (二)几种主要物质的重吸收

1. NaCl 和水的重吸收 小管液中的 NaCl 和水约有99%在肾小管和集合管被重吸收,尿中排出的 NaCl 和水不到滤过量的1%。因此,水的重吸收量对终尿量影响很大,水的重吸收量减少1%,则终尿量就会增加一倍。除髓袢降支细段外,肾小管各段和集合管都有重吸收 NaCl 的能力,除髓袢升支对水几乎不通透外,肾小管各段和集合管都对水具有重吸收能力(表8-3)。NaCl 和水在近端小管的重吸收占滤液总量的65%~70%,在远端小管和集合管的重吸收约占滤液总量的12%。

$Na^+$主要靠上皮细胞膜上的$Na^+$泵主动重吸收;$Cl^-$是顺电位差和浓度差而被动重吸收。水的重吸收则是被动的渗透过程,取决于小管内外的渗透压差和管壁对水的通透性。当NaCl重吸收进入管周组织液而使渗透压升高时,促使小管液中的水不断进入上皮细胞及管周组织液而被重吸收（图8-4）。其中远端小管和集合管对NaCl和水重吸收的多少是根据机体水、盐平衡的需要，受抗利尿激素和醛固酮的调节，称为调节性重吸收。除远端小管和集合管外的肾小管各段对NaCl和水的重吸收量与机体是否缺盐、缺水无关，正常情况下对尿量没有明显影响，称为必需性重吸收。因此，尿量的多少主要取决于远曲小管和集合管，尤其是集合管对$Na^+$和水的重吸收量。

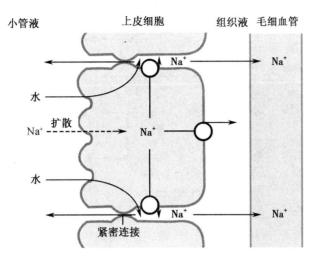

图8-4　近端小管对NaCl和水的重吸收示意图

肾小管和集合管对NaCl和水的重吸收，在机体维持细胞外液总量和渗透压相对稳定中起着重要作用。此外，$Na^+$的主动重吸收形成的势能储备，在葡萄糖、氨基酸、$HCO_3^-$等物质的继发性重吸收及$K^+$和$H^+$的分泌功能中起着重要的作用。

2. $HCO_3^-$的重吸收　小管液中99%的$HCO_3^-$以$CO_2$形式被重吸收。80%以上在近端小管被重吸收，其余在髓袢、远端小管和集合管被重吸收。$HCO_3^-$的重吸收与上皮细胞的$Na^+$-$H^+$交换相耦联。分泌入小管液中的$H^+$与$HCO_3^-$结合生成$H_2CO_3$，随后$H_2CO_3$分解为$CO_2$和水。$CO_2$是高度脂溶性物质，可迅速通过管腔膜进入细胞内。在细胞内，$CO_2$和水在碳酸酐酶的作用下重新结合生成$H_2CO_3$，$H_2CO_3$又解离成$H^+$和$HCO_3^-$。$H^+$经$Na^+$-$H^+$交换再进入小管液，大部分$HCO_3^-$与$Na^+$形成$NaHCO_3$转运回血液中（图8-7）。由于$CO_2$通过管腔膜的速度更快，故$HCO_3^-$的重吸收常优先于$Cl^-$，这一点对于体内酸碱平衡的维持具有重要意义，$NaHCO_3$是体内重要的碱储备。

3. $K^+$的重吸收　小管液中的$K^+$流经肾小管各段时几乎全部被重吸收。其中约70%在近端小管被重吸收；约20%在髓袢被重吸收；其余的$K^+$在远端小管和集合管继续被重吸收。小管液中的$K^+$通过逆浓度差主动转运入细胞，然后扩散至管周组织液并入血。终尿中的$K^+$绝大部分由远端小管和集合管分泌的。

4. 葡萄糖和氨基酸的重吸收　正常情况下，小管液在流经近端小管时，其中的葡萄糖和氨基酸几乎全部被重吸收入血，其他各段肾小管对葡萄糖都没有重吸收能力，因此尿中几乎没有葡萄糖和氨基酸。如果近端小管后段的小管液中仍含有葡萄糖或氨基酸，则终尿中将会出现葡萄糖或氨基酸。葡萄糖和氨基酸的重吸收都是继发于$Na^+$的主动重吸收。小管液中葡萄糖和$Na^+$一起与转运体结合后转运入细胞。在细胞内，$Na^+$、葡萄糖和转运体分离，$Na^+$被泵入组织液，葡萄糖则以易化扩散形式转运至管周组织液再入血。小管液中氨基酸的重吸收机制与葡萄糖的重吸收相似，只是其通过的转运体的结构不同（图8-5）。

近端小管对葡萄糖的重吸收具有一定限度。血浆中葡萄糖浓度升高，致使小管液中的葡萄糖浓度升高到超出近端小管上皮细胞的吸收限度时，则葡萄糖不能被全部重吸收，就会导致糖尿。尿中刚开始出现葡萄糖时的血糖浓度称为**肾糖阈**( renal glucose threshold )，正常值为 8.88～9.99mmol/L（1.6～1.8g/L）。血糖浓度超过肾糖阈后，随着血糖浓度的升高，尿中的葡萄糖也增多。

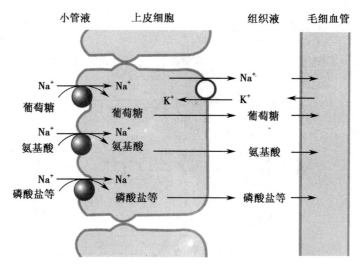

图 8-5　近端小管对葡萄糖、氨基酸和磷酸盐等的重吸收示意图
实心圆表示转运体，空心圆表示钠泵

5. 其他物质的重吸收　小管液中 $HPO_4^{2-}$、$SO_4^{2-}$ 等的重吸收与葡萄糖重吸收的机制基本相同。小管液中微量的蛋白质，则通过肾小管上皮细胞的吞饮作用而被重吸收。尿素则在近端小管和髓袢升支细段及内髓部集合管内顺浓度差扩散而被动重吸收。

### （三）影响重吸收的主要因素

1. 小管液中溶质浓度　小管液中溶质所形成的渗透压，是对抗肾小管重吸收水的力量。如果小管液中某种溶质的浓度高，形成的高渗透压就会阻碍肾小管对水分的重吸收，使尿量增多。糖尿病病人出现多尿现象，就是因为血糖升高超过了肾糖阈，肾小管不能将小管液中增多的葡萄糖全部重吸收，导致小管液中葡萄糖含量增加，小管液渗透压升高，阻碍了水的重吸收，使尿量增多并出现糖尿。临床上根据上述原理，使用某些不能被肾小管重吸收的物质（如甘露醇等），以增加肾小管液中的渗透压，阻碍肾小管对水的重吸收，达到利尿消肿的目的，这种利尿方式称为**渗透性利尿**( osmotic diuresis )（图 8-6）。

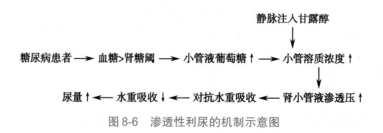

图 8-6　渗透性利尿的机制示意图

2. 球-管平衡　实验表明，近端小管的重吸收率与肾小球滤过率之间存在一定的平衡关系，当肾小球滤过率增加时，近端小管对 $Na^+$ 及水的重吸收率也会相应增加，反之则降低。即无论肾小球滤过率有何变化，近端小管对 $Na^+$ 和水的重吸收率始终保持在滤过率的65%～70%，这一现象称为**球-管平衡**。这种多滤过多吸收、少滤过少吸收的平衡关系，与近端小管对 $Na^+$ 的定比重吸收有关。其生理意义在于使尿中 $Na^+$ 和水的排出量不会因肾小球滤过率的增减而出现大幅度的变动。在某些情况下，球管平衡状态可被打破。如使用渗

笔记

透性利尿剂时,由于小管液中溶质浓度升高,妨碍了水的重吸收,近端小管的重吸收率将明显低于65%～70%,使尿量增加。

### 三、肾小管和集合管的分泌功能

肾小管和集合管上皮细胞将自身的代谢产物或血浆中的某些物质转运到小管液中的过程,称为**肾小管和集合管的分泌( secretion )**(图8-1)。肾小管和集合管主要分泌$H^+$、$NH_3$和$K^+$,对维持酸碱平衡和水电解质平衡具有重要意义(图8-7)。

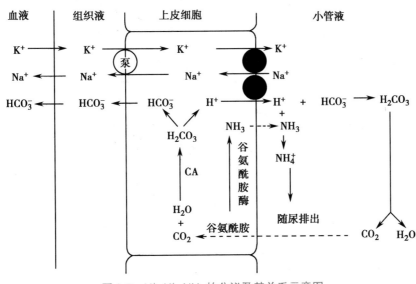

图8-7　$H^+$、$K^+$、$NH_3$的分泌及其关系示意图
注:●表示转运体;------表示单纯扩散

#### (一)$H^+$的分泌

肾小管各段和集合管上皮细胞均能分泌$H^+$,但主要在近端小管。$H^+$的分泌是以$Na^+$-$H^+$交换的方式进行。由细胞代谢产生或从小管液进入细胞的$CO_2$,在碳酸酐酶($CA$)的催化下,与水生成$H_2CO_3$,后者又离解成$H^+$和$HCO_3^-$。细胞内的$H^+$和小管液中$Na^+$与细胞膜上的反向转运体结合,$H^+$被分泌到小管液中,小管液中的$Na^+$则被吸收入血液,此过程称为$Na^+$-$H^+$交换。细胞内生成的$HCO_3^-$大部分以$Na^+$-$HCO_3^-$同向转运的方式进入细胞间隙再入血。分泌入小管液的$H^+$与其内的$HCO_3^-$生成$H_2CO_3$,后者分解的$CO_2$又扩散入细胞在细胞内再生成$H_2CO_3$。如此反复循环,每分泌一个$H^+$,就可重吸收一个$Na^+$和一个$HCO_3^-$回到血液。所以,$Na^+$-$H^+$交换实际上是肾脏排酸保碱的过程。

#### (二)$NH_3$的分泌

$NH_3$主要由远曲小管和集合管分泌。肾小管上皮细胞所分泌的$NH_3$,主要由肾小管上皮细胞内的谷氨酰胺脱氨而来。$NH_3$具有脂溶性,能通过细胞膜向pH较低的小管液自由扩散。进入小管液的$NH_3$与小管液中的$H^+$结合成为$NH_4^+$,并随尿排出体外。如果$H^+$的分泌被抑制,尿中排出的$NH_4^+$也就减少,故上皮细胞分泌$H^+$对于$NH_4^+$的排出有促进作用。肾小管分泌$NH_3$,不仅由于$NH_4^+$形成而促进排$H^+$,而且也促进了$HCO_3^-$的重吸收,间接起到了排酸保碱的作用。可见$NH_3$的分泌与$H^+$的分泌相互促进,对维持机体酸碱平衡具有重要意义。

#### (三)$K^+$的分泌

尿中的$K^+$主要由远曲小管和集合管分泌,$K^+$的分泌是一种被动过程,其分泌与$Na^+$的重吸收有密切关系。远曲小管和集合管上皮细胞对$Na^+$的主动重吸收,造成了小管腔内的负电位，K$^+$ 便顺电位差从上皮细胞进入小管液，故 Na$^+$ 的主动重吸收可促进 K$^+$ 的分泌。这种 Na$^+$ 重吸收与分泌 K$^+$ 相互关联的现象，称为 Na$^+$-K$^+$ 交换。由于泌 K$^+$ 和泌 H$^+$ 都是与 Na$^+$ 进行交换，故 Na$^+$-K$^+$ 交换和 Na$^+$-H$^+$ 交换二者间呈竞争性抑制，这与小管液中可供交换的 Na$^+$ 数量有关。在酸中毒时，肾小管上皮细胞内碳酸酐酶的活性增强，H$^+$ 生成增多，Na$^+$-H$^+$ 交换增多，从而抑制 Na$^+$-K$^+$ 交换，使 K$^+$ 的分泌减少，导致血钾浓度升高。而高钾血症时，由于 Na$^+$-K$^+$ 交换增强，Na$^+$-H$^+$ 交换受抑制，可引起体内 H$^+$ 浓度增加而产生酸中毒。

另外，尿中 K$^+$ 的排出量与饮食有明显的相关性：高 K$^+$ 饮食可排出大量的 K$^+$，低 K$^+$ 饮食则尿中排 K$^+$ 量减少，不进食也能排出一部分 K$^+$。所以在临床上应对不能进食的病人适当补充 K$^+$，以免发生低钾血症。

### （四）其他物质的排泄

体内的某些代谢产物如肌酐和进入体内的物质如青霉素、酚红等，它们均可在近端小管被直接排入小管腔中通过尿液而排出体外。肌酐可以经肾小球滤过，但每日随尿排出的肌酐量大于滤过量，表明部分肌酐是由肾小管和集合管分泌入小管液的。当肾小管功能受损或肾小球滤过率减少时，血肌酐含量可增多。因此，血肌酐水平是判定肾功能的一个重要指标。进入体内的青霉素、酚红等在血液中大多与血浆蛋白结合而运输，主要由近端小管分泌入小管液。

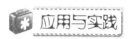

当肾小球滤过率减少或肾小管功能受损引起少尿、无尿时，肾不能充分排出体内蛋白质代谢产物引起含氮代谢产物的潴留，使肌酐、尿素氮、尿酸等非蛋白含氮物质在血液中的含量增高，形成氮质血症。病人出现恶心、呕吐等表现。血肌酐是衡量肾功能的一个重要因素。由于肾病在早期血中尿酸浓度将首先增加，因此，血清尿酸的测定有助于肾病的早期诊断。

**请思考：**

1. 血液中哪些成分的含量变化能反映肾脏的功能？
2. 护理氮质血症病人时，在饮食方面应注意什么？

## 第二节　尿生成的调节

尿生成的完成有赖于肾小球的滤过和肾小管、集合管的重吸收及分泌过程。因此，凡是能调节这三个基本过程的因素都能调节尿的生成。

### 一、肾小球功能的调节

肾血流量是影响肾小球滤过的最主要因素，其调节包括自身调节和神经体液调节。

#### （一）肾血流量的自身调节

实验表明，当动脉血压在 80～180mmHg（10.7～24.0kPa）范围内变动时，肾血流量总能保持基本不变（图 8-8），这种现象即使在去除肾神经或离体肾脏中仍然存在，说明这是一种自身调节。把这种不依赖神经和体液因素的作用，在一定血压变动范围内保持肾血流量相对稳定的现象称为肾血流量的自身调节。目前多数学者认为肾血流量的自身调节是通过肾入球小动脉平滑肌的舒缩实现的。当肾动脉压降低时，入球小动脉舒张，阻力减小，肾血流量不致明显减少；反之，当肾动脉血压升高时，入球小动脉收缩，口径缩小，阻力增大，肾血流量就不会随动脉血压升高而增多，以保持肾血流量相对稳定。当动脉血压低于 80mmHg 或高于 180mmHg 时，由于入球小动脉血管平滑肌舒缩达到极限，即超过了肾自身调节能力，肾血流量就会随血压的改变而发生明显变化。所以通过肾血流量的自身调节作用，当动脉血压 80～180mmHg 在范围内变动时，肾血流量仍能维持相对稳定，以保证机体在安静时肾泌尿功能的完成。

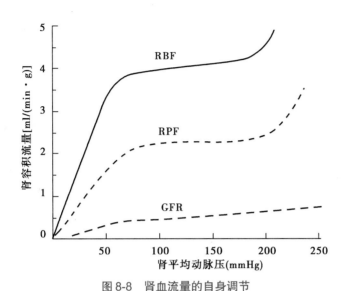

图 8-8　肾血流量的自身调节

RBF：肾血流量　RPF：肾血浆流量　GFR：肾小球滤过率

### （二）肾血流量的神经体液调节

肾血管主要受交感神经支配，其节后纤维末梢主要释放去甲肾上腺素。正常人在安静状态下，肾交感神经紧张性较低，对肾血流量无明显的影响。交感神经兴奋时，通过收缩入球小动脉，使肾血流量减少，肾小球滤过率降低。调节肾血流量的体液因素主要有肾上腺素、去甲肾上腺素、血管升压素、血管紧张素等，它们均可使肾血管收缩，肾血流量减少。机体在剧烈运动或应激时减少肾血流量，可使体内血液重新分配，以保证重要器官的血液供应。

## 二、肾小管和集合管功能的调节

调节肾小管和集合管功能的神经因素是交感神经。交感神经通过以下两个方面来调节尿的生成：①能刺激近球细胞释放肾素，使血管紧张素Ⅱ和醛固酮分泌增加，促进肾小管对 NaCl 和水的重吸收；②能增加近端小管和髓袢上皮细胞对 $Na^+$、$Cl^-$ 和 $H_2O$ 的重吸收。肾小管和集合管的功能主要通过体液因素调节。

### （一）抗利尿激素

1. 抗利尿激素的作用　**抗利尿激素**（antidiuretic hormone，ADH）由下丘脑视上核和室旁核内分泌神经元分泌，在神经垂体储存并释放入血。ADH 主要生理作用是提高远曲小管和集合管上皮细胞对水的通透性，促进水的重吸收，使尿量减少，从而发挥抗利尿作用。大剂量的 ADH，除抗利尿作用外，还能收缩全身小动脉（包括冠状动脉），使外周阻力增大，动脉血压升高，因此又称为**血管升压素**（arginine vasopressin，AVP）。

2. 抗利尿激素分泌的调节　抗利尿激素释放的调节受多种因素的影响，其中最主要的因素是血浆晶体渗透压、循环血量和动脉血压的变化（图 8-9）。

（1）血浆晶体渗透压的改变：血浆晶体渗透压是影响抗利尿激素释放的最主要因素。在

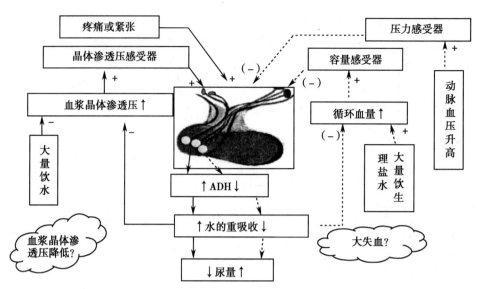

图 8-9　ADH 分泌及其分泌调节示意图

下丘脑视上核及其附近存在对血浆晶体渗透压变化十分敏感的渗透压感受器。当人体大量出汗、呕吐、腹泻等失水增多时，血浆晶体渗透压升高，刺激渗透压感受器，使抗利尿激素合成和分泌增加，水的重吸收增多，导致尿液浓缩、尿量减少，有利于血浆晶体渗透压恢复到正常范围。相反，正常人如果在短时间内一次饮用 1～2L 清水，约 20 分钟后，尿量就会明显增加。这种由于大量饮用清水引起尿量明显增多的现象称为**水利尿**( water diuresis )。水利尿的产生主要是由于大量水被吸收入血，血浆晶体渗透压降低，抑制了抗利尿激素的合成和释放造成的。实验表明，如果是饮入等量的生理盐水，尿量在 30 分钟后轻度增加，这是因为胃肠道对水和盐同时吸收入血，不会引起血浆晶体渗透压的改变，因此尿量增加不明显（图 8-10）。

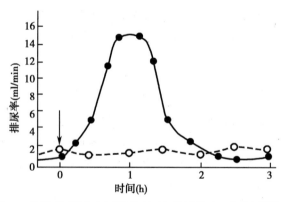

图 8-10　一次饮 1L 清水（实线）和饮 1L 等渗盐水（虚线）后的排尿率
箭头表示饮水时间

　　（2）循环血量的改变：在左心房和胸腔大静脉处存在容量感受器，当循环血量发生改变时，可刺激容量感受器，反射性调节 ADH 的释放，从而调整血容量。当血容量过多时（如静脉大量补液），对容量感受器刺激增强，兴奋经迷走神经传入下丘脑，反射性地抑制 ADH 的合成和释放，从而使水重吸收减少，尿量增多，排出体内过多水分，使血容量恢复正常；反之，当血容量减少时（如大失血），对容量感受器的刺激减弱，ADH 释放增加，水重吸收增多，尿量减少，从而有利于血容量和血压的恢复。

（3）动脉血压变化：动脉血压升高，对压力感受器刺激增强，也可反射性地抑制 ADH 的释放；反之，动脉血压下降时，对压力感受器的刺激减弱，反射性增加 ADH 的释放，使尿量减少。

此外，剧烈的疼痛、应激性刺激、高度的精神紧张、恶心、呕吐以及血管紧张素Ⅱ的作用等，均可促进抗利尿激素的释放。而寒冷刺激和心房钠尿肽则抑制其释放。某些药物，如尼古丁和吗啡，可刺激抗利尿激素的释放，乙醇可抑制抗利尿激素的释放，故饮酒后尿量可增加。在临床上，由于下丘脑、下丘脑 - 垂体束或神经垂体病变，引起抗利尿激素合成、释放障碍，病人尿量增多，每日可达 10L 以上，称为尿崩症。

### （二）醛固酮

1. 醛固酮的作用　　醛固酮（aldosterone）是肾上腺皮质球状带分泌的激素。主要作用是促进远曲小管和集合管对 $Na^+$ 的主动重吸收和促进 $K^+$ 的分泌。由于 $Na^+$ 的重吸收伴随有 $Cl^-$ 和水的重吸收，同时还促进 $K^+$ 的排出，所以醛固酮具有保 $Na^+$、排 $K^+$ 和保水的作用，可使细胞外液量增加，尿量减少，以保持血 $Na^+$ 和血 $K^+$ 浓度的平衡。

2. 醛固酮分泌的调节　　醛固酮的分泌主要受肾素 - 血管紧张素 - 醛固酮系统以及血 $K^+$、血 $Na^+$ 浓度的调节（图 8-11）。

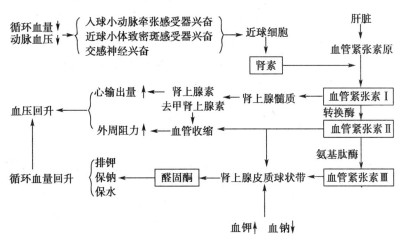

图 8-11　醛固酮的分泌及其分泌调节示意图
注：方框表示肾素 - 血管紧张素 - 醛固酮系统

（1）肾素 - 血管紧张素 - 醛固酮系统：肾素主要由近球细胞分泌，是一种蛋白水解酶。它能催化血浆中的血管紧张素原（主要由肝脏产生，是一种 α 球蛋白）分解，生成血管紧张素 Ⅰ（10 肽），血管紧张素 Ⅰ 可刺激肾上腺髓质分泌肾上腺素。血管紧张素 Ⅰ 在血液和组织中的转换酶作用下降解，生成血管紧张素 Ⅱ（8 肽），血管紧张素 Ⅱ 可刺激肾上腺髓质合成和分泌肾上腺素和去甲肾上腺素，使心跳加强加快，血管收缩，血压升高。血管紧张素 Ⅱ 可在氨基肽酶的作用下降解成血管紧张素 Ⅲ（7 肽），它和血管紧张素 Ⅱ 都具有收缩血管和刺激醛固酮分泌的作用，但血管紧张素 Ⅱ 的缩血管作用较强，而血管紧张素 Ⅲ 则主要是刺激肾上腺皮质球状带分泌醛固酮。此外，血管紧张素 Ⅱ 还能刺激神经垂体释放抗利尿激素，因而能增加远曲小管和集合管对水的重吸收。由于肾素、血管紧张素和醛固酮之间有着相互密切的功能联系，因此被称为肾素 - 血管紧张素 - 醛固酮系统。

肾素的分泌受多方面因素的调节，循环血量减少、交感神经兴奋、肾上腺髓质释放肾上腺素和去甲肾上腺素增加等，均可促进肾素的释放。肾内有两种感受器与调节肾素分泌有关，即入球小动脉处的牵张感受器和近球小体的致密斑感受器。当动脉血压下降或循环血量减少时,入球小动脉的压力下降和血流量减少,牵张刺激减弱,入球小动脉牵张感受器兴奋,肾素释放量增加。当流经致密斑处的小管液 $Na^+$ 含量降低时,可激活致密斑感受器,肾素释放量也可增加。此外,近球细胞受交感神经支配,交感神经兴奋时,亦能引起肾素释放量增加。肾上腺素、去甲肾上腺素可直接刺激近球细胞分泌肾素。

（2）血 $Na^+$ 和血 $K^+$ 的浓度：当血 $K^+$ 浓度升高或血 $Na^+$ 浓度降低时,可直接刺激肾上腺皮质球状带,使醛固酮分泌增加;反之,血 $K^+$ 浓度降低或血 $Na^+$ 浓度升高,则醛固酮分泌减少。肾上腺皮质球状带对血 $K^+$ 浓度升高十分敏感,当血 $K^+$ 浓度仅增高 0.5mmol/L 时,就可引起醛固酮的分泌。因此,血中的 $Na^+$、$K^+$ 的浓度与醛固酮分泌的关系十分密切。

### （三）心房钠尿肽

心房钠尿肽是心房肌细胞合成的一种激素。它的主要作用是使血管平滑肌舒张和抑制集合管对 NaCl 的重吸收,促进 NaCl 和水排出,因而具有明显的降压和利尿作用。

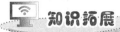

#### 肾的内分泌功能及其意义

肾脏除具有排泄功能外,还具有重要的内分泌功能,其分泌的生物活性物质主要有:①肾素,通过肾素 - 血管紧张素 - 醛固酮系统（RAAS）参与调节血压和水钠代谢。慢性肾病时,RAAS 活性增强是形成肾性高血压的因素之一。②前列腺素、激肽,并通过激肽 - 缓激肽 - 前列腺素系统（KKPGS）参与血压的调节。慢性肾病时,KKPGS 活性下降是引起肾性高血压的因素之一。③促红细胞生成素,通过刺激骨髓造血参与红细胞生成的调节。慢性肾病发生肾性贫血,与其分泌减少有关。④ 1, 25-$(OH)_2$ 维生素 $D_3$,参与调节钙磷代谢,维持骨骼正常结构与功能。慢性肾衰时,1, 25-$(OH)_2$ 维生素 $D_3$ 生成减少,导致低钙血症,用维生素 D 治疗无效,并诱发肾性骨营养不良。

此外,肾是多种激素灭活的场所,可灭活甲状旁腺素、促胃液素等激素,参与激素代谢的调节。慢性肾衰时,易发生肾性骨营养不良和消化性溃疡,与这两种激素灭活减少有关。

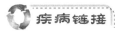

#### 肾功能衰竭与尿毒症

肾功能衰竭是指因肾内和肾外疾病引起肾泌尿功能严重障碍,出现的代谢产物、毒物在体内蓄积,水、电解质和酸碱平衡紊乱,以及肾脏内分泌功能障碍等一系列临床综合征。主要表现为尿（质和量）的异常,氮质血症,高血压,贫血,骨性营养不良及电解质紊乱、酸中毒等。

肾功能衰竭发展到最后阶段,由于代谢产物和毒性大量蓄积而引起一系列全身性自体中毒症状,称为尿毒症,也是该病最严重的阶段。此时病人尿量明显减少甚至无尿,上述肾功能衰竭的表现进一步加重,并且由于毒素作用出现各器官功能障碍和代谢障碍,如尿毒症脑病、心力衰竭、心律失常、呼吸困难等。

## 第三节　尿的浓缩和稀释

肾脏具有浓缩和稀释尿液的功能。尿液的浓缩和稀释是根据尿的渗透压与血浆渗透压相比较而确定的。生理情况下,当机体缺水时,尿量减少,尿的渗透压将明显高于血浆渗透压,称为高渗尿,表示尿液被浓缩;而当机体水过剩时,尿的渗透压则低于血浆渗透压,称为低渗尿,表示尿被稀释。如果肾稀释和浓缩尿的功能受损,则无论机体缺水还是水过剩,排出终尿的渗透压总是与血浆渗透压相等或相近,称为等渗尿。正常人的原尿渗透压与血浆渗透压基本相同,而终尿的渗透压则可在 $50\sim1200\ mOsm/(kg\cdot H_2O)$ 范围内变动,可见肾根据机体水平衡的需要对尿进行浓缩和稀释的能力很强,这一功能对维持机体体液平衡和渗透压的相对恒定具有重要的意义。测定尿液渗透压可以了解肾浓缩和稀释尿的能力,临床上常用水利尿试验来检测肾对尿液的稀释能力。

尿的浓缩必须具备两个基本条件:①肾髓质存在高渗透压梯度。②抗利尿激素的调节。

# 一、尿浓缩的动力——肾髓质高渗透压梯度

实验研究表明,正常情况下,肾髓质部组织液的渗透压高于血浆渗透压,表明肾髓质的组织液为高渗状态,而且从外髓向乳头部,越接近肾乳头处,渗透压越高,称为肾髓质高渗透压梯度(图 8-12)。肾髓质高渗透压梯度是小管液水被重吸收的潜在动力,当管壁对水有通透性时,小管液在髓质组织间液高渗透压梯度的作用下,水即被"抽吸"出来,进入组织间液,进而扩散入血液。

## (一)肾髓质高渗透压梯度的形成

肾髓质高渗透压梯度的形成主要与各段肾小管对 $Na^+$、水和尿素的通透性不同有密切关系(图 8-13)。

1. 外髓部高渗透压梯度的形成　在外髓部,髓袢的形态和功能特性是形成肾髓质高渗透压梯度的重要条件。由于髓袢升支粗段能主动重吸收 $NaCl$,对水不通透,故升支粗段外周组织间液因为重吸收 $NaCl$ 而变成高渗,并且随着对 $NaCl$ 的重吸收,升支粗段管周组织液的渗透压逐渐升高,于是从皮质到近内髓部的组织液形成了一个渗透压逐渐增高的梯度。可见,外髓部的高渗透

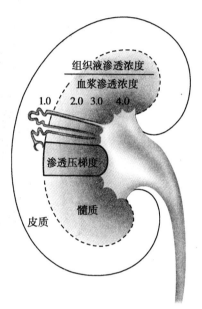

图 8-12　肾髓质高渗梯度示意图
髓质颜色越深,表示渗透压越高

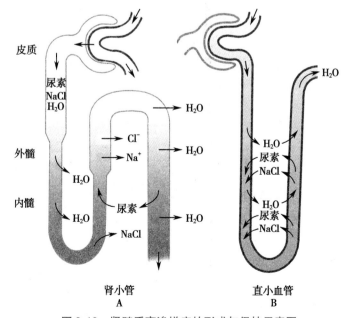

图 8-13　肾髓质高渗梯度的形成与保持示意图
A. 肾髓质高渗梯度的形成;B. 直小血管在保持肾髓质高渗梯度中的作用

压梯度的形成是由于NaCl主动重吸收所致。

2. 内髓部高渗透压梯度的形成　　在内髓部的高渗透压梯度主要由集合管扩散出来的尿素进行再循环和由髓袢升支细段扩散出来的NaCl共同形成的。由于内髓部集合管管壁对尿素通透性增加，小管液中尿素便顺着浓度差向内髓部组织液扩散，使内髓部组织液渗透压增高。而在升支细段，管壁对尿素的通透性大，进入内髓组织液中的尿素因而又顺浓度梯度扩散入升支细段，在小管液中流至内髓集合管时再扩散入组织液，形成尿素的再循环，尿素的再循环有助于内髓高渗透压梯度的形成和加强。而NaCl的扩散发生于内髓部，在升支细段，管壁对$Na^+$易通透，NaCl顺浓度差扩散入组织液，参与内髓部高渗透压梯度的形成。因此两者共同配合的结果，使内髓组织液的渗透压由近外髓部至乳头部逐渐增高，形成了内髓部的高渗透压梯度。

由于尿素为蛋白质代谢的产物，当营养不良、蛋白质摄入不足或蛋白质代谢减弱时，尿素生成量减少，内髓部中的尿素含量减少，使渗透压梯度降低，导致肾小管和集合管对尿的浓缩能力减弱，使尿量和渗透浓度发生改变；当补充蛋白质后，肾对尿的浓缩功能就可得到改善。

### （二）肾髓质高渗透压梯度的保持

肾髓质高渗透压梯度的保持，主要依靠直小血管的逆流交换作用来实现。由于肾髓质的直小血管也呈U形，其血管壁对水和溶质都有高度通透性，故NaCl和尿素就可在直小血管的升支和降支之间循环交换运行着（图8-13），不致被血流带走过多而被保存在肾髓质内；同时组织间液中的水分又能不断随血液返回体循环，不会过多停留于肾髓质中，从而使肾髓质的高渗透压梯度得以保持。可见，直小血管的逆流交换作用意义在于：留住溶质，带走水分，保持肾髓质始终呈高渗透压梯度状态。

## 二、尿浓缩和稀释的基本过程

尿的浓缩和稀释是在髓袢、远曲小管和集合管内进行的。正常情况下，当机体缺水时，血浆渗透压升高，抗利尿激素分泌增多，远曲小管和集合管对水的通透性增加，小管液流经肾髓质高渗区时，小管液的水在管内、外渗透压差的作用下，不断向肾髓质间隙扩散而重吸收，尿的渗透压明显升高而使尿液被浓缩，导致尿量减少并呈高渗尿（图8-14）；反之，当机体水过剩时，血浆渗透压降低，抗利尿激素分泌减少，远曲小管和集合管对水的通透性降低，水的重吸收减少，小管液渗透压下降，尿液被稀释，导致尿量增多并呈低渗尿（图8-15）。可见水的重吸收对终尿量的影响十分显著，是调节终尿量的关键因素；肾髓质间液高渗梯度的形成和保持是尿浓缩的动力条件；抗利尿激素释放量的多少是决定尿液浓缩程度的关键因素。通过尿的浓缩或稀释，使泌尿功能更好地适应机体水平衡的需要。

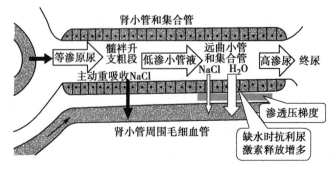

图8-14　尿的浓缩过程示意图

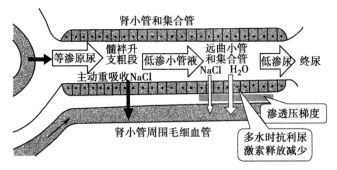

图8-15 尿的稀释过程示意图

# 第四节 尿液及其排放

## 一、尿液

由于尿液直接来源于血浆,而血浆是内环境的重要组成部分,因此,尿液的质和量不仅反映肾本身的结构和功能状态外,还可反映机体其他方面的功能变化。尿量的测定和尿液的理化性质的检验,是临床上发现某些病理变化的途径之一。

### (一)尿量

尿量是反映肾功能的重要指标之一。正常人每天可产生35g固体代谢产物,在尿中的溶解度约为7%,即至少需500ml尿量,才能将其溶解并从肾排出。正常成人尿量为1000～2000ml/d。尿量的多少随机体水平衡情况而变,大量饮水,尿量增多;大量出汗、饮水少、高热及剧烈呕吐、腹泻等可使尿量减少。若尿量持续超过2500ml/d,称为**多尿**( polyuria ),多见于内分泌障碍或肾小管功能不全,如糖尿病、尿崩症、肾功能衰竭等。尿量持续在100ml～500ml/d,称为**少尿**( oliguria ),多见于休克、肾功能衰竭等。尿量持续少于100ml/d,称为**无尿**( anuria ),见于严重休克、急性肾功能衰竭、药物中毒等。

长期多尿因水分大量丢失,会使体内电解质大量丧失,引起脱水。少尿和无尿均可造成代谢产物(尿素氮、肌酐等)在体内堆积,破坏内环境理化性质的相对稳定,特别是无尿时,蓄积的代谢产物和未能随尿液排出的毒素导致机体出现全身中毒症状及代谢障碍,引起各系统功能紊乱,甚至危及生命。

### (二)尿的理化性质

1. 化学成分　尿由水及溶于其中的固体物质组成。水占95%～97%,固体物质占3%～5%,包括有机物和无机物两大类。有机物主要是蛋白质的代谢产物,如尿素、肌酐、尿酸、马尿酸、氨等。无机物主要是$Na^+$、$Mg^{2+}$、$K^+$、$Cl^-$、$Ca^{2+}$及草酸盐、磷酸盐等成分。此外尿中还含有微量蛋白质、还原糖、酮体等,由于含量极少,用一般检验方法难以测出,可忽略不计。病理情况下,尿中可检测到蛋白、葡萄糖、酮体等物质。

2. 颜色　正常情况下,刚排出的尿液多为透明的淡黄色液体。颜色主要来自胆红素代谢产物(尿胆原、尿胆素)。尿的颜色还受某些食物和药物的影响,如进食胡萝卜或服用核黄素,尿色可呈深黄色。尿液放置后可出现微量絮状沉淀。

3. 气味　正常新鲜尿有一定气味,来自其中挥发性酸。尿液放置时间过久后,因其中尿素和胺类分解可出现氨臭味。若刚排出的尿就有氨味,常提示慢性膀胱炎或尿潴留。

4. 比重与渗透压　测定尿液的比重和渗透压,可以了解肾小管的浓缩、稀释功能。正常成年人,尿比重为1.012～1.025,渗透压为30～1450mOsm/L。尿比重和尿渗透压都能反

133

映尿中溶质的含量。尿比重的高低主要取决于肾脏的浓缩功能，也受饮水量、出汗等因素影响。大量饮水后，尿比重可降低至1.002，机体缺水时尿量减少，比重可高达1.035。

5. 酸碱度 正常尿液一般为弱酸性，pH 5.0～7.0。尿液放置过久，细菌分解尿素使酸性尿变为碱性尿。尿液的酸碱度也受疾病、饮食等因素影响，如饮食富含蛋白质，尿呈酸性；食用大量蔬果则尿液偏碱性。

在临床上尿液标本正确的收集、留取、保存和尿量的准确记录对保证检验结果的可靠性非常重要，否则可能导致检验结果出现假阳性或假阴性，影响临床诊疗。

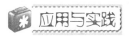
**应用与实践**

尿液的检验是临床上最常用的辅助检查之一。尿液的变化不仅能反映肾本身的结构与功能状态，也能反映机体其他方面的功能状态，如尿糖测定、尿妊娠试验等。临床护理工作要求护士能够根据医嘱指导病人正确采集尿液标本，避免干扰检验结果，影响疾病的诊断和治疗。

请思考：

1. 尿液是如何产生的？与血浆有何关系？

2. 作为护士，如何正确指导病人留取尿液标本？

## 二、尿 的 排 放

尿的生成是个连续不断的过程。尿液生成后，经过输尿管输送入膀胱内储存。当尿液达到一定容量时，通过反射性排尿动作，将尿液经尿道排出体外。

### （一）膀胱和尿道的神经支配及作用

支配膀胱和尿道的神经分别是盆神经、腹下神经和阴部神经，三组神经中均含有传入神经纤维（图8-16）。

1. 盆神经（副交感纤维） 盆神经兴奋时可使膀胱逼尿肌收缩，尿道内括约肌松弛，促进排尿。

2. 腹下神经（交感神经纤维） 腹下神经兴奋时可使膀胱逼尿肌松弛，尿道内括约肌收缩，阻止排尿。

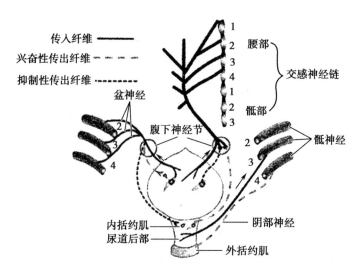

图 8-16 膀胱和尿道的神经支配示意图

3.阴部神经（躯体神经） 阴部神经兴奋时,可使尿道外括约肌收缩,阻止排尿,这一作用受意识控制。

### （二）排尿反射

排尿反射是一种受意识和自主神经双重控制的反射活动,其反射中枢包括脊髓骶段初级排尿中枢和大脑皮质的高级排尿中枢。

当膀胱内尿液达到 200ml 以上时,开始产生尿意。当达到 400~500ml 时,膀胱内压明显升高,刺激膀胱壁上的牵张感受器,冲动沿盆神经传入到达骶髓的初级排尿中枢,同时,冲动上行到达大脑皮质的高级排尿中枢,产生尿意。若环境不许可,脊髓初级排尿中枢将受大脑皮质高级排尿中枢的抑制。若环境条件允许,则大脑皮质高级排尿中枢发出兴奋冲动到达脊髓,加强初级排尿中枢的活动,传出冲动通过盆神经传出,引起膀胱逼尿肌收缩,尿道内括约肌松弛,尿液进入后尿道,刺激后尿道壁上感受器,冲动再次传到脊髓排尿中枢,进一步加强膀胱逼尿肌收缩和反射性抑制阴部神经,使尿道外括约肌松弛,于是尿液被快速驱出体外。因此排尿是一种正反馈过程,它使排尿反射一再加强,直至尿液排完为止。此外,在排尿过程中,有意识地通过加强腹部肌肉的收缩,对排尿也有促进作用(图 8-17)。

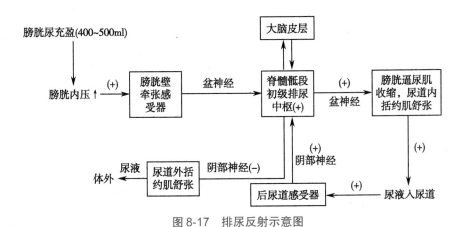

图 8-17 排尿反射示意图

婴幼儿因大脑皮质发育尚未完善,对脊髓初级排尿中枢的控制能力较弱,所以婴幼儿排尿次数多,且易发生夜间遗尿现象。

### （三）排尿异常

上述排尿反射的任何一个环节发生障碍,均会造成排尿异常。临床上,常见的排尿异常有尿频、尿潴留和尿失禁等。

1.尿频 正常成人白天排尿 3~5 次,夜间 0~1 次。每次尿量约 200~400ml。若排尿次数增多,称为尿频。尿频的主要原因是由膀胱炎症或机械性刺激引起。生理性尿频常见原因有饮水过多、精神紧张或气候改变等。

2.尿失禁 初级中枢排尿与大脑皮层失去功能联系,排尿失去意识控制,尿液不自主排出的现象称为尿失禁。多见于脊髓受损,如昏迷、截瘫等,也可见于因手术、分娩所致的膀胱括约肌损伤或支配括约肌的神经损伤等病变所致的膀胱控制尿液的能力丧失。

3.尿潴留 膀胱内尿液充盈但不能自主排出称为尿潴留。尿潴留可因支配膀胱的盆神经或脊髓初级排尿中枢活动障碍或抑制,尿道机械性受阻(如前列腺肥大或肿瘤压迫尿道)所致,也可由于某些心理因素引起不能用力排尿或不习惯卧床排尿等原因所致。

（郑向红）

**思考题**

1. 肾是如何实现维持内环境中水、电解质和酸碱平衡的？

2. 为何酸中毒可导致高血钾？为何慢性肾炎病人常伴有贫血现象？

3. 大量饮水、大量出汗、静脉注射 50% 葡萄糖溶液 40ml、静脉注射大量生理盐水、大失血时，尿量分别会出现哪些变化？为什么？

4. 某病人近日来晨起眼睑明显水肿，活动后减轻，尿量减少，呈洗肉水样。入院检查：尿蛋白（+++）。医生诊断为急性肾小球肾炎。请你用所学的肾脏生理学知识解释该病人为什么会出现血尿、蛋白尿、少尿甚至无尿？

5. 排尿反射的任一环节功能障碍均可导致排尿异常，请你分别举例说明。

6. 糖尿病病人尿液有何变化？为什么？

# 第九章 感觉器官的功能

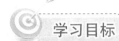

## 学习目标

1. 掌握眼视近物时的调节，视锥细胞与视杆细胞的功能，声波传入内耳的途径。

2. 熟悉感受器的定义和一般生理特性，近视、远视和散光产生的原因及矫正方法，耳蜗的感音换能作用，暗适应、明适应、视敏度、视野、听阈和听域的概念。

3. 了解前庭器官的结构与功能。

4. 能运用三原色学说，解释人眼分辨颜色的原因；能运用声波传入内耳的途径及人耳对声音频率的分析功能，分析耳聋产生的原因及可能的病变部位。

5. 能正确认识护理对象的生理特性，并依据其心理因素和行为方式等采取积极的护理措施，培养良好的护理服务态度，有利于维护和促进健康。

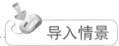

## 导入情景

**情景描述：**

聪聪，小学一年级学生。学习很用心，每天放学回家写作业都到很晚，睡前躺在床上也会看书。2个月前感觉视物有时不清，尤其上课看不清黑板，老师将他调到第一排座位，情况有所好转。近日又感视物模糊，稍远的东西看不清楚，妈妈带他去了医院。经医生检查诊断为近视。妈妈接受医生建议为他配了近视眼镜，视力得到了改善。

**请思考：**

1. 眼是如何看清物体的？近视是如何形成的？何种眼镜能纠正近视？

2. 除了近视，眼还有哪些视物异常？如何纠正？

·3. 医护人员应如何指导聪聪保护视力？

感觉是客观事物在人脑中的主观反映。有了感觉，我们才能了解这五彩斑斓的世界；有了感觉，我们才能了解自身；有了感觉，我们才能进行其他复杂的心理活动。因此，感觉是一切认知的源泉。感觉的产生，首先是感受器接受内外环境的刺激，然后转变为相应的神经冲动，再沿一定的神经传导通路到达大脑的特定部位，经中枢神经系统整合分析，最终产生相应的感觉。

## 第一节 感受器的一般生理

### 一、感受器和感觉器官

感受器是指专门感受机体内外环境变化的结构或装置。机体感受器种类繁多，可用不

137

同的方法来分类。根据所感受刺激的性质，可分为机械感受器、化学感受器、光感受器和温度感受器等。根据感受器所在部位不同，又可分为外感受器和内感受器。外感受器多分布在体表，感受外环境变化的信息，通过感觉神经传到中枢，引起清晰的主观感觉，如声、光、触、味等感受器，它们对人类认识客观世界和适应外环境具有重要意义；内感受器存在于身体内部的器官或组织中，感受内环境变化的信息，如颈动脉窦压力感受器、颈动脉体化学感受器、下丘脑渗透压感受器等。内感受器发出的冲动传到中枢后，往往不引起主观意识上的感觉，或只产生模糊的感觉，它们对维持机体功能的协调统一和内环境稳态起着重要作用。

体内还有一些结构和功能上都高度分化的感觉细胞，连同它们的附属结构即构成了复杂的**感觉器官**( sense organ )，简称感官。如视觉器官，除含有感光细胞外，还包括眼球壁的一些其他结构和眼球的内容物等。在感觉器官中，由于附属结构的存在，可使其感受功能更加灵敏和完善。此外，附属结构还可对感受器细胞起到支持、营养和保护作用。在高等动物体内，主要的感觉器官有视觉器官、听觉器官、前庭器官、嗅觉器官和味觉器官等。

## 二、感受器的一般生理特性

### （一）感受器的适宜刺激

一种感受器通常只对某种特定形式的刺激最敏感，这种形式的刺激称为该感受器的适宜刺激。如一定波长的电磁波是视锥细胞和视杆细胞的适宜刺激；一定频率的声波是耳蜗中毛细胞的适宜刺激。感受器对适宜刺激非常敏感，只需很小的刺激强度就能引起兴奋，对于非适宜刺激也可引起一定的反应，但所需刺激强度通常要比适宜刺激大得多。当机体的内外环境发生变化时，往往只引起与它相对应的感受器发生反应，这一特性是动物在长期进化过程中逐步形成的，从而使机体能够准确地对内外环境中的变化进行灵敏的感受和精确的分析。

### （二）感受器的换能作用

感受器的换能作用是指感受器能将作用于它们的各种形式的刺激能量，如声能、光能、热能等，转换为生物电形式的电能，也就是引起生物电的变化，最终以神经冲动的形式传入中枢。因此，感受器可以看成是生物换能器。感受器在换能过程中，首先在感受器细胞产生一种过渡性的局部电位变化，再将刺激能量转变为神经冲动。感受器细胞产生的膜电位变化称为感受器电位，其大小与刺激强度及感受器的功能状态有关，并且可发生时间和空间总和。当感受器电位达到一定水平后，便可触发传入神经纤维产生动作电位。

### （三）感受器的编码作用

感受器在把刺激信号转换成动作电位时，还把刺激信号中所包含的各种信息编排成神经冲动的不同序列，这种现象称为感受器的编码作用。例如，耳蜗受到声波刺激时，不但能将声能转换成神经冲动，而且还能把声音的音量、音调、音色等信息蕴涵在神经冲动的序列之中。不过，感受器的编码作用是一种十分复杂的生理现象，在实际生活中，各种千差万别的刺激信号是如何在神经冲动的电信号中进行编码的详细机制目前尚不清楚。

### （四）感受器的适应现象

当同一刺激持续作用于某种感受器时，随着刺激时间的延长，感受器的阈值会逐渐升高，即对该刺激变得不敏感，这种现象称为感受器的适应现象。适应现象虽然是所有感受器的一个共同特性，但各种感受器适应过程发展的速度有所不同。根据感受器适应的快慢不同，常将感受器分为快适应感受器和慢适应感受器。快适应感受器如皮肤触觉感受器和嗅觉感受器，有利于机体再接受其他新的刺激；慢适应感受器如肌梭、颈动脉窦等感受器，有利于机体对某些功能状态，如姿势、血压等进行长时间持续的检测和调整。感受器发生适应现象的机制目前尚不清楚，不同种类的感受器产生适应过程的原因也可能不同。

# 第二节 视觉器官

眼是引起视觉的外周感觉器官。人脑从外界获得的所有信息中，绝大部分来自于视觉，因此，眼是一种极其重要的感觉器官。

人眼的适宜刺激是波长为 380~760nm 的电磁波，即可见光。眼的结构很复杂，与视觉功能有直接关系的结构可分为两部分：折光系统和感光系统（图 9-1）。外界物体发出的光线经眼的折光系统成像于视网膜上，再由眼的感光换能系统将视网膜像所含的视觉信息转变为生物电信号，并在视网膜中对这些信号进行初步处理，然后由视神经传入中枢产生视觉。

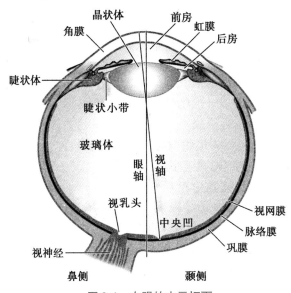

图 9-1　右眼的水平切面

## 一、眼的折光功能

### （一）眼的折光与成像

眼的折光系统是一个复杂的光学系统，包括角膜、房水、晶状体和玻璃体。光线射入眼后，经过折光系统的折射，在视网膜上形成物像。由于各个折光体的曲率半径和折光系数不一致，所以过程比较复杂且不易理解。为了实际应用上的方便，通常用简化眼模型来描述折光系统的功能。**简化眼**是一种假想的人工模型，其光学参数与正常人眼折光系统总的光学参数相等，故可用来研究折光系统的成像特性。简化眼是假定眼球的前后径为 20mm，内容物为均匀的折光体，折光率为 1.333，外界光线进入眼时，只在角膜的前表面发生折射。简化眼前表面的曲率半径为 5mm，即节点 n 到前表面的距离为 5mm，后主焦点在节点后方 15mm 处，相当于视网膜的位置。这个模型和正常安静时的人眼一样，正好能使平行光线聚焦在视网膜上，形成一个清晰的物像（图 9-2）。

### （二）眼的调节

在日常生活中，眼所观察的物体有各种不同情况，为能看清楚所观察的物体，眼就要根据所视物体的距离、明暗等情况进行调节。眼的调节包括晶状体的调节、瞳孔的调节和眼球会聚三种方式，其中以晶状体的调节最为重要。

1. 晶状体的调节　　晶状体是一种富有弹性的折光体，呈双凸透镜形，其四周通过悬韧带与睫状体相连。睫状体内有睫状肌，受动眼神经中的副交感纤维支配。

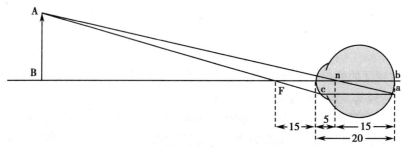

**图 9-2　简化眼及其成像示意图**

F 为前焦点，n 为节点，∠AnB 和 ∠anb 是两个相似三角形；如果物距和物体大小为已知，则可根据相似三角形对应边的比例关系计算出视网膜上物像的大小，也可算出两个三角形对顶角（即视角）的大小

晶状体的调节是指根据所视物体的远近，通过反射活动改变晶状体的凸度，从而改变它的折光能力，使射入眼内的光线经折射后总能聚焦在视网膜上。人眼在安静时，晶状体处于扁平状态。一般认为，6m 以外的物体所发出的光线，到达人眼时已接近平行光线，经折射后所形成的物像正好落在视网膜上，不需要进行调节便可看清物体。当看近物（6m 以内）时，其光线呈辐射状，在视网膜上形成模糊的物像，此种信息传送到视觉中枢后，反射性地引起动眼神经中的副交感纤维兴奋，使睫状肌收缩，睫状体向前内移动，悬韧带松弛，晶状体靠自身的弹性使凸度加大，尤其是向前凸起更为明显（图 9-3），故使折光能力增强，物像前移，正好落在视网膜上。由于视近物时睫状肌处于收缩状态，因此，长时间视近物，易引起眼的疲劳感。

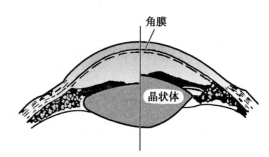

**图 9-3　眼调节前后晶状体形状的改变**

实线为安静时的情况，虚线为看近物调节后的情况

晶状体的调节能力有一定的限度，主要取决于晶状体的弹性，弹性越好，晶状体凸起的能力就越强，所能看清物体的距离就越近。晶状体的调节能力可用近点来表示。所谓**近点**（near point）是指眼在尽最大能力调节时所能看清物体的最近距离。晶状体的弹性与年龄有关，年龄越大，弹性越差，因而调节能力也就越弱。随着年龄的增长，晶状体的弹性明显下降，视近物不清楚，这种现象称为**老视**，可通过配戴凸透镜来进行矫正。

2. 瞳孔的调节　瞳孔的调节是指通过改变瞳孔的大小而进行的一种调节方式。看近物时，可反射性地引起瞳孔缩小，这种现象称为**瞳孔近反射**（near reflex of the pupil）。这种调节的意义在于视近物时，可减少由折光系统造成的球面像差和色像差。当用不同强度的光线照射眼时，瞳孔的大小还可随光线的强弱而改变。当光线强时，瞳孔会缩小；当光线弱时，瞳孔会变大，这种现象称为**瞳孔对光反射**（pupillary light reflex）。这种效应是双侧性的，即一侧眼被照射时，不仅被照射眼瞳孔缩小，另一侧眼的瞳孔也缩小，这种现象称为互感性对光反射。

瞳孔对光反射的中枢在中脑，临床上常把它作为判断中枢神经系统病变部位、全身麻醉深度和病情危重程度的重要指标。

3. 眼球会聚　当双眼视近物时，会出现两眼视轴同时向鼻侧聚拢的现象，称为**眼球会聚**，它主要是由眼球的内直肌收缩所致。这种反射的意义在于，视近物时，使物体的成像仍落在两眼视网膜的对应点上，从而产生清晰的视觉，避免复视。

### （三）眼的折光异常

因折光系统异常或眼球的形态异常,在安静状态下平行光线不能聚焦在视网膜上,这种现象称为非正视眼或称屈光不正,包括近视、远视和散光。

1. **近视** 近视(myopia)多数是由于眼球的前后径过长引起的,也可因折光系统的折光力过强引起,如角膜或晶状体的球面曲度过大等。近视眼视远物时,由远物发来的平行光线不能聚焦在视网膜上,而是聚焦在视网膜之前,故视物模糊不清;当视近物时,由于近物发出的光线呈辐射状,成像位置比较靠后,物像便可以落在视网膜上,所以能看清近处物体。近视眼的形成,可由于先天遗传引起的,也可因后天用眼不当造成的,如阅读姿势不正、照明不足、阅读距离过近或持续时间过长、字迹过小或字迹不清等。因此,纠正不良的阅读习惯,注意用眼卫生,是预防近视眼的有效方法。矫正近视眼通常配戴合适的凹透镜,使光线适度辐散后再进入眼内(图9-4)。

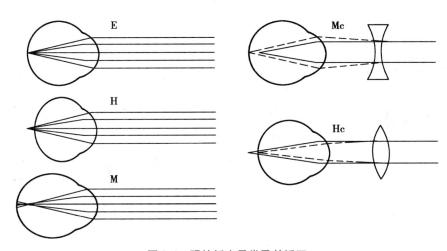

图9-4 眼的折光异常及其矫正

E 正视眼;H 远视眼;M 近视眼;Mc 近视眼矫正;Hc 远视眼矫正

实线为矫正前折射情况,虚线为矫正后折射情况

2. **远视** 远视(hyperopia)多数是由于眼球前后径过短引起的,常见于眼球发育不良;也可由折光系统的折光力过弱引起,如角膜扁平等。远视眼在安静状态下视远物时,所形成的物像落在视网膜之后,若是轻度远视,经过适当调节可以看清物体;视近物时,物像更加靠后,晶状体的调节即使达到最大限度也不能看清。由于远视眼不论视近物还是远物均需要进行调节,故容易发生调节疲劳。矫正远视眼通常配戴合适的凸透镜(图9-4)。

3. **散光** 散光(astigmatism)是由于眼球在不同方位上的折光力不一致引起的。在正常情况下,折光系统的各个折光面都是正球面,即折光面每个方位的曲率半径都是相等的。由于某种原因,某个折光面有可能失去正球面形,如角膜的表面在不同方位上的曲率半径不相等,使通过角膜射入眼内的光线就不能在视网膜上形成焦点,而是形成焦线,故导致视物不清。散光眼的矫正办法是配戴合适的圆柱形透镜,使角膜某一方位的曲率异常情况得到纠正。

## 二、眼的感光换能功能

眼的感光换能系统由视网膜构成,外界物体在视网膜上形成的物像只有被感光细胞所感受,并转变成生物电信号传入中枢,经分析处理后才能形成主观意识上的感觉。

### （一）视网膜的结构特点

视网膜位于眼球壁最内层,厚度只有0.1~0.5mm,其结构很复杂,可分为色素上皮细胞层和神经细胞层。色素上皮细胞层不属于神经组织,含有黑色素颗粒,能吸收光线,可防止光线反射而影响视觉。神经细胞层,由外向内依次分为感光细胞层、双极细胞层和神经节细胞层。

视网膜的感光细胞层,含有**视杆细胞**和**视锥细胞**两种感光细胞,这两种细胞内都含有大量的感光色素,在形态上都可分为四部分,由外向内依次为外段、内段、胞体和终足,其中外段是感光色素集中的部位,在感光换能过程中起重要作用。两种感光细胞都通过终足与双极细胞发生突触联系,双极细胞再和神经节细胞联系,神经节细胞的轴突构成视神经。在视神经穿过视网膜的地方形成视神经乳头,此处没有感光细胞,故没有感光功能,是生理上的**盲点**( blind spot),大约在中央凹鼻侧的 3mm 处。如果一个物体的成像正好落在此处,人将看不到该物体。正常时由于用两眼视物,一侧盲点可被另一侧视觉补偿,所以平时人们并未感觉到有盲点的存在(图 9-5,图 9-6)。

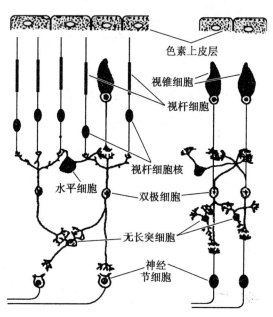

**图 9-5　视网膜的结构模式图**
左半部示周围区域,右半部示中央凹。中央凹只有视锥细胞,而中央凹以外的周边部分主要是视杆细胞

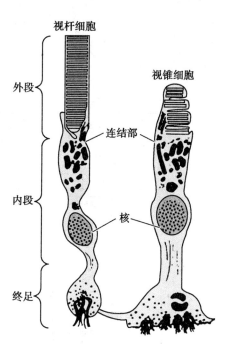

**图 9-6　视杆细胞和视锥细胞模式图**
视杆细胞和视锥细胞在形态上均可分为外段、内段和终足三部分

人视网膜中视杆细胞和视锥细胞的分布是不均匀的,在中央凹处几乎全部是视锥细胞,而且此处视锥细胞与双极细胞、神经节细胞的联系方式多数是一对一的"单线联系",形成视锥细胞到大脑的"专线"。视杆细胞主要分布在视网膜的周边部分,一般是多个视杆细胞与一个双极细胞联系,再由多个双极细胞与一个神经节细胞联系,形成细胞间传递信息的聚合式通路。因此,分别以视锥细胞与视杆细胞为主构成了两种不同的感光换能系统,即视锥系统和视杆系统。

视锥系统对光线的敏感性较差,只有在较强的光线刺激下才能发生反应,主要功能是白昼视物,视物时能分辨颜色,有很高的分辨率,对物体的轮廓及细节都能看清,也称为昼光觉系统(明视觉系统)。视杆系统对光线的敏感度较高,能在昏暗环境中感受弱光刺激而引起视觉,主要功能是暗光下视物,视物时不能分辨颜色,只能辨别明暗,精细程度较差,也称晚光觉系统(暗视觉系统)。

### （二）视杆细胞的感光原理

视紫红质是视杆细胞内的感光物质,这是一种由视蛋白与视黄醛共同组成的结合蛋白质,当光线照射时可迅速分解为视蛋白和视黄醛,视黄醛在光照条件下其分子构象会发生改变,即由光照前弯曲的 11- 顺型变成较直的全反型。视黄醛分子构象的这种改变,会引起视蛋白分子构象的改变,经过较复杂的信号传递系统活动,可诱发视杆细胞产生感受器电位。

在生理情况下,视紫红质既有分解过程,又有合成过程,两者处于动态平衡状态。受光线照射时,视紫红质分解为视蛋白和全反型视黄醛;合成时,视黄醛首先由全反型转变为 11- 顺型,再与视蛋白合成视紫红质以备用(图 9-7)。合成过程和分解过程的快慢,取决于光线的强弱。弱光下,合成速度大于分解速度,视杆细胞内的视紫红质增多,从而对光线的感受能力增强,能感受弱光刺激;相反,强光下,视紫红质的分解远远大于合成,视杆细胞内的视紫红质含量很少,使视杆细胞对光线的刺激不敏感,甚至失去感光能力。

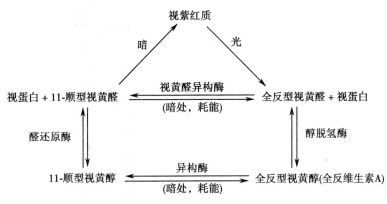

图 9-7 视紫红质的光化学反应

维生素 A 与视黄醛的化学结构相似,经代谢可转变成视黄醛。在视紫红质分解与再合成的过程中,有一部分视黄醛被消耗,要靠体内储存的维生素 A 来补充。体内储存的维生素 A 最终要从食物中获得,如果长期维生素 A 摄入不足,将导致视杆细胞因视紫红质合成不足而致暗光环境中视觉障碍,引起夜盲症。

### （三）视锥细胞的感光原理与色觉

视锥细胞的功能主要是使眼具有辨别颜色的能力。正常视网膜在可见光下可分辨约150 种不同的颜色,每种颜色都与一定波长的光线相对应。这种不同波长的光线作用于视网膜后在人脑引起不同的主观映像,即对不同颜色的识别称为颜色视觉。人类产生颜色视觉的确切原因尚未完全清楚,一般用三原色学说来解释。三原色学说认为,在视网膜上分布有三种不同的视锥细胞,分别含有对红、绿、蓝三种光敏感的视色素。当不同波长的光线照射视网膜时,会使三种视锥细胞以一定的比例兴奋,这样的信息传到中枢,就会产生不同颜色的感觉。例如,红、绿、蓝三种视锥细胞兴奋程度的比例为 4:1:0 时,产生红色的感觉;三者的比例为 2:8:1 时,产生绿色的感觉;当三种视锥细胞受到同等程度的三色光刺激时,将引起白色的感觉。

三原色学说可以较好地解释色盲和色弱的发生机制。色盲是一种色觉障碍,对全部颜色或部分颜色缺乏分辨能力,因此色盲可分为全色盲或部分色盲。全色盲的人表现为不能分辨任何颜色,只能分辨光线的明暗,呈单色视觉。全色盲的人很少见,较为常见的是部分色盲。部分色盲又可分为红色盲、绿色盲和蓝色盲,可能是由于缺乏相应的某种视锥细胞所造成的。其中最多见的是红色盲和绿色盲,统称为红绿色盲,表现为不能分辨红色和绿色。色盲绝大多数是由遗传因素引起的,只有极少数是由视网膜的病变引起的。有些色觉异常的产生并不是由于缺乏某种视锥细胞,而是由于某种视锥细胞的反应能力较弱,使病人对某种颜色的识别能力较正常人稍差,这种色觉异常称为色弱,色弱常由后天因素引起。

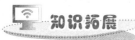

**色盲的提出**

18世纪英国著名的化学家兼物理学家道尔顿,在圣诞节前夕买了一双"棕灰色"的袜子作为礼物送给妈妈。妈妈看到袜子后,感到袜子的颜色过于鲜艳,就对道尔顿说:"你买的这双樱桃红色的袜子,让我怎么穿呢?"道尔顿非常奇怪,袜子明明是棕灰色的,为什么妈妈说是樱桃红色的呢?疑惑不解的道尔顿又去问周围的人,发现除了弟弟与自己的看法相同以外,其他人都说袜子是樱桃红色的。道尔顿经过认真地分析比较,发现他和弟弟的色觉与别人不同,原来自己和弟弟都是色盲。道尔顿虽然不是生物学家和医学家,却成了第一个发现色盲症的人,也是第一个被发现的色盲症病人。此后他写了一篇论文《论色盲》,人们为了纪念他,又把色盲症称为道尔顿症。

### (四)视网膜中的信息传递

视杆细胞和视锥细胞在接受光照后所产生的感受器电位,在视网膜内要经过复杂的细胞网络传递,才能由视神经节细胞产生动作电位。已知感光细胞、双极细胞和水平细胞(感光细胞层与双极细胞层之间的细胞,可在水平方向传递信号)均不能产生动作电位,只是产生超极化型或去极化型的局部电位变化。当这些电位扩布到神经节细胞时,通过总和作用,可使神经节细胞的静息电位发生去极化,当达到阈电位水平时,就会产生动作电位,并作为视网膜的最后输出信号,由视神经传向中枢,经中枢的分析处理,最终产生主观意识上的视觉。

## 三、与视觉有关的几种生理现象

### (一)视力

视力又称**视敏度**(visual acuity)是指眼对物体细微结构的分辨能力。视力的好坏通常以视角的大小作为衡量标准。所谓视角,是指物体上两点发出的光线射入眼球后,在节点上相交时形成的夹角。眼睛能辨别物体上两点所构成的夹角越小,表示视力越好。当视角为1分角(1/60度)时,在视网膜上所形成的两点物象之间的距离为5μm,稍大于一个视锥细胞的平均直径,此时两点间刚好隔着一个未被兴奋的视锥细胞,当冲动传入中枢后,就会产生两点分开的感觉(图9-8)。因此,视角为1分角的视力为正常视力。

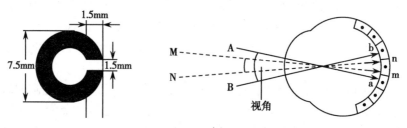

图9-8 视力与视角示意图

1分视角(如AB两点光线的夹角)时的物像(ab)可兴奋两个不相邻的视锥细胞,
视角变小(MN)两点光线的夹角后的物像(mn)只兴奋同一个视锥细胞

**应用与实践**

预防近视应坚持做到"三要"：①读写姿势要正确，眼与书的距离要在 33cm 左右。②看书、看电视或使用电脑 1 小时后要休息一下，要远眺几分钟。③要定期检查视力，认真做眼保健操。"四不看"：①不在直射的强光下看书。②不在光线暗的地方看书。③不躺卧看书。④不走路看书。

**请思考：**

1．近视的发生与哪些因素有关？

2．如何指导青少年注意用眼卫生？

### （二）视野

单眼固定地注视前方一点不动时，该眼所能看到的范围，称为**视野**( visual field )。正常人的视野受面部结构的影响，鼻侧和上方视野较小，颞侧和下方视野较大。各种颜色的视野也不一致，白色视野最大，黄色、蓝色次之，红色再次之，绿色视野最小（图9-9）。临床上检查视野，可帮助诊断视网膜或视觉传导通路上的某些疾病。

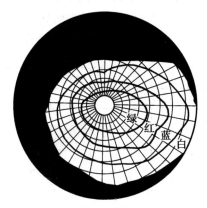

图9-9 右眼的颜色视野

### （三）暗适应与明适应

1．暗适应 从明亮的地方突然进入暗处，起初对任何东西都看不清楚，经过一定时间后，视觉敏感度逐渐升高，在暗处的视觉逐渐恢复。这种突然进入暗环境后视觉逐渐恢复的过程称为**暗适应**。在暗适应过程中，人眼对光线的敏感度是逐渐升高的。在亮处时由于受到强光的照射，视杆细胞中的视紫红质大量分解，使视紫红质的储存量很小，到暗处后不足以引起对暗光的感受，而视锥细胞对弱光又不敏感，所以进入暗环境的开始阶段什么也看不清。待一定时间后，约需 30 分钟，由于视紫红质的合成，使含量得到补充，于是暗处的视力逐渐恢复。

2．明适应 从暗处突然来到亮处，最初只感到耀眼的光亮，看不清物体，稍待片刻才能恢复正常视觉。这种突然进入明亮环境后视觉逐渐恢复正常的过程称为**明适应**。明适应较快，通常在几秒内即可完成。其产生机制是，在暗处视杆细胞内蓄积的大量视紫红质，到亮处时遇强光迅速分解，因而产生耀眼的光感。待视紫红质大量分解后，对光线相对不敏感的视锥细胞便承担起在亮光下的感光而恢复视觉。

### （四）双眼视觉和立体视觉

两眼同时看某一物体时产生的视觉为双眼视觉。正常时人只产生一个物体的感觉，这是由于从物体同一部分发出的光线，成像于两眼视网膜的对称点上。如眼外肌瘫痪或眼球

笔记

内肿瘤压迫等因素可使物像落在两眼视网膜的非对称点上，因而在主观上产生有一定程度互相重叠的两个物体的感觉，称为复视。双眼视觉可增加对物体距离和形态等判断的准确性，即形成立体视觉。这是因为同一物体在两眼视网膜上形成的物像并不完全相同，左眼看到物体的左侧面较多，右眼看到物体的右侧面较多。这些信息经过高级中枢处理后，就会形成立体视觉。

# 第三节　位、听觉器官

听觉的外周感觉器官是耳，由外耳、中耳和内耳的耳蜗构成，其适宜刺激是频率为20～20 000Hz之间的空气振动疏密波，即声波。声波通过外耳和中耳组成的传音系统传递到内耳，经内耳的换能作用将声波的机械能转变为听神经纤维上的神经冲动，后者传送到大脑的听觉中枢，产生听觉。人耳所能感受的振动，对于其中每一频率的声波来说，都有一个刚能引起听觉的最小振动强度，称为**听阈**。当振动强度在听阈以上继续增加时，听觉的感受也相应增强，但当振动强度增加到某一限度时，引起的不仅是听觉，而且使鼓膜产生痛感，此时的声压为人耳所能忍受的最强声压，称为最大可听阈。由于不同的振动频率都有不同的听阈和最大可听阈，因而可绘制出表示人耳对振动频率和强度的感受范围的坐标图，如图9-10所示。其中下方的曲线表示不同频率振动的听阈，上方的曲线表示它们的最大可听阈，两者所包含的面积称为听域。人耳最敏感的声波频率在1000～3000Hz之间。

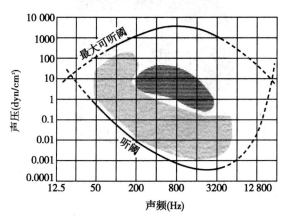

图9-10　人的正常听域图

## 一、耳的听觉功能

### （一）外耳的功能

外耳由耳廓和外耳道组成。耳廓的形状有利于收集声波，外耳道是声波传导的通路。

### （二）中耳的功能

中耳主要包括鼓膜、鼓室、听骨链、咽鼓管等结构，它们在传音过程中起着重要的作用。

1. 鼓膜　为椭圆形半透明薄膜，面积为50～90mm²，厚度约0.1mm。它具有较好的频率响应和较小的失真度，可与声波振动同始同终，有利于把声波振动如实地传递给听骨链。

2. 听骨链　声波在中耳内由鼓膜经过听骨链向卵圆窗的传递过程中，可使振动的振幅减小而压强增大，既可提高传音效率，又可避免对内耳和前庭窗膜造成损伤。其增压的原因主要有两方面：一是由于鼓膜面积和前庭窗膜面积的差别造成的，鼓膜振动时，实际发生振动的面积为59.4mm²，而前庭窗膜的面积只有3.2mm²，两者之比为18.6∶1，则前庭窗膜上压强将增加到原来18.6倍；二是由于锤骨、砧骨和镫骨这三块听小骨形成固定角度的杠杆，锤骨柄为长臂,砧骨长突为短臂(图9-11),长臂与短臂的长度比约为1.3∶1,这样,经杠杆作用后,短臂一侧的压力将增大到原来的1.3倍。通过以上两方面的共同作用后,在整个中耳传递过程中总的增压效应为24.2倍(18.6×1.3)左右。

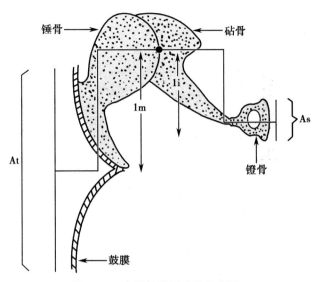

图9-11　中耳的增压功能示意图
At和As分别为鼓膜和镫骨板的面积;1m和1i为长臂和短臂的长度;圆点为杠杆的支点

3.咽鼓管　是连通鼓室和鼻咽部的通道,借此使鼓室内的空气与大气相通。其主要功能是调节鼓室内空气的压力,使之与外界大气压保持平衡,这对维持鼓膜的正常位置、形状和振动性能具有重要意义。

### (三)声波传入内耳的途径

声波传入内耳的途径有两种,即气传导和骨传导,正常情况下以气传导为主。

1.气传导　声波经外耳道引起鼓膜振动,再经听骨链和前庭窗传入耳蜗,这种传导途径称为**气传导**,是引起正常听觉的主要途径。

在前庭窗的下方有一圆窗(蜗窗),当正常气传导途径的结构损坏时,如鼓膜穿孔、听骨链严重病变等,此时,声波也可通过鼓膜的振动而引起鼓室内空气振动,再经圆窗传至耳蜗,使听觉功能得到部分代偿。

2.骨传导　声波直接引起颅骨的振动,从而引起耳蜗内淋巴的振动,这种传导途径称为**骨传导**。在正常情况下,骨传导的效率比气传导的效率低得多,所以人们几乎感觉不到它的存在。平时,一般的声音,不足以引起颅骨的振动。只有较强的声波或者是自己的说话声,才能引起颅骨较明显的振动。

在临床工作中,常用音叉检查病人气传导和骨传导的情况,帮助诊断听觉障碍的病变部位和性质。例如,当外耳道或中耳发生病变引起传音性耳聋时,气传导明显受损,而骨传导却不受影响,甚至相对增强;当耳蜗发生病变引起感音性耳聋时,气传导和骨传导将同时受损。

### (四)内耳的感音功能

内耳包括耳蜗和前庭器官两部分,其中耳蜗具有感音功能,能把传到耳蜗的机械振动转变为蜗神经的神经冲动。在这一转变过程中,耳蜗基底膜的振动起着关键作用。

耳蜗内有一条长约30mm的基底膜,沿耳蜗的管道盘曲成螺旋状,听觉感受器就附着在基底膜上,称为**螺旋器**或柯蒂器,其横断面上可见数行纵向排列的毛细胞,每个毛细胞顶部都有数百条排列整齐的听毛,有些较长的听毛其顶端埋置在盖膜的胶冻状物质中,这些共同构成感受声波的结构基础(图9-12)。

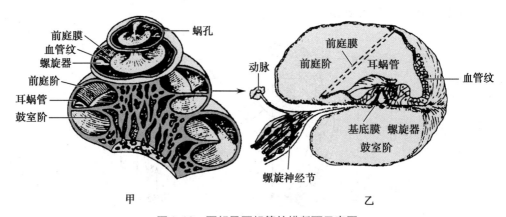

图9-12 耳蜗及耳蜗管的横断面示意图
甲:耳蜗纵行剖面 乙:耳蜗管横断面

1. 基底膜的振动 当声波振动通过听骨链到达前庭窗膜时,如锤骨的运动方向是压向前庭窗膜的(图9-12),就会引起前庭窗膜内陷,并将压力变化传给前庭阶的外淋巴,再依次传到前庭膜和蜗管的内淋巴,进而使基底膜下移,最后是鼓阶的外淋巴压迫圆窗膜向外凸起。相反,当前庭窗膜外移时,则整个耳蜗内的淋巴和膜性结构均作反方向的移动,如此反复,便形成了基底膜的振动。在基底膜振动时,基底膜与盖膜之间的相对位置也会随之发生相应的变化,于是,使毛细胞受到刺激而引起生物电变化(图9-13)。

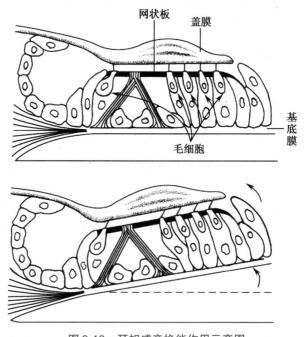

图9-13 耳蜗感音换能作用示意图

2. 耳蜗对声音频率和强度的分析 耳蜗对声音频率的分析目前普遍采用行波学说来解释。该学说认为:基底膜的振动,首先发生在耳蜗底部,随后呈波浪状向耳蜗顶部传播。在振动传播过程中,幅度逐渐增大,到基底膜上的某一部位振幅达到最大。声波频率越高,行波传播得越近,最大振幅出现的部位越靠近基底膜底部;反之,声波频率越低,行波传播得越远,最大振幅出现的部位越靠近基底膜顶部。因此,对于每一个振动频率来说,在基底膜上都有一个特定的行波传播范围和最大振幅区，位于该区域的毛细胞就会受到最大的刺激，来自基底膜不同区域的耳蜗神经纤维冲动传到听觉中枢，就能产生不同音调的感觉。故临床上，耳蜗顶部受损主要影响低频听力，耳蜗底部受损主要影响高频听力。耳蜗对声音强度的分析，主要取决于基底膜振动幅度的大小。声音愈强，基底膜振动幅度越大，受刺激而兴奋的耳蜗神经元数量越多，产生神经冲动的频率越高，传到中枢后，主观感觉声音的强度越强。

3. 耳蜗及蜗神经的生物电现象　耳蜗及蜗神经的电变化主要有三种：一种是未受声波刺激时的耳蜗静息电位；另一种是受到声波刺激时耳蜗产生的微音器电位；再一种是由耳蜗微音器电位引发的蜗神经的动作电位。

（1）耳蜗静息电位：在耳蜗未受到声波刺激时，从内耳不同部位的结构中可以引导出电位差。如将参考电极接地并插入鼓阶（存在外淋巴），使之保持零电位，将测量电极插入蜗管内（存在内淋巴），可测得电位为 +80mV，此为内淋巴电位。如将测量电极插入螺旋器的毛细胞内，可引导出 −70mV 的电位，为毛细胞的静息电位。这样蜗管内（+80mV）与毛细胞内（−70mV）的静息电位差就是 150mV。耳蜗静息电位是产生其他电变化的基础。

（2）耳蜗微音器电位：当耳蜗受到声波刺激时，在耳蜗及其附近结构可记录到一种与声波的频率和幅度完全一致的电位变化，称为耳蜗微音器电位。其特点是它的波形和频率与作用的声波完全相同。微音器电位的潜伏期极短，小于 0.1ms，没有不应期，可以总和。它对缺 $O_2$ 和麻醉不敏感，因此，动物死亡后在一定时间内仍可记录到微音器电位。

（3）蜗神经动作电位：这是耳蜗对声波刺激进行换能和编码作用的最后结果，是由耳蜗微音器电位触发产生的。它的波幅和形状并不能反映声音的特性，但可以通过神经冲动的节律、间隔时间以及发放冲动的纤维在基底膜上起源的部位等，来传递不同形式的声音信息。作用于人耳的声波是多种多样的，由此所引起的蜗神经纤维的冲动及其序列的组合也是十分复杂的，传入中枢后，人脑便可依据其中特定的规律来区分不同的音量、音调、音色等信息。

### 知识拓展

#### 耳蜗微音器电位的提出

1930 年，韦弗和布雷两人在猫身上做实验发现，当声音作用于耳部时，可从圆窗引出一种与刺激的声波相似的电位变化。如将此电位变化引到扩音器上，即可复制出刺激的声音，因而认为耳蜗有如一微音器，故称此种电位为耳蜗微音器电位，这种引起微音器电位的效应，被称为 Wever-Bray 效应。

## 二、内耳的位置觉和运动觉功能

内耳迷路中的椭圆囊、球囊和三个半规管合称为前庭器官，感受的是人体在空间的位置以及运动情况。前庭器官传至中枢的信息，与其他传入信息如视觉、躯体深部感觉及皮肤感觉等一起，对调节肌肉的紧张性和维持身体的平衡起着重要作用。

### （一）前庭器官的感受细胞

前庭器官的感受细胞都称为毛细胞，它们具有类似的结构和功能。每个毛细胞的顶部通常都有 60～100 条纤细的毛，称为纤毛，按一定的形式排列，其中最长的一条叫动毛，位于一侧边缘部，其余的都叫静毛。在正常情况下，由于前庭器官中各种毛细胞的所在位置和附属结构的不同，使得不同形式的位置变化和变速运动都能以特定的方式改变毛细胞纤毛的倒向，使相应的神经纤维的冲动发放频率发生改变（图 9-14），把机体运动状态和头在空间位置的信息传送到中枢,引起特殊运动觉和位置觉,并出现各种躯体和内脏功能的反射性改变。

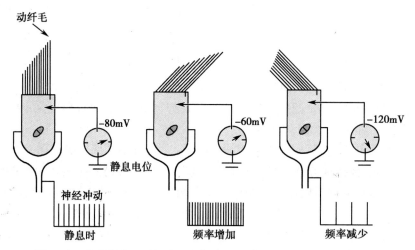

图 9-14　前庭器官中毛细胞顶部纤毛受力情况与电位变化关系示意图

当静纤毛向动纤毛一侧偏转时,毛细胞膜去极化,传入冲动增多;当静纤毛向背离动纤毛的一侧偏转时,毛细胞膜超极化,传入冲动减少

### (二)椭圆囊和球囊的功能

椭圆囊和球囊是膜质的小囊,充满内淋巴,囊内各有一囊斑,分别称为椭圆囊斑和球囊斑,毛细胞存在于囊斑之中,其纤毛埋植在一种称为位砂膜的结构内。位砂膜内有许多由碳酸钙组成的位砂,比重大于内淋巴,因而有较大的惯性。椭圆囊和球囊的基底部有前庭神经末梢分布,当头部的空间位置发生改变时,或者当人体作直线变速运动时,由于重力或惯性的作用,都会使位砂膜与毛细胞的相对位置发生改变,引起纤毛发生弯曲,倒向某一方向,从而使相应的传入神经纤维发放的冲动发生变化,这种神经冲动的变化传入中枢后,可产生头部空间位置的感觉或直线变速运动的感觉,同时引起姿势反射,以维持身体平衡。因此,椭圆囊和球囊的功能是产生直线变速运动觉和头部空间位置觉。

### (三)半规管的功能

人体两侧内耳各有上、外、后三个半规管,分别代表空间的三个平面。每条半规管的一端都有一膨大的部分,称为壶腹。壶腹内有一块隆起的结构,称为壶腹嵴,壶腹嵴上有一排面对管腔的感受性毛细胞。半规管的功能是感受旋转变速运动。当身体围绕不同方向的轴作旋转运动时,相应半规管壶腹中的毛细胞因管腔中内淋巴的惯性运动而受到冲击,顶部纤毛向某一方向弯曲;当旋转停止时,又由于管腔中内淋巴的惯性作用,使顶部纤毛向相反方向弯曲,从而使感受性毛细胞兴奋,产生的神经冲动经前庭神经传入中枢,可引起眼震颤和躯体、四肢骨、骼肌紧张性的改变,以调整姿势,保持平衡;同时冲动上传到大脑皮质,产生旋转的感觉。大脑正是根据两侧三对半规管传入的信号差别来判断旋转方向和旋转状态的。

### (四)前庭反应

当前庭器官受刺激而兴奋时,其传入冲动到达有关的神经中枢后,除引起一定的位置觉、运动觉以外,还引起各种不同的骨骼肌和内脏功能的改变,这种现象称为前庭反应。

1. 前庭器官的姿势反射　人们在进行直线变速运动时,可刺激椭圆囊和球囊,比如乘电梯升降的过程中,电梯突然上升时,会出现机体的伸肌抑制而腿屈曲;电梯突然下降时则出现伸肌收缩而肢体伸直。同样,在作旋转变速运动时,可刺激半规管,比如人体向左侧旋转时，可反射性地引起左侧上、下肢伸肌和右侧屈肌的肌紧张加强，使躯干向右侧偏移，以防歪倒；而旋转停止时，可使肌紧张发生反方向的变化，使躯干向左侧偏移。

　　产生这些姿势反射的结果，常同发动这些反射的刺激相对抗，其意义是使机体尽可能地保持在原有空间位置上，以维持一定的姿势和平衡。

　　2. 前庭器官的内脏反应　　人类前庭器官受到过强或过久的刺激，常可表现出一系列相应的内脏反应，如恶心、呕吐、眩晕、皮肤苍白、心率加快、血压下降等现象。如晕车、晕船或晕机，其原因是前庭器官感受器受到过度刺激或前庭器官功能特别敏感所致。

　　3. 眼震颤　　躯体作旋转变速运动时，眼球可出现一种不自主的节律性往返运动，这种现象称为**眼震颤**。水平半规管受刺激时，引起水平方向的眼震颤，上半规管受刺激时，引起垂直方向的眼震颤，后半规管受刺激时，引起旋转性眼震颤。水平震颤包括两个运动时相：先是两眼球缓慢向一侧移动，当到达眼裂的顶端时，再突然快速地返回到眼裂的中心位置。前者称为慢动相，后者称为快动相。例如，当头部保持前倾30°的姿势，人体以垂直方向为轴向左旋转，开始时，两侧眼球先缓慢向右侧移动，然后突然返回到眼裂正中，接着又出现新的慢动相和快动相，如此往返。当继续匀速旋转时，眼球不再震颤而居于正中。当旋转减速或停止时，又引起一阵与开始方向相反的慢动相和快动相。眼震颤慢动相的方向与旋转方向相反，是由于对前庭器官的刺激引起的，而快动相的运动方向与旋转方向一致，是中枢进行矫正的结果。临床上，常通过检查眼震颤，来判断前庭器官的功能是否正常。

（徐　丽）

　　**思考题**

　　1. 正常人眼视近物时作了哪些方面的调节？各有何意义？
　　2. 试比较视杆系统与视锥系统有何功能区别？
　　3. 中耳和内耳受损后可出现哪些功能障碍？为什么？

# 第十章 神经系统

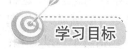
学习目标

1. 掌握神经元的基本生理功能，突触概念及突触传递特征，大脑皮质体表感觉中枢的定位特征，主要外周递质及相应受体的类型与分布，大脑皮质躯体运动中枢的定位与特征，牵张反射的概念、类型及其意义，交感神经和副交感神经的生理功能及生理意义，脑干的内脏反射中枢。

2. 熟悉神经纤维的兴奋传导特征，突触传递过程，感觉投射系统的生理功能，常见内脏疾病的牵涉痛部位，小脑的功能，睡眠的分期及生理意义，人类大脑皮质的两个信号系统，人类主要的语言中枢。

3. 了解中枢递质的分类，基底神经核、脑干网状结构对躯体运动的调节，下丘脑对内脏活动的调节，脑电图的基本波形，学习的形式，记忆的基本过程。

4. 运用所学理论知识，指导腱反射检查并分析结果，分析神经系统常见疾病的临床表现。

5. 培养运用所学理论知识解释生活与临床相关问题的能力，主动调适心理状态与行为，养成良好的作息习惯，增进自身健康。

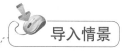
导入情景

**情景描述：**

小张在工作时突然接到家人电话，告诉他母亲心脏病发作，生命垂危，已由120救护车送往医院。小张立刻打车前往医院。但途中堵车严重，情急之下，他下车就朝医院跑去，用了约20分钟到达了医院。此时他已大汗淋漓、呼吸急促、大口喘气，感觉心脏怦怦直跳，手脚发软、头晕目眩。他强撑着询问母亲的病情，得知经抢救已脱离生命危险，才慢慢平静下来，呼吸、心跳逐渐恢复正常。

**请思考：**

1. 跑去医院过程中小张呼吸和心血管系统功能发生哪些变化？其他器官功能会有哪些变化？

2. 神经系统对机体各器官活动有何调节功能？如何实现调节的？

人类之所以成为"万物之灵"，是因为人类拥有高度进化、数量庞大、功能复杂的神经元建立起来的"神经网络"。人类神经元的数量达到了$10^{14}$个，脑神经元的数量就达$10^{11}$个，相当于银河系星球数量的总和。如此众多的神经元，联络与调节着全身各种组织与器官的功能，使人体成为一个各系统既独立分工，又密切协作的有机整体，对各种内、外环境的变化迅速作出完善的适应性调节，从而维持内环境稳态。

笔记

# 第一节 神经元及其相互联系

## 一、神经元和神经纤维

神经系统是由神经组织构成的,而神经组织又是由神经细胞和神经胶质细胞构成的。

**神经元**( neuron )即神经细胞,是构成神经系统的基本结构和功能单位;其基本功能是感受刺激、整合信息、产生并传导兴奋;此外,神经元还具有内分泌功能,能合成和分泌神经激素等物质,参与更广泛的功能调节。神经胶质细胞数量约为神经元的数十倍,在维持神经系统微环境的稳定性、维持神经元结构与功能完整性、神经元损伤后修复与再生等方面发挥着重要作用。总体而言,神经胶质细胞对神经元起着支持、保护、营养和绝缘等作用。

### （一）神经元的基本结构与生理功能

神经元的形态多样,大小不一,其基本结构包括胞体和突起两部分(图 10-1)。

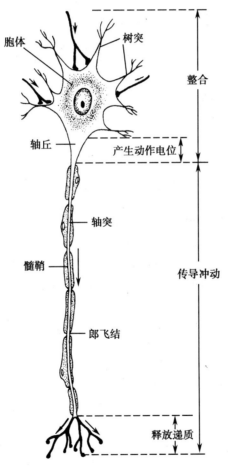

图 10-1 神经元结构及其功能示意图

1. 胞体 是细胞代谢和功能活动的中心,其主要功能是合成与神经元功能和代谢相关的蛋白质、酶类和递质等物质,接受刺激和整合信息。

2. 突起 突起分为树突和轴突。一个神经元可有多个树突和一个轴突。

（1）树突:树突是胞体向周围的管状延伸。树突反复分支,使表面积扩大,这样有利于树突接受更广泛的刺激,并传向胞体。

（2）轴突:绝大部分神经元都有一个粗细均匀、表面光滑的轴突,长度自几微米至一米左右不等。自轴丘顶端至髓鞘出现的一段为轴突始段，由树突和胞体传来的局部兴奋经此处整合，才能触发动作电位；整个轴突是动作电位的传导区；轴突末端发出许多分支形成神经末梢，当动作电位传至神经末梢时，就会释放神经递质。

### （二）神经纤维的结构与功能

神经元的轴突或长树突（合称轴索）外包神经胶质细胞共同构成**神经纤维**( nerve fiber )。

1. 神经纤维分类　根据神经纤维有无髓鞘，将其分为有髓神经纤维和无髓神经纤维。

（1）有髓神经纤维：神经纤维具有神经胶质细胞反复包绕轴索形成的高电阻髓鞘，髓鞘呈阶段性包裹轴索，相邻间段间无髓鞘的狭窄处称为神经纤维结，即郎飞结，此处轴膜裸露、电阻低，$Na^+$ 通道密集，容易发生动作电位。动作电位在有髓神经纤维上的传导是在郎飞结间的跳跃式传导，这样可以大大提高兴奋的传导速度（图 10-2）。

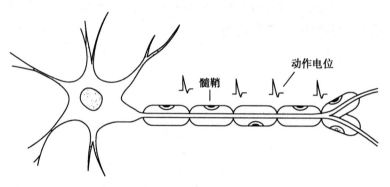

图 10-2　有髓神经纤维兴奋传导示意图

（2）无髓神经纤维：细小的轴索外仅有神经膜包裹，并且若干条神经纤维由一个神经膜包裹，这种神经纤维称为无髓神经纤维。动作电位在无髓神经纤维上是以局部电流形式传导的。

不同类型的神经纤维传导兴奋的速度与神经纤维直径、髓鞘有无、髓鞘厚度以及温度有关。总体而言，神经纤维越粗，有髓神经纤维的髓鞘越厚，兴奋的传导速度就越快，例如有髓神经纤维的兴奋传导速度可达 100m/s 以上，许多无髓神经纤维的兴奋传导速度仅有0.6～2.3m/s。在一定范围内温度升高，兴奋传导速度加快；但当温度降至 0℃ 以下时，就会发生神经传导阻滞。

根据神经纤维的兴奋传导速度、直径及来源等特征，又可将神经纤维分类如下（表 10-1）。

表 10-1　神经纤维的分类

| 纤维分类（一）<br>（按传导速度） | 传导速度<br>（m/s） | 纤维分类（二）<br>（按直径与来源） | 纤维直径<br>（μm） | 来源 |
|---|---|---|---|---|
| A 类（有髓） | | | | |
| Aα | 70～120 | Ⅰ | 13～22 | 肌梭和腱器官传入纤维<br>支配梭外肌的传出纤维 |
| Aβ | 30～70 | Ⅱ | 8～13 | 皮肤触、压觉传入纤维 |
| Aγ | 15～30 | | 4～8 | 支配梭内肌的传出纤维 |
| Aδ | 12～30 | Ⅲ | 1～4 | 皮肤痛、温觉传入纤维 |
| B 类（有髓） | 3～15 | | 1～3 | 自主神经节前纤维 |
| C 类（无髓） | | | | |
| sC | 0.7～2.3 | Ⅳ | 0.3～1.3 | 自主神经节后纤维 |
| drC | 0.6～2.0 | | 0.4～1.2 | 后根痛觉传入纤维 |

笔记

2. 神经纤维的兴奋传导特征　神经纤维的主要功能是传导兴奋，即动作电位。在神经纤维上传导的动作电位称为神经冲动。神经纤维传导兴奋具有以下特征：

（1）生理完整性：神经纤维只有在保持结构和功能完整时，才具备传导兴奋的能力。如果神经纤维结构被破坏、局部应用麻醉药或低温等情况，均可使兴奋传导功能障碍。

（2）绝缘性：每条神经干中都含有许多根神经纤维，每根神经纤维表面都有髓鞘或神经膜包裹，在传导兴奋时互不干扰，以确保信息传导的精确性。

（3）双向性：在实验条件下，神经纤维上任何一点受到刺激所产生的动作电位，可同时向神经纤维的两端传导。

（4）相对不疲劳性：实验中用电刺激连续刺激神经纤维达 10 余个小时，神经纤维仍能传导兴奋。因此与突触传递相比，神经纤维具有长时间保持传导兴奋的能力。

3. 神经纤维的轴浆运输　轴浆经常在胞体与末梢之间流动进行物质运输，这种过程称为轴浆运输。按照运输方向可以分为两种：

（1）顺向轴浆运输：轴浆自胞体运向神经末梢称为顺向轴浆运输，又可分为快速运输和慢速运输。在猫、猴等动物的坐骨神经内，快速轴浆运输速度可达 410mm/d，主要运输具有膜结构的细胞器，如线粒体、递质囊泡和分泌颗粒等。慢速轴浆运输速度约为 1～12mm/d，运输由胞体合成的蛋白质结构（如微丝、微管等），一些可溶性物质也随之运输。

（2）逆向轴浆运输：轴浆自神经末梢运向胞体称为逆向轴浆运输，神经生长因子以及回收的递质等物质，自神经末梢摄取后，以此方式作用于胞体。此外，某些病毒（如狂犬病毒）、毒素（如破伤风毒素）可以此方式由外周侵犯中枢。实验中将辣根过氧化物酶、荧光素等物质注入神经末梢后逆向运至胞体，进行神经结构与功能的追踪研究。

4. 神经元对效应器的作用　神经元对所支配的效应器主要表现出两方面的作用：神经元通过神经末梢释放神经递质，对所支配的效应器进行功能调节称为功能性作用，如运动神经元将神经冲动传向所支配的骨骼肌，引起肌细胞兴奋与收缩；交感神经兴奋引起汗腺分泌等。神经末梢经常释放某些物质如营养因子，持续调节所支配器官或组织的代谢活动，影响其结构、功能和代谢过程称为营养性作用。正常情况下这种作用不易被觉察，但当神经纤维被切断后，被支配的肌肉会出现糖原、蛋白质合成减慢，分解加速，肌肉逐渐萎缩。例如，脊髓前角运动神经元损伤后，所支配的肌肉失去神经的支配而丧失运动能力，是功能性作用消失的表现，逐渐发生肌肉萎缩为营养性作用消退的表现。

**📶 知识拓展**

### 神经营养因子

神经营养因子是指一类为神经系统提供营养微环境，对神经元起营养作用的可溶性多肽分子。现代研究发现，神经营养因子不仅来源于受神经支配的靶细胞，中枢神经系统及周围神经系统的神经元、神经胶质细胞都可以合成神经营养因子。神经营养因子具有促进胚胎神经元分化，促进胎儿出生后神经元生长发育，维持成熟神经元存活、促进神经元分化和增殖，诱导神经元轴突生长，促进神经损伤后的修复与再生等多种生理效应。

## 二、神经元之间的信息传递

每一种反射活动至少要由两个或更多的神经元相互联系，并密切配合来完成。神经元之间相互接触并传递信息的部位称为**突触**（synapse）。根据神经元之间的接触部位不同，突触分为轴突 - 胞体突触、轴突 - 树突突触和轴突 - 轴突突触（图 10-3）；根据信息传递方式不同,突触分为化学性突触与电突触;根据突触传递的效应不同,突触分为兴奋性突触和抑制性突触。

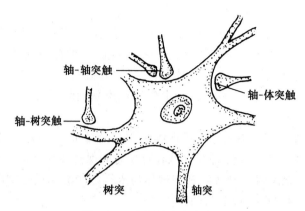

图 10-3 突触的类型示意图

### (一)突触的基本结构

神经元之间最常见的联系方式是化学性突触。经典的化学性突触由突触前膜、突触后膜和突触间隙三部分组成(图 10-4)。突触前神经元轴突末梢有许多分支,每一分支末端形成的球形膨大称为突触小体。突触小体内有大量突触囊泡,其中储存着高浓度的神经递质。突触小体面对突触后神经元的膜,称为突触前膜。突触后神经元面对突触小体的细胞膜称为突触后膜,其上密集分布着与相应递质结合的受体,还有特殊的离子通道。突触前膜和突触后膜之间约有 20～40nm 的间隙称为突触间隙。突触间隙与突触后膜表面含有分解递质的酶。

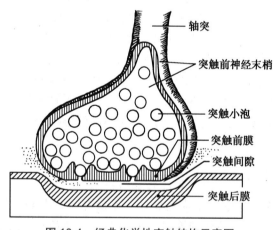

图 10-4 经典化学性突触结构示意图

### (二)突触传递过程

突触前神经元的兴奋引起突触后神经元活动发生变化的过程,称为突触传递。当突触前神经元动作电位传至末梢时,突触前膜去极化使 $Ca^{2+}$ 通道开放,$Ca^{2+}$ 内流,促使囊泡前移,并与突触前膜融合、破裂,以出胞方式释放递质。

1. 兴奋性突触传递 突触前神经元释放兴奋性递质,与突触后膜受体发生特异性结合后,引起突触后膜 $Na^+$ 通道开放,$Na^+$ 内流,使突触后膜产生去极化的电位变化,称为**兴奋性突触后电位**( excitatory postsynaptic potential,EPSP )。兴奋性突触后电位经过总和达到阈电位水平时,突触后神经元触发动作电位而兴奋。

2. 抑制性突触传递 突触前神经元释放抑制性递质,与突触后膜受体发生特异性结合后，引起突触后膜 Cl⁻ 通道开放，Cl⁻ 内流，使突触后膜产生超极化的电位变化，称为**抑制性突触后电位**（ inhibitory postsynaptic potential，IPSP ）。抑制性突触后电位也可以总和，结果突触后神经元呈现抑制效应。

突触传递过程是电 - 化学 - 电过程，当突触前神经元的动作电位传至轴突末梢时，通过释放神经递质与突触后膜受体结合的化学过程，到引发突触后膜电位变化，是一系列的连锁反应。详细过程如下：

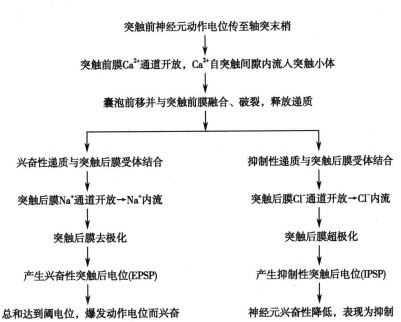

突触传递过程

通常一个神经元的轴突末梢发出许多分支与多个神经元建立突触联系，同时也接受许多神经元的轴突末梢与其构成突触联系，其中既有兴奋性突触，也有抑制性突触。因此，突触后神经元是兴奋还是抑制，取决于突触后膜产生的兴奋性突触后电位与抑制性突触后电位的总和效应。

## 三、神经递质与受体

### （一）神经递质
**神经递质**（ neurotransmitter ）是指由突触前神经元合成释放的，能与突触后膜的受体特异性结合，并产生一定效应的化学物质。根据神经递质存在的部位不同，分为外周递质与中枢递质。

1. 外周递质 由周围神经末梢释放的神经递质称为外周递质，主要有**乙酰胆碱**（ acetyl-choline，ACh ）和**去甲肾上腺素**（ noradrenaline，NA ）。

凡末梢释放乙酰胆碱的神经纤维都称为**胆碱能纤维**（ cholinergic fiber ）。所有副交感神经的节前纤维和节后纤维，交感神经的节前纤维和支配汗腺、竖毛肌和骨骼肌血管的交感神经节后纤维（交感舒血管纤维），以及躯体运动神经纤维都属于胆碱能纤维（图 10-5）。

凡末梢释放去甲肾上腺素的神经纤维，称为**肾上腺素能纤维**（ adrenergic fiber ）。体内大部分交感神经的节后纤维属于肾上腺素能纤维。

此外，胃肠道有一些壁内神经纤维的末梢释放嘌呤类物质（嘌呤能纤维）和肽类物质（肽能纤维），调节胃肠道平滑肌运动和消化腺分泌。

157

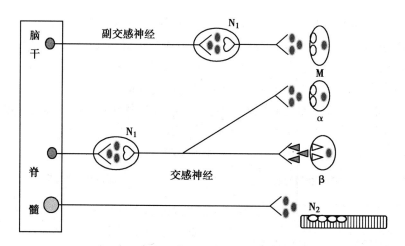

● 代表乙酰胆碱　◀ 代表去甲肾上腺素

图 10-5 外周递质与受体分布示意图

2. 中枢递质 中枢神经系统内递质种类繁多,功能反应复杂。根据中枢递质的不同化学性质,将其分为以下几类(表 10-2)。

表 10-2 神经递质的分类

| 分类 | 主要成分 |
| --- | --- |
| 胆碱类 | 乙酰胆碱 |
| 单胺类 | 去甲肾上腺素、肾上腺素、多巴胺、5- 羟色胺、组胺 |
| 氨基酸类 | 谷氨酸、甘氨酸、γ- 氨基丁酸、门冬氨酸 |
| 肽类 | P 物质、脑啡肽、阿片肽、内啡肽、神经肽 Y、下丘脑调节肽等 |
| 嘌呤类 | 腺苷、ATP |
| 气体类 | NO、CO |
| 脂类 | 花生四烯酸及其衍生物(前列腺素类) |

近年来发现,两个神经元之间存在着多种化学信息的传递。一个神经元内可以存在两种或两种以上的神经递质,各司所长,相互配合,这种现象称为递质共存。递质共存可以存在于突触前也可发生在突触后;可以互相加强,也可以互相拮抗,使神经调节形式多样,范围扩大,适应复杂功能调节的需要。

### (二)受体

神经递质只有和受体结合才能发挥生理效应。**受体**( receptor )是细胞膜或细胞内的特殊蛋白质,能特异性结合神经递质、激素等化学物质,并引发特定的生理效应。下面着重介绍与乙酰胆碱和去甲肾上腺素相关的受体(表 10-3)。

1. 胆碱受体 能与乙酰胆碱结合的受体称为**胆碱受体**( cholinergic receptor )。根据其分布和效应的不同分为两种类型:

(1)毒蕈碱受体:能与毒蕈碱结合的胆碱受体,称为毒蕈碱受体,又称 M 受体。这类受体主要分布于节后胆碱能纤维支配的效应器细胞膜上。乙酰胆碱与 M 受体结合后产生的生理效应称为毒蕈碱作用,即 M 样作用。M 样作用以副交感神经兴奋的一系列表现为主,如心脏活动抑制,支气管、消化道平滑肌和膀胱逼尿肌收缩,消化腺分泌增加,瞳孔缩小等;还有交感胆碱能纤维兴奋的表现,如汗腺分泌,竖毛肌收缩,骨骼肌血管舒张等。阿托品是 M 受体阻断剂,能与 M 受体结合而阻断 M 样作用。临床上使用阿托品,可缓解胃肠道及泌尿道平滑肌痉挛,也可引起心跳加快、瞳孔散大、唾液和汗腺分泌减少等反应。

（2）烟碱受体：能与烟碱结合的胆碱受体称为**烟碱受体**（nicotinic receptor），又称 N 受体。N 受体与乙酰胆碱结合后的效应称为 N 样作用。N 受体又分为两个亚型：$N_1$ 及 $N_2$ 受体。$N_1$ 受体位于节后神经元细胞膜上，$N_1$ 受体与乙酰胆碱结合后引起自主神经节后神经元兴奋。$N_2$ 受体位于骨骼肌终板膜上，与乙酰胆碱结合可引起骨骼肌兴奋与收缩。六烃季铵是 $N_1$ 受体阻断剂，十烃季铵是 $N_2$ 受体阻断剂。筒箭毒碱可阻断 $N_1$ 和 $N_2$ 受体，使肌肉松弛，在临床上作为肌肉松弛剂使用。

表 10-3 胆碱受体和肾上腺素受体分布及生理功能

| 效应器 | | 胆碱受体 | | 肾上腺素受体 | |
|---|---|---|---|---|---|
| | | 类型 | 效应 | 类型 | 效应 |
| 眼 | 瞳孔括约肌 | M | 收缩（瞳孔缩小） | | |
| | 瞳孔开大肌 | | | $\alpha$ | 收缩（瞳孔开大） |
| 心脏 | 窦房结 | M | 心率减慢 | | 心率加快 |
| | 心传导系 | | 传导减慢 | $\beta_1$ | 传导加快 |
| | 心肌 | | 收缩力减弱 | | 收缩力加强 |
| 血管 | 冠脉血管 | M | 舒张 | $\alpha/\beta_2$ | 收缩/舒张（为主） |
| | 骨骼肌血管 | | 舒张 | | 收缩/舒张（为主） |
| | 脑血管 | | 舒张 | | 收缩 |
| | 腹腔内脏血管 | | | $\alpha/\beta_2$ | 收缩（为主）/舒张 |
| | 皮肤黏膜血管 | | | $\alpha$ | 收缩 |
| 呼吸器官 | 支气管平滑肌 | M | 收缩 | $\beta_2$ | 舒张 |
| | 支气管黏膜腺体 | | 促进分泌 | | |
| 消化器官 | 胃平滑肌 | M | 收缩 | $\beta_2$ | 舒张 |
| | 小肠平滑肌 | | 收缩 | $\alpha$ | 舒张[1] |
| | 括约肌 | | 舒张 | $\alpha$ | 收缩 |
| | 胃腺 | | 促进分泌 | $\alpha$ | 抑制分泌 |
| | 唾液腺 | | 促进分泌稀薄唾液 | $\alpha$ | 促进分泌黏稠唾液 |
| 泌尿器官 | 膀胱逼尿肌 | M | 收缩 | $\beta_2$ | 舒张 |
| | 内括约肌 | | 舒张 | $\alpha$ | 收缩 |
| 生殖器官 | 子宫平滑肌 | M | 可变[2] | $\alpha$ | 收缩（妊娠） |
| | | | | $\beta_2$ | 舒张（未孕） |
| 皮肤 | 汗腺 | M | 促进温热性出汗[3] | $\alpha$ | 促进精神性出汗 |
| | 竖毛肌 | | | $\alpha$ | 收缩 |
| 内分泌 | 胰岛 B 细胞 | M | 促进分泌胰岛素 | $\alpha$ | 抑制分泌 |
| | 肾上腺髓质 | $N_1$ | 促进分泌 | | |
| 代谢 | 脂肪分解代谢 | | | $\beta_3$ | 加强[4] |
| | 糖酵解代谢 | | | $\beta_2$ | 加强 |
| 其他 | 自主神经节 | $N_1$ | 节后神经元兴奋 | | |
| | 骨骼肌 | $N_2$ | 收缩 | | |

注：①小肠平滑肌为 $\alpha_2$ 受体；②因月经周期中雌、孕激素变化、妊娠等因素而发生改变；③汗腺受交感胆碱能纤维支配；④脂肪细胞为 $\beta_3$ 受体

2. 肾上腺素受体　能与儿茶酚胺类物质结合的受体称为**肾上腺素受体**（adrenergic receptor）。儿茶酚胺类物质包括去甲肾上腺素（NA）、多巴胺（DA）和肾上腺素（Ad）。这类受体分布于肾上腺素能纤维支配的效应器细胞膜上，又可分为两类：

（1）α受体：α受体主要分布在血管平滑肌、子宫平滑肌、虹膜辐射状肌（瞳孔开大肌）的细胞膜上。儿茶酚胺与α受体结合后的效应以兴奋为主，如血管平滑肌收缩使血压升高，有孕子宫平滑肌收缩；虹膜辐射状肌收缩引起瞳孔放大等。但对小肠为抑制性效应，使小肠平滑肌舒张。酚妥拉明为α受体阻断剂，可消除去甲肾上腺素引起的血管收缩、血压升高等效应。

（2）β受体：β受体有$\beta_1$、$\beta_2$和$\beta_3$受体三种亚型，如$\beta_1$受体主要分布于心肌细胞上。儿茶酚胺与$\beta_1$受体结合产生兴奋效应，如心率加快，心肌收缩力增强。$\beta_2$受体分布于呼吸道、胃肠道、子宫及许多血管平滑肌细胞上；儿茶酚胺与$\beta_2$受体结合产生抑制效用，可使平滑肌舒张。阿替洛尔是$\beta_1$受体阻断剂，丁氧胺是$\beta_2$受体阻断剂，普萘洛尔（心得安）对$\beta_1$、$\beta_2$受体都有阻断作用。

3. 其他受体　由于中枢递质种类多，相应的受体种类也很多。既有胆碱受体和肾上腺素受体，还有多巴胺受体、5-羟色胺受体、甘氨酸受体、γ-氨基丁酸受体和阿片受体等。

在不同情况下，受体的数量及与递质的亲和力会发生变化。当递质释放不足时，受体的数量将逐渐增多，与递质的亲和力也逐渐增强，称为受体的上调；反之，当递质释放过多时，受体的数量将逐渐减少，与递质的亲和力也逐渐下降，称为受体的下调。

### （三）神经递质的代谢

神经递质的代谢过程包括神经递质合成、储存、释放、降解、再摄取和再合成过程。神经递质作用于突触后膜的受体产生效应后会被迅速消除。消除的方式包括被酶水解、重吸收回血液、被神经末梢或神经胶质细胞摄取。

1. 乙酰胆碱（ACh）的代谢　乙酰胆碱是在胆碱乙酰基转移酶催化下，由胆碱和乙酰辅酶A于胞质内合成，运输至突触储存于囊泡中。当神经冲动抵达末梢时，囊泡内ACh经突触前膜释放，当ACh与胆碱受体结合并发挥效应后，被突触间隙、突触后膜的胆碱酯酶（AChE）迅速水解失去作用。

2. 儿茶酚胺类递质的代谢　儿茶酚胺类递质的生物合成过程如下：

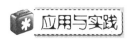

酪氨酸 $\xrightarrow{TH}$ 多巴 $\xrightarrow{DDC}$ 多巴胺 $\xrightarrow{D\beta H}$ 去甲肾上腺素 $\xrightarrow{PNMT}$ 肾上腺素

（TH：酪氨酸羟化酶；DDC：多巴脱羧酶；DβH：多巴胺β-羟化酶；PNMT：苯乙醇胺氮位甲基转移酶）

体内的儿茶酚胺绝大部分被突触前神经元重新摄取而进入囊泡，一部分在效应器细胞、肝或肾组织中被单胺氧化酶（MAO）或儿茶酚胺氧位甲基转移酶（COMT）降解失活。

**★ 应用与实践**

有机磷农药中毒是临床常见急症。有机磷农药进入人体后，会与胆碱酯酶发生特异性结合，抑制胆碱酯酶的生物活性，突触前神经元释放的ACh不能及时水解而发生蓄积，使M样作用和N样作用持续并且放大。病人表现为瞳孔缩小，心率减慢、血压下降；呼吸道和消化道平滑肌痉挛而引起呼吸困难，腹痛、腹泻，甚至大、小便失禁；腺体过度分泌而出现涕泪交加、流涎、大汗淋漓等M样作用的表现，以及肌肉震颤等N样作用的表现。临床治疗时，通过静脉点滴大量的阿托品来缓解M样症状。但要恢复胆碱酯酶的活性，还需要使用胆碱酯酶复活剂，如解磷定等。

**请思考：**

1. 使用阿托品后，有机磷农药中毒的临床表现会发生哪些变化？

2. 阿托品还可以有哪些临床应用？

笔记

## 四、中枢神经元的联系方式

反射是实现神经调节的基本活动方式,反射弧结构中最关键的部位是反射中枢。**反射中枢**是指位于脑和脊髓的不同部位,为完成某种反射所必需的神经元群及其突触联系。中枢神经系统内的神经元数量极多,尤其是中间神经元数量最多,突触联系方式多种多样。中枢神经元之间主要的联系方式有单线式、辐散式、聚合式、环路式、链锁式等几种(图10-6)。

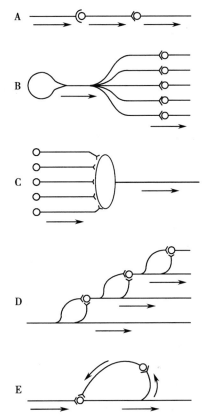

1.单线式联系 指突触前神经元与突触后神经元一对一的联系方式。如视网膜视锥细胞与双极细胞的联系方式,即点对点投射,专一性强,分辨能力高,确保信息传递的精确性。

2.辐散式联系 指一个神经元的轴突通过分支与许多神经元形成突触联系。这样一个神经元的兴奋会引起许多神经元同时兴奋或抑制,有助于信息扩散,是感觉传入系统的主要联系方式。

3.聚合式联系 指多个神经元的轴突末梢共同与一个神经元建立突触联系。这样能使多个神经元的兴奋或抑制作用集中到同一个神经元上,有利于信息的总和。这种联系方式多见于运动神经传出通路上。

4.环路式联系 指一个神经元通过轴突侧支与若干个神经元联系后,又返回来与该神经元建立突触联系,这种联系方式是后发放与反馈的结构基础。若为正反馈,则兴奋加强或延续,产生后发放现象;若为负反馈,兴奋就会减弱或及时终止,如回返性抑制。

图 10-6 中枢神经元的联系方式
A.单线式联系;B.辐散式联系;C.聚合式联系;D.链锁式联系;E.环式联系

5.链锁式联系 指一个神经元通过轴突侧支与另一个神经元联系,后者通过轴突侧支再与另一个神经元联系,如此反复,这样就会扩大神经冲动的空间作用范围。

## 五、突触传递特征

反射中枢部分的兴奋传递,常需要经过复杂的突触接替传递下去。由于突触本身的结构特点,以及突触传递的电-化学-电过程,兴奋经过突触传递时,表现出以下特征:

1.单向传递 兴奋在神经纤维上的传导是双向的,但通过突触时只能由突触前膜向突触后膜传递。因此,反射活动通过突触时,兴奋的传递总是由传入神经元传向反射中枢,再经传出神经元至效应器。

2.突触延搁 兴奋通过突触时,历时较长、传递较慢的现象称为中枢延搁,即突触延搁。因为突触传递要经历突触前膜释放递质、递质扩散、与突触后膜受体结合、产生突触后电位等一系列过程。据测定,兴奋经过一个突触约需0.3~0.5ms。因此,反射活动经过的突触数目越多,反射时间越长。

3.总和 在中枢内,一次神经冲动引起的EPSP作为局部兴奋,虽不是动作电位,但能提高突触后神经元的兴奋性。若当多个神经元同时传来神经冲动或一个神经元连续传来高频神经冲动,引起同一突触后神经元产生的EPSP叠加起来达到阈电位,就会产生动作电位。EPSP 和 IPSP 都可以产生总和现象。聚合式联系是产生总和的结构基础。

4.兴奋节律的改变 由于突触后电位可能是 EPSP,也可能是 IPSP,且都具有总和效应,因而在反射活动中,突触后神经发出的冲动频率往往和突触前神经元的频率不同。

5.后发放 反射活动中,当传入神经元停止传入冲动后,传出神经元仍继续发放冲动,使反射活动持续一段时间的现象称为后发放。环路式联系及中间神经元的作用是后发放的主要原因。

6.对内环境变化敏感和易疲劳性 在反射活动中,突触最易受内环境变化的影响,如缺 $O_2$、$CO_2$ 增多、麻醉剂以及某些药物等均可影响突触传递过程。此外,突触是反射弧中最易发生疲劳的环节,其原因可能与长时间兴奋使突触前膜递质耗竭有关。例如,癫痫是由多种原因引起大脑神经元群反复异常放电引起的一组突发性、反复性、暂时性的慢性脑功能障碍性疾病。癫痫发作时,脑细胞极度兴奋,随后由于疲劳的出现而使癫痫发作停止。因此,疲劳的出现是对抗神经元过度兴奋的保护性机制。

## 六、中 枢 抑 制

任何反射活动中,中枢既有兴奋也有抑制,总体上兴奋与抑制维持平衡,使反射活动协调进行。突触后膜 $Na^+$ 内流,引起突触后膜去极化达到阈电位就会爆发动作电位,即中枢兴奋。与中枢兴奋相比,中枢抑制的机制更为复杂。根据发生抑制的部位不同,中枢抑制分为突触后抑制和突触前抑制。

1.突触后抑制 是由于突触前神经元释放抑制性递质,引起突触后神经元产生抑制性突触后电位而产生的抑制,属于超极化抑制。根据抑制性中间神经元的联系方式不同,突触后抑制又分为两种类型:传入侧支性抑制(交互抑制)和回返性抑制。

(1)传入侧支性抑制:又称交互抑制。传入神经元兴奋某一中枢神经元的同时,又发出侧支兴奋一个抑制性中间神经元,这个抑制性中间神经元释放抑制性递质,使另一个神经元发生抑制的现象。例如,当伸肌受到外力牵拉时,伸肌肌梭传入冲动进入脊髓,直接兴奋支配伸肌的 α 运动神经元,同时发出侧支兴奋一个抑制性中间神经元,转而抑制支配屈肌的 α 运动神经元,导致伸肌收缩而屈肌舒张(图 10-7)。交互抑制最常见于屈伸关节的活动,其生理意义在于使功能拮抗的两个中枢之间的活动协调。

(2)回返性抑制:是一种反馈抑制。某中枢神经元兴奋的传出冲动沿侧支兴奋了一个抑制性中间神经元,该抑制性神经元的轴突折返至原先发放兴奋冲动的神经元,通过释放抑制性递质,使原先发放兴奋冲动的神经元及其他神经元受到抑制。例如,脊髓前角 α 运动神经元兴奋时,发出侧支兴奋闰绍细胞(抑制性中间神经元),闰绍细胞的轴突折返至 α 运动神经元,通过释放抑制性递质(甘氨酸)抑制 α 运动神经元,及时终止其活动(图 10-8)。这种抑制的意义在于及时终止运动神经元的活动,或使同一中枢内许多神经元的活动同步化。

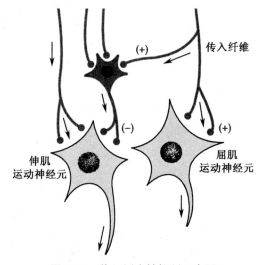

图 10-7 传入侧支性抑制示意图
黑色星形细胞为抑制性中间神经元
(+)兴奋;(−)抑制

2.突触前抑制 由于突触前神经元释放的递质减少,引起兴奋性突触后电位幅度减小

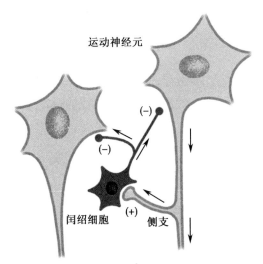

**图 10-8 回返性抑制示意图**
黑色星形细胞为抑制性中间神经元
（+）兴奋；（-）抑制

而引起的抑制，属于去极化抑制。突触前抑制的结构基础是轴突 - 轴突突触。发生机制如下：轴突 A 和轴突 B 构成轴突 - 轴突突触，轴突 B 和神经元 C 不直接构成突触联系（图 10-9）。当神经冲动到达轴突 A 末梢时，释放兴奋性递质，能使神经元 C 产生 10mV 的兴奋性突触后电位。但如果轴突 A 兴奋前，轴突 B 先兴奋，末梢释放 γ 氨基丁酸，引起轴突 A 去极化；再当神经元 A 兴奋传至末梢时，轴突 A 动作电位的幅度减小，进入神经末梢的 $Ca^{2+}$ 减少，释放的兴奋性递质减少，引起神经元 C 产生的兴奋性突触后电位的去极化幅度仅 5mV，不足以引起动作电位的产生。

在各种感觉信息上传的过程中，通过突触前抑制"屏蔽"一些干扰信息，控制自外周进入中枢的信息量，可以产生"视而不见，听而不闻"的效果，使注意力集中在重要的事情上。

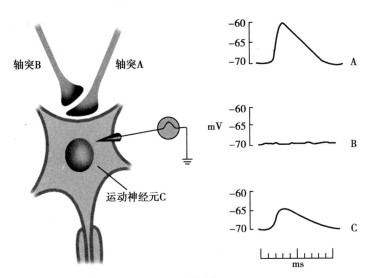

**图 10-9 突触前抑制**
A. 单独刺激轴突 A，引起的兴奋性突出后电位；B. 单独刺激轴突 B，不引起突触后电位；C. 先刺击轴突 B，再刺激轴突 A，引起的兴奋性突触后电位减小

# 第二节　神经系统的感觉功能

人体的各种感受器接受适宜刺激后,经过换能作用,把刺激的能量转换为传入神经冲动,通过一定的感觉通路逐级上传,最后到达大脑皮质的特定部位,经分析和综合引起各种不同的感觉。

## 一、脊髓和脑干的感觉传导功能

以躯干和四肢、头面部的浅感觉传导为例,说明脊髓和脑干的感觉传导功能。浅感觉一般是指来自于皮肤和黏膜的痛觉、温度觉和触压觉。

1. 躯干四肢浅感觉传导路　传导躯干和四肢浅感觉的第一级神经元胞体位于脊神经节内,其周围突的末梢分布于组织内形成感受器,中枢突经后根进入脊髓组成不同的感觉传导束上行,第二级神经元上行过程中交叉至对侧,途经脑干至丘脑,在丘脑的特异性感觉核内换神经元,发出第三级神经元上行,经内囊最终传导至大脑皮质感觉区对应躯干四肢的特定部位(图 10-10)。

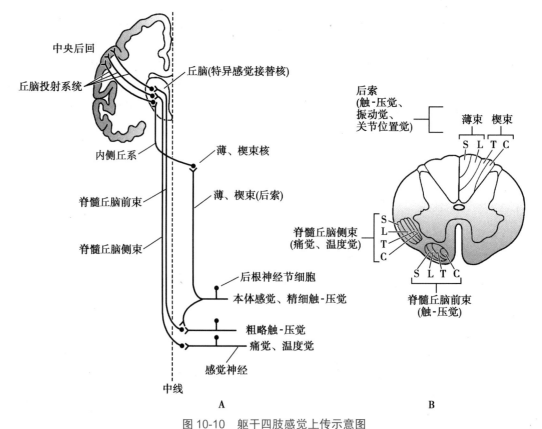

图 10-10　躯干四肢感觉上传示意图

A. 躯体感觉传导通路;B. 感觉通路的脊髓横断面,S. 骶;L. 腰;T. 胸;C. 颈

2. 头面部浅感觉传导路　传导头面部浅感觉的第一级神经元胞体位于三叉神经节内,其周围突组成三叉神经传导头面部、口腔、鼻腔皮肤和黏膜的感觉冲动,中枢突经三叉神经根进入脑干,第二级神经元自脑桥发出纤维交叉至对侧组成三叉丘系上传至丘脑,在丘脑的特异性感觉核内换神经元,发出第三级神经元上行,经内囊最终传导至大脑皮质对应头面部的特定部位(图 10-11)。

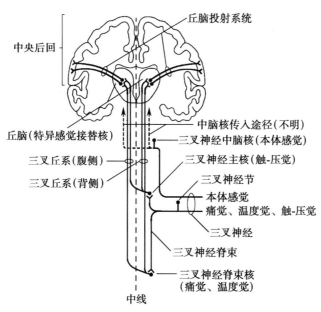

图 10-11　头面部感觉上传示意图

## 二、丘脑及其感觉投射系统

丘脑是人体最重要的感觉接替站。人体除嗅觉外的各种感觉传导通路都要在丘脑内交换神经元，再由丘脑感觉接替核发出纤维向大脑皮质投射，丘脑能对传入大脑的感觉信息进行粗略的分析与综合。自丘脑向大脑皮质的感觉投射分为特异性投射系统和非特异性投射系统两种。

### （一）特异性投射系统

除嗅觉外，各种感觉传入冲动由脊髓或脑干上行到丘脑特异感觉接替核换神经元后，发出特异投射纤维，点对点投射到大脑皮质的特定区域，这种由丘脑投射至大脑皮质的神经通路总称为**特异性投射系统**( specific projection system )（图 10-12）。由于每一种感觉的外周感受器与大脑皮质感觉区之间都具有点对点的投射关系，所以每种感觉的投射路径都是专一的。该系统的生理功能是引起特定的感觉，并激发大脑皮质发放传出冲动。

### （二）非特异性投射系统

各种感觉传导通路的纤维经过脑干时，发出许多侧支，与脑干网状结构的神经元发生突触联系，经多次换元后抵达丘脑，再由丘脑发出纤维，弥散地投射到大脑皮质的广泛区域，这种自丘脑向大脑皮质上传的多突触神经通路称为**非特异性投射系统**( nonspecific projection system )（图 10-12）。这种通路的外周感受区域与大脑皮质感觉区之间不再是一一对应的关系，而是呈弥散性投射。这条通路是各种不同感觉的共同上传途径，失去了传导的专一性。该系统的生理功能是不断将各种刺激广泛传向大脑皮质，激发大脑皮质广泛兴奋，从而使机体保持觉醒。

动物实验发现，脑干网状结构中存在着具有唤醒作用的上行神经纤维，称为**脑干网状结构上行激动系统**。若用电流刺激此处会唤醒动物；若该系统受损动物会昏睡不醒。由于上行激动作用主要是通过丘脑非特异投射系统实现的，该系统是多突触结构，因此易受药物影响而发生传导阻滞。巴比妥类药物可能就是阻断了上行激动系统的传导而产生镇静、催眠作用。

日常生活中，人在清醒状态时的感觉清晰而准确，即在非特异性投射系统保持良好功能的前提下维持机体觉醒，才能保证产生清晰而准确的感觉。因此非特异性投射系统是特异性投射系统的功能基础。

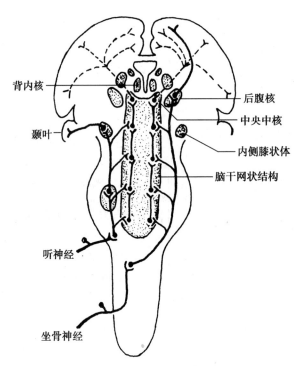

图 10-12　感觉投射系统示意图

图中标注：背内核、颞叶、听神经、坐骨神经、后腹核、中央中核、内侧膝状体、脑干网状结构

## 三、大脑皮质的感觉分析功能

大脑皮质是产生感觉的最高级中枢。来自于身体不同部位的各种感觉传入冲动最终到达大脑皮质，通过精确的分析、综合而产生相应的感觉。不同性质的感觉投射到大脑皮质的不同区域，即大脑皮质存在着不同的感觉代表区。

### （一）躯体感觉区

1. 体表感觉区　全身体表感觉的投射区位于中央后回及中央旁小叶后部，称为第一体感区，产生的感觉清晰，定位准确。该区具有以下投射规律：①投射区的空间定位是倒置的：指来自于下肢 - 躯干 - 上肢 - 头部自下向上的感觉，投射定位依次为中央旁小叶后部 - 中央后回顶部 - 中部 - 下部自上而下的排列；但头面部的投射是正立的，即额部 - 眼部 - 鼻部 - 口部投射定位自上而下。②交叉投射：除嗅觉外的各种感觉传导通路均在第二级神经元进行交叉，因此一侧躯体的感觉纤维投射到对侧大脑皮质的相应区；但头面部的感觉投射是双侧性的。③投射区域的大小与感觉灵敏度有关：感觉灵敏度高的部位如手，尤其是拇指和食指以及口唇的皮质代表区较大（图 10-13）。

此外，在中央前回和岛叶之间还存在与内脏感觉和痛觉有关的第二体感区；该区接受双侧的感觉投射，分布正立，定位模糊，只能对感觉进行粗略分析。

2. 本体感觉区　主要在中央前回及中央旁小叶前部，接受来自躯体肌肉、肌腱、关节的感觉信息，感知身体的空间位置、姿势、运动状态和方向。

### （二）视觉区

视觉投射区在大脑半球内侧面枕叶距状沟上下缘的皮质；左眼颞侧和右眼鼻侧视网膜的传入纤维投射到左侧枕叶皮质；右眼颞侧和左眼鼻侧视网膜的传入纤维投射到右侧枕叶皮质；视网膜上半部传入纤维投射到距状沟上缘；视网膜下半部传入纤维投射到距状沟下缘；黄斑区投射到距状沟后部（图 10-14）。

### （三）听觉区

听觉投射区位于大脑皮质颞叶的颞横回与颞上回。听觉投射呈双侧性，一侧听觉区皮

笔记

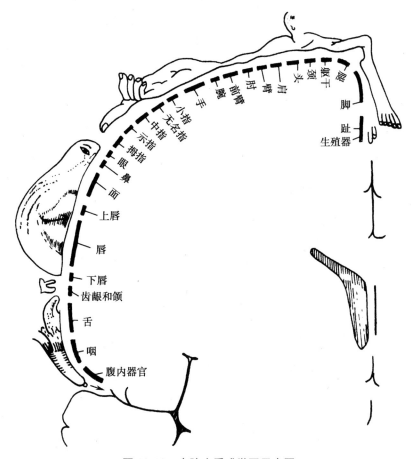

图 10-13　大脑皮质感觉区示意图

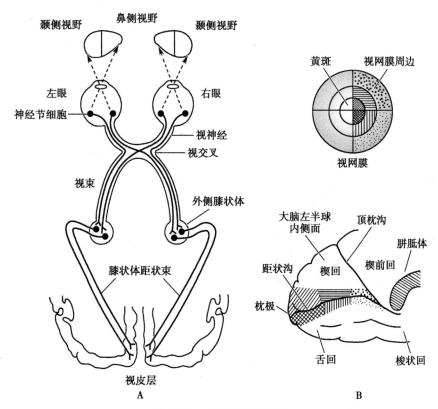

图 10-14　视觉投射示意图

A. 视觉传入通路；B. 视网膜各部分在视皮层投射规律

质接受来自于双侧耳蜗螺旋器传来的神经冲动,而且不同频率的声波信号在听觉皮质的投射有一定的排列规律(图 10-15)。

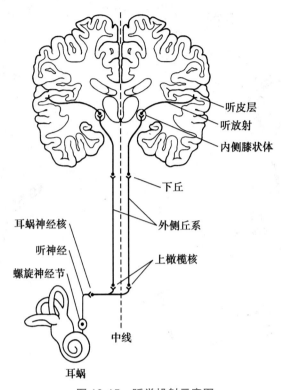

听皮层
听放射
内侧膝状体
下丘
耳蜗神经核
外侧丘系
听神经
螺旋神经节
上橄榄核
中线
耳蜗

图 10-15　听觉投射示意图

### (四)味觉区和嗅觉区

味觉投射到中央后回头面部感觉区的下部和岛叶皮质。嗅觉投射区位于边缘叶前底部区域。

## 四、痛　觉

疼痛是许多疾病的常见症状之一,会引起人们的警觉。病人往往因为感觉到身体有明显的疼痛而就医。痛觉是机体受到伤害性刺激时产生的一种复杂感觉,常伴有不愉快的情绪反应。疼痛作为机体受损害时的报警信号,对机体具有保护意义。

### (一)痛觉感受器及其刺激

痛觉感受器是广泛存在于各器官组织中的游离神经末梢。当各种刺激造成组织细胞损伤时,损伤细胞释放 $K^+$、$H^+$、组胺、5- 羟色胺等;炎症部位的前列腺素、缓激肽和白三烯,还有 P 物质等都可以作为致痛物质,使游离神经末梢去极化,产生神经冲动,经不同感觉纤维传入中枢而引起痛觉(图 10-16)。痛觉信息上传过程中,激活脊髓、脑干、下丘脑、大脑皮质的不同中枢,引起各种不同的疼痛反应。

### (二)皮肤痛觉

当伤害性刺激作用于皮肤时,立即出现(约 0.1s)的尖锐"刺痛"称为快痛,这种疼痛的特点是产生和消失迅速,感觉清楚,定位明确。快痛的产生是由 A$_\delta$ 纤维传导至大脑皮质第一体表感觉区引起的。在刺激后 0.5～1s 出现定位不明确,持续时间长的"烧灼痛",即慢痛,这种痛觉可能是由 C 类纤维传导至第二体表感觉区引起的,常常难以忍受,并伴有心血管和呼吸功能的变化以及情绪反应。

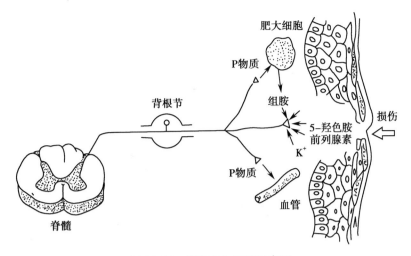

图 10-16 痛觉产生机制示意图

### （三）内脏痛与牵涉痛

内脏痛是内脏器官受到伤害性刺激时产生的疼痛感觉。与皮肤痛相比，内脏痛具有以下特点：①发生缓慢，持续时间长；②定位模糊且弥散，对刺激的分辨能力差，难以准确描述；③机械性牵拉、痉挛、炎症、缺血等刺激容易引起内脏痛；④常伴有牵涉痛。

**牵涉痛**（referred pain）是指某些内脏疾病引起体表特定部位发生疼痛或痛觉过敏的现象。如阑尾炎早期出现上腹部或脐周围疼痛；心肌缺血时引起心前区、左肩和左上臂尺侧疼痛；胆囊炎、胆石症疼痛发作时病人感觉右肩胛区疼痛等。了解牵涉痛对某些内脏疾病的定位诊断具有重要的参考价值。

关于牵涉痛的产生机制，目前用易化学说和会聚学说来解释（图 10-17）。会聚学说认为，发生牵涉痛的体表部位与患病内脏的传入纤维会聚到脊髓的同一个后角神经元，两者沿着共同的通路上传痛觉信号，传导躯体感觉的神经纤维粗，传导速度快。由于大脑皮质习惯于识别体表的刺激，因而误将内脏的痛觉信息识别为体表信息，以致产生了牵涉痛。易化学说认为牵涉痛体表部位的躯体感觉纤维与患病内脏的传入纤维到达脊髓后角同一区域，患病内脏的传入纤维已经传来痛觉信息，提高了邻近躯体感觉神经元的敏感性，即对其产生了易化作用，这样使平常不至于引起体表痛的刺激也变成了致痛刺激。

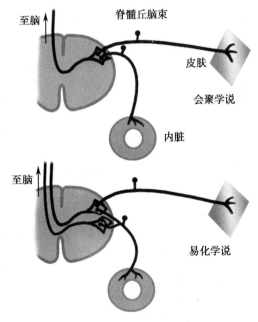

图 10-17 牵涉痛产生机制示意图

疼痛不仅是生理反应，而且是心理反应。痛觉常伴有惊慌、害怕、焦虑、烦躁、悲伤等情绪反应，有时还会出现心率增快、血压升高、呼吸急促等生理变化。某些病人还会因剧烈疼痛引起心脏活动减弱、血压下降，甚至休克。疼痛会有心理暗示效应，疼痛的主观体验及所伴随的各种反应，常常因为机体当时的功能状态、过去的经验、伤痛的情境、注意的程度等有明显的个体差异。如在忙碌时疼痛会暂时被忽略，而在闲暇时或夜间会感觉疼痛特别厉害；同样程度的创伤在战场上负伤时往往不会觉得特别疼痛，在平时就会难以忍受。临床证明，给某些疼痛病人使用安慰剂（如用生理盐水代替止痛剂），可使疼痛得到缓解。

## 第三节 神经系统对躯体运动的调节

躯体运动是指在神经系统控制下,由骨骼肌收缩和舒张完成的活动。调控躯体运动的神经中枢依次为大脑皮质运动中枢、皮质下中枢(基底神经核和小脑)、脑干下行系统和脊髓,对躯体运动进行分级控制。高级中枢可以逐级控制低级中枢,也可以直接控制低级中枢(图10-18)。

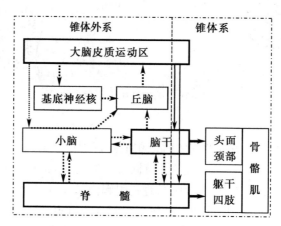

图 10-18 躯体运动分级控制示意图

### 一、大脑皮质对躯体运动的调节

大脑皮质是人类控制躯体运动的最高级中枢。大脑皮质运动区发出的运动指令,经运动传导通路下达,最后由脑干、脊髓发出传出纤维,传至骨骼肌,控制骨骼肌的收缩和舒张活动。

#### (一)大脑皮质运动区

人类大脑皮质运动区主要位于中央前回及中央旁小叶前部。该区对躯体运动的调控具有以下特点:①功能定位精细,整体上呈倒置安排,即躯干、四肢的骨骼肌由中央前回中上部(约2/3)支配,头面部肌肉由中央前回下部(约1/3)支配;但头面部运动区的安排仍是正立的(图10-19)。②交叉支配,即一侧大脑皮质运动区支配对侧躯体的骨骼肌;头面部除面神经支配的眼裂以下的表情肌和舌下神经支配的舌肌主要受对侧支配外,其余肌肉的支配是双侧性的。③运动代表区的大小与运动的精细程度有关。运动越精细、越复杂的部位,在大脑皮质运动区所占的范围越大。

#### (二)运动传导通路

大脑皮质运动中枢发出的躯体运动指令,由锥体系和锥体外系下达,实现对躯体运动的调节。

1. 锥体系 包括皮质脑干束和皮质脊髓束。由大脑皮质运动区下部(约1/3)发出,经内囊到达脑干运动神经核的下行传导束,称为皮质脑干束(图10-20),再由脑干运动神经核发出脑神经,支配头面部肌肉的活动。由大脑皮质运动区中上部(约2/3)发出,经内囊、脑干下行到达脊髓前角运动神经元的传导束,称为皮质脊髓束(图10-21)。其中约80%的纤维经延髓锥体交叉至对侧组成皮质脊髓侧束,与脊髓前角外侧部的运动神经元构成突触联系,支配四肢远端肌肉,与精细的技巧性运动有关;其余约20%即皮质脊髓前束的纤维在同侧脊髓前索下行,与脊髓前角内侧部的神经元建立突触联系,控制躯干以及四肢近端大肌

笔记

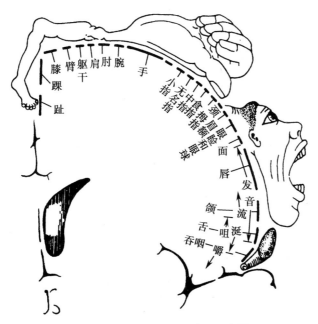

图 10-19　大脑皮质运动区示意图

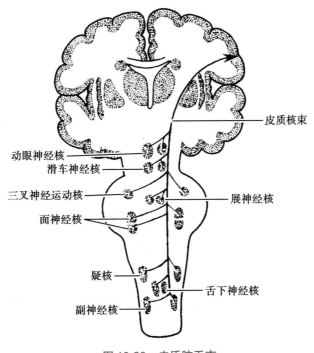

图 10-20　皮质脑干束

肉,与维持身体的姿势和躯体运动有关。

2.锥体外系　是指锥体系以外所有控制躯体运动的下行传导路径(图 10-22),主要由基底神经核、小脑、脑干网状结构等部位的神经元发出的纤维束下达到脊髓,控制脊髓运动神经元的活动。锥体外系的主要功能是调节肌紧张和协调随意运动。

由于锥体系和锥体外系的起源相互重叠,纤维下达过程中存在着复杂的联系,因此二者之间密切配合,共同调控全身肌肉的运动,使随意运动协调、准确、适度。

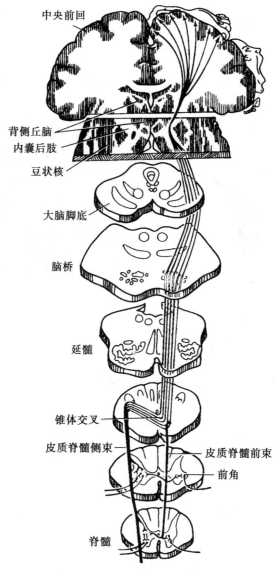

图 10-21 皮质脊髓束

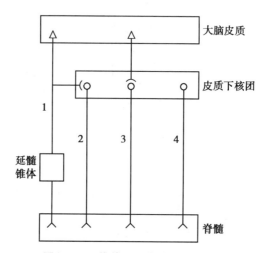

图 10-22 锥体系和锥体外系示意图

1.锥体系;2.旁锥体系;3.皮质起源的锥体外系;4.锥体外系

## 二、基底神经核对躯体运动的调节

### （一）基底神经核的组成及功能

基底神经核是指大脑皮质下基底部的一些神经核团，与运动有关的结构主要是纹状体，包括尾状核、壳核（合称新纹状体）和苍白球（旧纹状体）。由于丘脑底核、中脑红核和黑质与纹状体存在结构与功能上的密切联系，因此也归入基底神经核。基底神经核接受大脑皮质的纤维联系，通过丘脑又返回至大脑皮质，与大脑皮质构成往返回路联系，共同配合进行本体感觉信息的处理、随意运动的协调稳定和肌紧张的调控。

### （二）与基底神经核损害有关的疾病

基底神经核损害的主要临床表现为动作异常和肌紧张异常。

1. 震颤麻痹　即帕金森病，病人主要症状为全身肌紧张增强、肌肉强直，随意运动减少、动作缓慢、面部表情呆板，常伴有静止性震颤。正常中脑黑质内含多巴胺神经元，而纹状体内存在胆碱能神经元。黑质上行抵达纹状体的多巴胺具有抑制纹状体胆碱能纤维的作用（图 10-23）。帕金森病是由于黑质细胞退化或受损，使脑内多巴胺含量大大减少，导致纹状体内胆碱能神经元功能亢进，而出现上述一系列症状。临床应用可以透过血脑屏障的左旋多巴来增加脑内多巴胺的合成，或应用 M 受体阻断剂如阿托品或东莨菪碱阻断胆碱能纤维的作用，以改善帕金森病的临床症状。

2. 亨廷顿病　即舞蹈病，是一种常染色体显性遗传的基底神经核和大脑皮质变性的疾病，以隐匿起病、缓慢进展的舞蹈症、精神异常和痴呆为临床特征。这类病人大脑皮质萎缩，尾状核和壳核神经元大量变性、丢失，纹状体传出神经元中 γ- 氨基丁酸、乙酰胆碱及其合成酶明显减少，黑质多巴胺能神经元功能相对亢进。病人表现为不自主的上肢和头部的舞蹈样动作，并伴有肌张力降低等运动功能障碍的表现；还会有情感、性格、人格及行为等精神障碍的表现。

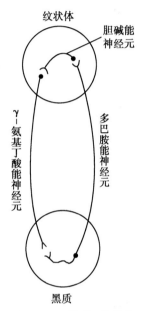

图 10-23　黑质 - 纹状体神经联系通路示意图

## 三、小脑对躯体运动的调节

根据传入、传出纤维与小脑的联系情况，小脑被划分为三个功能部分（图 10-24），即前庭小脑、脊髓小脑和皮质小脑，它们对躯体运动的调节具有不同的作用。

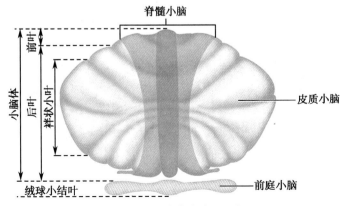

图 10-24　小脑功能分区示意图

1. 前庭小脑(古小脑) 前庭小脑主要由绒球小结叶构成,接受由内耳前庭器官传至前庭神经核的头部位置和变速运动信息,进而控制躯干肌肉运动,以维持身体平衡。小脑还接受各级视觉中枢传来的信息,进而调控眼外肌活动来调节眼球运动。绒球小结叶切除或发生病变后,会出现身体平衡失调,站立不稳,步态蹒跚,但其随意运动仍能协调,能很好地完成进食动作。第四脑室肿瘤压迫病人的绒球小结叶,病人也会出现类似的平衡失调症状。

2. 脊髓小脑(旧小脑) 脊髓小脑包括小脑前叶和后叶中间带(包括内侧区和中间区),小脑前叶主要接受来自于脊髓的本体感觉信息和视觉、听觉等传入信息,并通过脑干网状结构易化区和抑制区对肌紧张产生易化和抑制双重作用,主要功能是调节肌紧张。小脑后叶中间带接受大脑皮质运动区和本体感受器两方面的信息,经过整合后再通过一定途径返回大脑皮质,以保持躯体运动的协调、准确和稳定。在进化过程中,小脑抑制肌紧张的作用逐渐减弱,而易化作用逐渐增强。脊髓小脑损伤后,主要表现为肌张力下降、肌无力等症状。

3. 皮质小脑(新小脑) 皮质小脑主要指小脑半球外侧部,与大脑皮质感觉区和运动区广泛联系,参与躯体运动的计划和编程;并与基底神经核一同接受并处理来自于大脑的运动信息,编制运动指令,并转交给大脑皮质运动区来执行。

人在学习动作的过程中,小脑不断接受各种感觉信息的传入,并与大脑皮质不断进行联合活动,使人体能够做出许多新的动作或行为,使人能够学习、熟练和完成各种复杂的精巧运动,使运动更加协调、迅速和准确。

## 四、脑干对躯体运动的调节

脑干是脊髓以上重要的躯体运动中枢之一,其中脑干网状结构在调控骨骼肌运动中发挥着重要作用。动物实验发现,在中脑上、下丘之间切断脑干,动物会立即出现四肢伸直、头尾昂起、脊柱挺硬等伸肌肌紧张亢进的现象,称为**去大脑僵直**(图10-25)。这说明脑干对躯体运动具有一定的调节作用。脑干主要通过网状结构易化区和抑制区的活动来实现对肌紧张的调节。

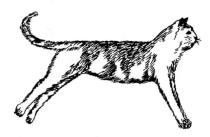

图 10-25 去大脑僵直

### (一)脑干网状结构易化区

脑干网状结构中加强肌肉运动的区域,称为下行易化区,位于脑干网状结构的背外侧及中脑中央灰质等区域,也包括下丘脑和丘脑中线核等部位。该区范围较大,能自动发放神经冲动,主动加强肌紧张。易化区的作用是通过下行纤维加强脊髓前角运动神经元的活动而使肌紧张加强的。易化区既有自发性活动,又受大脑及小脑等高级中枢的调控(图10-26)。

### (二)脑干网状结构抑制区

脑干网状结构中抑制肌肉运动的区域,称为下行抑制区,位于延髓网状结构的腹内侧部分,范围较小,不能自主发放神经冲动,需要接受来自于大脑皮质抑制区、基底神经核以及小脑等处的始动作用,才能起抑制作用。

正常情况下,易化区的活动较强,而抑制区的活动较弱,因此在肌紧张的调节中,易化区的活动略占优势。去大脑僵直的发生是因为切断了来自于大脑等处的抑制中枢与脑干网状结构抑制区

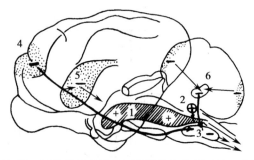

图 10-26 猫脑干网状结构下行易化和抑制系统示意图
+表示易化区 －表示抑制区

1. 网状结构易化区;2. 延髓前庭核;3. 网状结构抑制区;4. 大脑皮质;5. 尾状核;6. 小脑

笔记

的功能联系,脑干网状结构抑制区失去始动作用后活动减弱,而易化区失去了抑制区的拮抗,活动明显增强,因此表现为肌紧张亢进。当人类患某些脑部疾病(如脑干损伤)时,也会出现类似去大脑僵直的现象。

## 五、脊髓对躯体运动的调节

脊髓是完成躯体运动的最基本反射中枢。通过脊髓能完成一些简单的躯体运动反射,包括牵张反射和屈肌反射等。在整体内,脊髓活动接受各级高位中枢的调控。

### (一)脊髓前角运动神经元

脊髓前角中支配骨骼肌的运动神经元主要有两类,即α运动神经元和γ运动神经元。

1. α运动神经元　该神经元胞体较大,纤维较粗;其轴突末梢分出许多分支,每一分支支配一根骨骼肌纤维,兴奋时引起所支配的梭外肌收缩。由一个α运动神经元及其分支连同所支配的全部肌纤维组成的功能单位,称为运动单位。

2. γ运动神经元　该神经元胞体较α运动神经元小,轴突较细,支配骨骼肌的梭内肌纤维,该神经元兴奋时,引起梭内肌纤维收缩,可以提高肌梭的敏感性。

### (二)脊髓反射

1. 牵张反射　有神经支配的骨骼肌受到外力牵拉而伸长时,可引起受牵拉的肌肉收缩,称为**牵张反射**( stretch reflex )。牵张反射是脊髓完成的最基本的躯体运动反射。

(1)牵张反射的类型:牵张反射有两种类型,即肌紧张和腱反射。

**肌紧张**是指缓慢而持续地牵拉肌肉时所引起的牵张反射,表现为被牵拉的肌肉经常处于轻度的收缩状态。由于同一块肌肉中不同运动单位交替收缩,所以肌紧张能持久维持而不易疲劳。肌紧张的生理意义在于使受外力牵拉的肌肉通过紧张性收缩产生肌张力,来对抗外力的牵拉。站立时,由于重力的作用,支持体重的关节趋向于弯曲,弯曲的关节势必使伸肌肌腱受到持续牵拉,引起牵张反射而使伸肌肌紧张增强,以对抗关节的弯曲。因此肌紧张是维持躯体姿势最基本的反射活动。

**腱反射**是指快速、短促牵拉肌腱时发生的牵张反射,表现为被牵拉肌肉快速而明显的缩短,如膝反射和跟腱反射。叩击膝部髌骨下方的股四头肌肌腱,股四头肌因受牵拉而发生快速的反射性收缩使膝关节伸直,称为膝反射(图10-27)。当叩击跟腱时,可引起腓肠肌快速发生反射性收缩引起足背跖屈,称为跟腱反射。临床上常采用检查腱反射的方法,来了解神经系统的功能状态。

(2)牵张反射的反射弧:感受器是肌梭,肌梭外面有一层结缔组织囊,囊内所含的肌纤维称为梭内肌,囊外的一般肌纤维称为梭外肌。肌梭和梭外肌呈并联关系。梭内肌的收缩成分在两端,感受装置(螺旋状感受器)在中间,两者呈串联关系。当肌肉受到外力牵拉伸长时,肌梭也被拉长,其中间的螺旋状感受器受到刺激而兴奋,冲动经肌梭传入纤维传至脊髓,使支配同一肌肉的脊髓前角运动神经元(α与γ运动神经元)兴奋。α运动神经元兴奋,引起梭外肌收缩,完成牵张反射;γ运动神经元兴奋,引起梭内肌收缩,可提高肌梭感受装置的敏感性,从而加强牵张反射。由此可见,牵张反射反射弧的显著特点是感受器和效应器位于同一块肌肉内(图10-28)。

(3)γ环路及其意义:支配骨骼肌梭内肌纤维的γ运动神经元,经常受到高位中枢的易化和抑制作用。高位中枢下达的易化指令,作用于γ运动神经元并使其兴奋,继而引起梭内肌纤维收缩,提高肌梭感受器的敏感性,使肌梭对刺激及时发生反应,并将神经冲动传递给α运动神经元,引起梭外肌收缩。这种由γ运动神经元兴奋,进而加强α运动神经元活动的途径称为γ环路,其意义在于提高肌梭敏感性,使肌紧张加强来维持身体姿势。人在疲劳时由于大脑皮质抑制,相继引起γ运动神经元抑制,γ环路作用减弱,肌梭敏感性下降,使肌紧

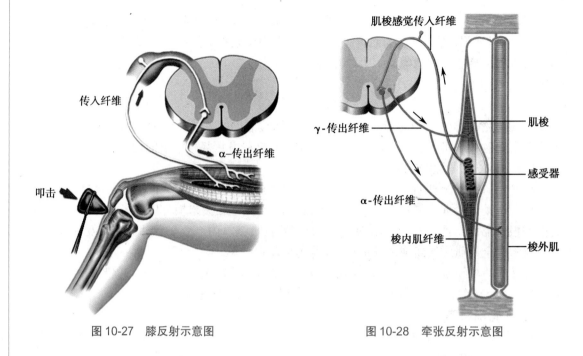

图 10-27　膝反射示意图　　　　　　图 10-28　牵张反射示意图

张减弱,表现为眼睑下垂、头不能支持呈瞌睡状、身体扑倒等现象,就是肌紧张减弱的表现。

2. 屈肌反射和交叉伸肌反射

(1)屈肌反射:当肢体皮肤受到伤害性刺激时,引起受刺激一侧的肢体屈肌收缩使肢体屈曲,称为屈肌反射或回缩反射。该反射是涉及整个肢体的多关节、多肌肉的协调运动,其生理意义在于保护肢体迅速避开伤害性刺激,如手指被烫迅速缩回的反射。

(2)交叉伸肌反射:当伤害性刺激强度较大时,在受刺激同侧肢体发生屈肌反射的基础上,对侧肢体出现伸直的反射活动,称为交叉伸肌反射或对侧伸肌反射。该反射是一种姿势反射,当刺激过强引起一侧肢体屈曲时,可能会造成身体失衡,因而对侧肢体伸直以维持身体平衡。

### (三)脊休克

正常生理情况下,脊髓的活动经常受到高位中枢的调控,其本身的独立功能难以表现出来。当脊髓与高位脑中枢突然离断后,断面以下的脊髓会暂时丧失反射活动的能力而进入无反应的状态,这种现象称为**脊休克**( spinal shock )。

脊休克的产生不是因为脊髓本身损伤引起的,而是由于断面以下的脊髓突然失去高位中枢的易化作用,脊髓神经元自身的兴奋性未能恢复造成的。脊休克的主要表现有骨骼肌紧张性下降,外周血管扩张引起血压下降,躯体运动和内脏反射消失,发汗反射消失,大、小便潴留等。脊休克是暂时现象,持续时间的长短与动物进化水平和个体发育有关。实验发现,蛙类脊休克仅持续数分钟,犬类能持续数日,人类则持续数周至数月。脊休克过后,某些功能逐渐恢复,一般首先恢复的是简单、原始的反射,随后复杂的、高级的反射逐渐恢复,但有些反射可能终身不能恢复。

人类在脊髓横断后,脊髓内的上行和下行纤维束均中断,断面以下的内脏功能可以部分恢复,但由于失去大脑控制,会出现大、小便失禁;各种感觉、躯体运动功能很难恢复,甚至永远丧失,导致断面以下感觉障碍和截瘫。

## 六、兴奋由神经向肌肉的传递

当脑干运动神经元或脊髓前角运动神经元传来动作电位时,经神经 - 肌肉接头将兴奋传给骨骼肌细胞，引起肌细胞兴奋和收缩。

## （一）神经-肌肉接头的基本结构

神经-肌肉接头是运动神经末梢与骨骼肌细胞膜相接触并传递信息的部位，其结构与突触很相似，由接头前膜、接头间隙和接头后膜组成（图10-29）。

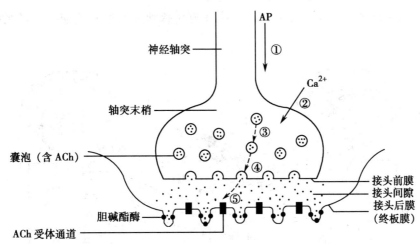

图10-29　神经-肌肉接头的结构与化学传递过程示意图

运动神经纤维的轴突末梢失去髓鞘后嵌入骨骼肌细胞膜，接触处的运动神经细胞膜为接头前膜，与之相对的骨骼肌细胞膜为接头后膜（即终板膜），接头前膜与接头后膜的间隙称为接头间隙。轴突末梢的轴浆中有大量囊泡，囊泡内含有ACh。终板膜上密集分布着 $N_2$ 受体和大量水解ACh的胆碱酯酶，在ACh发挥作用后及时将其水解。

## （二）神经-肌肉接头的兴奋传递过程

神经-肌肉接头的兴奋传递相当于兴奋性突触传递过程，基本过程如下：

运动神经末梢传来动作电位→接头前膜去极化，$Ca^{2+}$ 通道开放，$Ca^{2+}$ 内流入突触小体→囊泡与接头前膜融合、破裂、释放ACh→ACh与终板膜 $N_2$ 受体结合→引起终板膜 $Na^+$ 通道开放，$Na^+$ 内流→终板膜去极化产生终板电位→总和达到阈电位引起 $Na^+$ 通道大量开放，$Na^+$ 内流→产生动作电位，肌细胞兴奋和收缩。

每次运动神经元兴奋引起神经-肌肉接头释放的ACh，都足以引起肌细胞兴奋与收缩；胆碱酯酶能及时将每一次释放的ACh水解失活，所以一次神经兴奋只引起一次肌肉收缩。

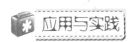

重症肌无力是神经-肌肉接头兴奋传递障碍的自体免疫性疾病。病人接头后膜上有免疫复合物的沉积，存在抗乙酰胆碱受体（AChr）的抗体，$N_2$ 受体数目减少，后膜上大部分ACh直接被胆碱酯酶水解，引起神经-肌肉接头兴奋传递障碍；肉毒杆菌毒素能选择性阻止神经末梢释放ACh，引起神经-肌肉接头兴奋传递阻滞的中毒反应；筒箭毒碱和 α-银环蛇毒都能与ACh竞争终板膜的 $N_2$ 受体，阻断神经-肌肉接头的兴奋传递，引起肌肉松弛甚至麻痹。

**请思考：**

1. 阻断神经-肌肉接头的兴奋传递，会有哪些临床表现？

2. 肉毒杆菌毒素中毒会出现哪些临床表现？如何预防肉毒杆菌中毒？

## 第四节　神经系统对内脏活动的调节

　　内脏活动指的是心肌、平滑肌和腺体的活动。人体的内脏活动，主要接受自主神经系统的调节，自主神经系统又称为植物神经系统。

　　根据结构和功能的不同，自主神经系统分为交感神经系统和副交感神经系统两部分（图 10-30）。

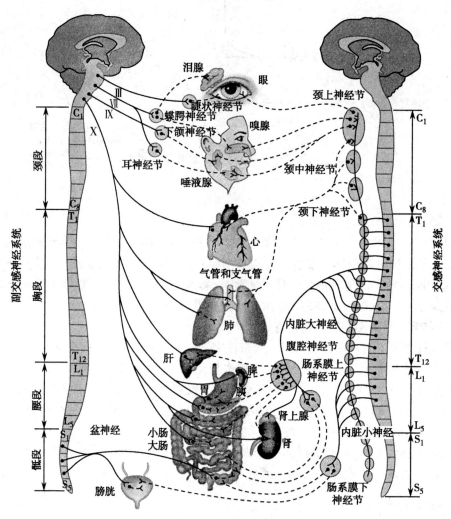

图 10-30　自主神经分布示意图

图中未显示支配血管、汗腺和竖毛肌的交感神经

————节前纤维；--------节后纤维

### 知识拓展

#### 植物神经

　　"植物神经"一词是 Reil 在 1807 年首次提出的，他把支配内脏的神经统称为植物神经，这一名词的提出是基于生命可区分为"植物性生命"和"动物性生命"的看法。"自主神经"则是由英国学者 Langley 于 1889 年提出的，用来强调内脏活动具有一定的自主性，在很大程度上不受意识的直接控制。

## 一、自主神经系统的生理功能及意义

### （一）自主神经系统的结构与功能特点

与支配骨骼肌的躯体运动神经相比，自主神经具有以下的特点：

1. 低位中枢　交感神经起源于脊髓胸腰段髓的灰质侧角，副交感神经起源于脑干的脑神经核和骶段脊髓灰质相当于侧角的部位。

2. 换元部位　自主神经自低位中枢发出后至效应器前，都要在神经节内换一次神经元。交感神经在椎前节和椎旁节换神经元，故节前纤维短，节后纤维长，支配的范围大；副交感神经在器官内节和器官旁节换神经元，故节前纤维长，节后纤维短，支配的范围小。但也有例外，肾上腺髓质就只接受交感神经节前纤维的直接支配。

3. 双重支配　人体大多数器官都接受交感神经和副交感神经的双重支配。如心脏、胃肠道、呼吸道等都接受交感神经和迷走神经的双重支配。但也有例外，汗腺、竖毛肌、肾上腺髓质、大多数血管平滑肌仅接受交感神经支配。

4. 功能拮抗　在双重支配的器官中，交感神经和副交感神经的作用往往是相互拮抗的。一般情况下，当交感神经的活动相对增强时，副交感神经的活动则相对减弱。但交感神经和副交感神经的作用偶有一致的，如对唾液腺的分泌，交感和副交感神经都有促进作用。

5. 紧张性作用　自主神经能不断地向效应器发放低频率神经冲动，使效应器维持一定的活动状态，这就是紧张性作用。自主神经对内脏各种功能的调节都是在紧张性作用的基础上进行的。

6. 受效应器所处功能状态的影响　自主神经的作用与效应器本身的功能状态有关。如交感神经兴奋使已孕子宫收缩，而使未孕子宫舒张。这与子宫平滑肌在不同状态下所含的肾上腺素能受体的种类不同有关。

### （二）自主神经系统的生理功能

自主神经所支配的范围非常广泛，凡有心肌、平滑肌和腺体分布的脏器，包括循环、呼吸、消化、泌尿、生殖、内分泌系统的器官，以及血管、眼球、皮肤的汗腺和竖毛肌等都受其调节。自主神经的主要生理功能见表10-4。

表10-4　自主神经系统的主要功能

| 系统器官 | 交感神经 | 副交感神经 |
|---|---|---|
| 眼 | 瞳孔扩大 | 瞳孔缩小 |
| | 睫状肌松弛，晶状体变扁 | 睫状肌收缩，晶状体变凸，促进泪腺分泌 |
| 循环器官 | 心率加快，心肌收缩力增强 | 心率减慢，心房收缩力减弱 |
| | 腹腔内脏血管、皮肤血管、唾液腺与外生殖器官的血管收缩；肌肉血管收缩（肾上腺素能）或舒张（胆碱能） | 部分血管（软脑膜动脉与外生殖器血管等）舒张 |
| 呼吸器官 | 支气管平滑肌舒张 | 支气管平滑肌收缩，促进腺体分泌 |
| 消化器官 | 抑制胃肠运动，括约肌收缩，抑制胆囊活动 | 促进胃肠运动，括约肌舒张，促进胆囊收缩 |
| | 抑制消化腺分泌 | 促进消化液分泌 |
| | 促进唾液腺分泌黏稠唾液 | 促进唾液腺分泌稀薄唾液 |
| 泌尿器官 | 逼尿肌舒张，括约肌收缩 | 逼尿肌收缩，括约肌舒张 |
| 生殖器官 | 已孕子宫收缩，未孕子宫舒张 | |
| 皮肤 | 竖毛肌收缩，汗腺分泌 | |
| 内分泌 | 促进肾上腺髓质激素、胰高血糖素等分泌 | 促进胰岛素分泌 |
| 代谢 | 促进分解代谢 | 促进合成代谢 |

### （三）自主神经活动的特点及生理意义

交感神经系统的活动一般比较广泛，当机体处于急剧变化的环境，如剧烈肌肉运动、寒冷、紧张、恐惧、焦虑、剧痛或失血等状态时，交感神经系统的活动明显加强，迅速引起肾上腺髓质激素分泌增多，即交感神经 - 肾上腺髓质作为一个整体参与反应，称为**应急反应**（emergency reaction）。应急反应表现为：心脏活动加强加快，血压升高，血液循环加快；呼吸加深加快，肺通气量增多；内脏血管收缩，骨骼肌血管舒张，血流重新分配；分解代谢加强，血糖血脂升高，为心、肺、脑和肌肉活动提供充分的能量。这一切变化均有利于调动机体的潜能，动员能量储备，使机体迅速适应环境的急剧变化。

副交感神经的活动相对比较局限。在机体安静时副交感神经系统的活动较强，并伴有胰岛素的分泌，故称为迷走 - 胰岛素系统。其生理意义在于促进消化、吸收、排泄和生殖等活动，加强合成代谢，积蓄能量，有利于机体的休整和体能恢复。

## 二、自主神经系统的信息传递

自主神经系统对内脏活动的调节是通过神经末梢释放递质，与效应器等部位的受体结合而发挥作用的。了解自主神经系统的递质与受体，对进一步理解自主神经功能紊乱和传出神经系统药物的作用，以及指导临床工作都有重要意义。内容详见本章第一节"神经递质与受体"。

## 三、内脏活动的中枢调节

### （一）脊髓对内脏活动的调节

交感神经和副交感神经大部分发源于脊髓，因此脊髓中存在某些内脏活动的初级中枢，如排便和排尿反射中枢、发汗反射中枢和血管运动反射中枢等。临床上脊髓高位离断的病人，脊休克过后，上述内脏反射可以逐渐恢复。但由于失去高位中枢的控制，这些反射不能很好地适应正常生理功能的需要，如易引起体位性低血压，能引起应急性发汗反射、但温热性发汗反射消失；截瘫病人大、小便失禁等。

### （二）脑干对内脏活动的调节

延髓是副交感神经的主要发源地，其中有许多重要的内脏活动中枢，包括心血管运动中枢、呼吸基本中枢、消化中枢等，因而延髓有生命中枢之称。动物实验和临床实践中观察到，如果损伤延髓，呼吸、心跳等活动立即停止，导致死亡。此外，脑桥有呼吸调整中枢及角膜反射中枢等；中脑有瞳孔对光反射中枢。临床上通过检查瞳孔对光反射，来判断中脑的功能。

### （三）下丘脑对内脏活动的调节

下丘脑是较高级的内脏活动中枢。下丘脑的作用涉及调节体温、食物摄取、水平衡、内分泌、情绪反应和生物节律等生理过程。它与边缘系统、脑干、脑垂体和脊髓之间保持着密切的联系，能把内脏活动和其他生理活动联系起来。

1. 体温调节　体温调节中枢位于下丘脑，尤其是视前区 - 下丘脑前部（PO/AH）内存在温度敏感神经元，起着体温调定点的作用（详见第七章能量代谢和体温）。

2. 摄食行为调节　摄食行为是人和动物维持生存的基本活动。动物实验表明，在下丘脑外侧区存在摄食中枢，刺激该区引起动物摄食行为；下丘脑腹内侧核存在饱中枢，刺激该区引起动物拒食（图 10-31）。摄食中枢和饱中枢之间具有交互抑制的关系，这样可以保持食物摄入与消耗的平衡。

3. 水平衡调节　水平衡包括饮水和排水两方面。下丘脑的摄食中枢附近存在饮水中枢，受血浆晶体渗透压影响。血浆晶体渗透压发生变化，影响下丘脑视上核抗利尿激素的合成量，调节肾小管和集合管对水的重吸收而控制排水。因此，下丘脑视上核被视为控制排水的中枢。

4. 内分泌的调节　下丘脑的神经元通过分泌 9 种调节肽，调节着腺垂体的内分泌活

笔记

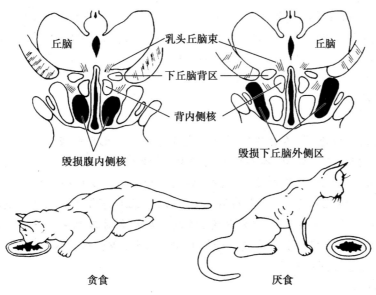

图 10-31 毁损下丘脑不同部位对摄食的影响

动,下丘脑和腺垂体共同参与对甲状腺、肾上腺皮质和性腺活动的调节,因而下丘脑是调节人体内分泌的中枢。

**5. 情绪调节** 下丘脑与情绪反应密切相关。动物实验中,切断大脑而只保留下丘脑及以下结构完整,动物会出现张牙舞爪、竖毛等攻击行为,常伴有心率加快、血压升高、呼吸加快、皮肤和消化道血管收缩,骨骼肌血管舒张等交感神经兴奋的一系列反应。平时下丘脑的这种活动被大脑抑制而不易表现。

**6. 生物节律** 人体的许多生理活动会按照一定的时间发生周期性变化,如体温的日周期节律变化,女性的月经周期等。人体许多功能活动以日为周期发生变化,称为日节律,如体温、血细胞数量、促肾上腺皮质激素分泌等。由于视交叉上核通过与视觉的联系,使体内的日周期与外环境的昼夜节律同步,所以下丘脑视交叉上核被认为是控制日周期节律的中心。

### (四)大脑皮质对内脏活动的调节

大脑边缘叶以及与其有密切关系的皮质和皮质下结构总称为边缘系统(图 10-32)。边缘系统是内脏活动的重要中枢,参与调节心脏、血压、呼吸、胃肠、膀胱及瞳孔等的活动,故有人把边缘叶称为内脏脑。此外,边缘系统还与情绪、记忆、食欲、生殖和防御等活动有密切关系。边缘系统对内脏活动的调节较复杂,其生理功能可以概括为两方面:一方面是维

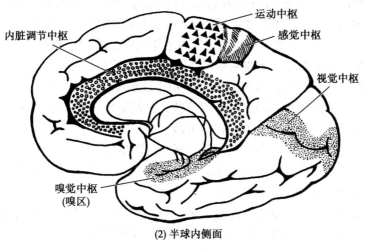

图 10-32 大脑内侧面边缘系统示意图

持个体生存,如获取食物,趋利避害等;另一方面是调节生殖活动来维系种族繁衍。大脑皮质与边缘系统的高级整合功能,使内脏活动与各种躯体行为相协调、与各种情绪反应相适应,以维持身心和谐统一,以及人与环境的和谐统一。

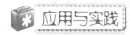

　　不同的情绪状态下,人体内脏活动将发生相应的变化。积极愉快的情绪可以调动人体的潜能,提高工作效率,有益于身心健康;持续处于高度紧张状态时引起交感神经过度紧张,久而久之会导致心动过速、高血压、心绞痛、心肌梗死等;不经常锻炼或长期卧床的人,迷走神经张力过高,容易引起心率减慢、血压下降等。临床上病人更易受消极情绪的影响,如某些病人的突发状况、疼痛反应都会对其他病人产生不良影响。因此,医护人员既要重视对躯体疾病的治疗和护理,还要重视对病人心理变化的体察,采取相应的措施进行预防与干预。

**请思考:**
1. 长期精神紧张的人,为什么易患高血压和动脉硬化等疾病?
2. 对精神紧张病人如何进行心理护理?

# 第五节　脑的高级功能

　　大脑皮质不但参与感觉产生、调节躯体运动和内脏活动,还参与语言、思维、学习、记忆和睡眠等更复杂的高级功能。大脑皮质活动时伴有生物电的变化,可用于研究大脑皮质的功能活动和临床进行脑功能的检查。

## 一、脑　电　图

　　神经元的生物电活动是神经系统调控生命活动的基础。人类的脑电活动包括单个细胞的生物电、自发性脑电活动和大脑皮质诱发电位。

　　1924年,德国精神病学家伯格(Berger)首次记录了人类脑电图,开创了脑电活动记录和研究的新纪元。现在临床上使用脑电图机经头皮表面描记到的自发脑电活动波形,称为**脑电图**(electroencephalogram,EEG)(图10-33)。

　　正常脑电图的波形不规则,在不同情况下,如安静、兴奋、困倦和睡眠时,脑电图的波形有明显差异。根据脑电波形的频率和振幅不同,分为下列四种基本波形。

　　1. α波　α波是正常人类脑电活动的基本节律,在头部任何部位都可以记录到,但在枕叶和顶叶的脑电图中最显著。α波频率相当稳定,为8～13Hz,波幅为20～100μV。人类α波在清醒、安静、闭眼时出现。α波的波幅常由小逐渐变大,再由大变小,如此反复形成梭形,每一梭形持续约1～2秒。睁开眼睛或接受其他刺激时,α波立即消失转而出现β波,这一现象称为α波阻断。当再次安静闭眼时,α波又会重现。

　　2. β波　当受试者睁眼视物或接受其他刺激时即出现β波。β波的频率为14～30Hz,波幅为5～20μV。一般认为,β波是大脑皮质在活动状态下出现的主要脑电活动,是大脑皮质兴奋的波形,在额叶、顶叶较为显著。

　　3. θ波　正常成年人一般在困倦时出现θ波,频率为4～7Hz,波幅为100～150μV,在额叶、顶叶较为显著。幼儿期间脑电频率较成人慢,常见θ波。成人清醒时脑电图出现θ波提示不正常。

笔记

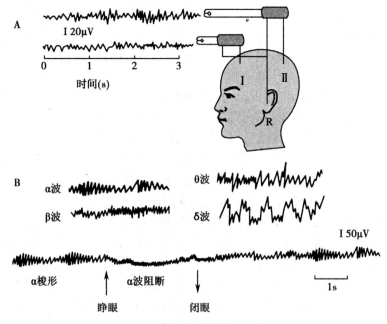

图 10-33　正常脑电图的描记和基本波形

A. 脑电图的描记方法：参考电极放置在耳廓（R），由额叶（Ⅰ）电极导出的脑电波振幅低，由枕叶（Ⅱ）导出的脑电波振幅高频率较慢；B. 正常脑电图的基本波形

4. δ 波　成人在清醒时见不到 δ 波，只有在睡眠状态下出现，此外在极度疲劳、深度麻醉或智力发育不成熟的状态下也可出现 δ 波，在颞叶、枕叶较为显著。δ 波的频率为 0.5～3Hz，波幅为 20～200μV。婴儿的脑电频率比幼儿慢，时常可见到 δ 波。

大脑皮质处于不同生理状态时，脑电波形会随之发生不同变化，当大脑皮质的许多神经元电活动趋于步调一致时，就会出现高幅低频的慢波，这种现象称为同步化慢波；反之，大脑皮质的许多神经元电活动步调不一致时，就会出现低幅高频的快波，这种现象称为去同步化快波。一般认为，脑电活动由同步化向去同步化变化，意味着大脑皮质的兴奋活动增强。反之，去同步化向同步化转变，则意味着大脑皮质抑制活动的逐步加深。

脑电图在临床上对某些颅脑疾病有一定的诊断价值。如颅脑占位性病变（如脑瘤），病人即使在清醒状态下也会出现 θ 波或 δ 波，癫痫病人脑电图出现棘波、尖波等异常波形。

## 二、觉醒与睡眠

觉醒和睡眠是人类最明显的昼夜节律之一，是人体必不可少的生理过程。人类觉醒时从事各种体力和脑力活动，对环境变化随时做出适应性反应；经过充分的睡眠，体力和脑力得以恢复。正常人每天睡眠所需的时间依年龄、个体而有所不同，一般成年人每天需要睡眠 7～9 小时，新生儿每天睡眠 18～20 小时，婴幼儿的睡眠时间要比成人长，而老年人睡眠时间较短。

睡眠时，机体的感觉功能减退，肌紧张减弱，并伴有一系列自主神经功能的改变，如心率减慢、血压下降、呼吸变慢、代谢率降低等，但这些变化随着觉醒又能迅速恢复。睡眠不同于昏迷之处就在于睡眠具有可唤醒性。

根据睡眠时脑电图波形和生理功能变化特点，将睡眠分为两种时相，即慢波睡眠和快波睡眠。

1. 慢波睡眠（正相睡眠）　由于此期脑电波特征为同步化慢波而称为**慢波睡眠**（slow wave sleep，SWS）。慢波睡眠期间，人体的嗅觉、视觉、听觉和触觉等感觉功能逐渐减退，

笔记

肌紧张减弱以至于无法支撑身体重量。自主神经功能发生如下变化：心率减慢、血压下降，呼吸慢而均匀；代谢水平降低，体温下降；尿量减少；胃液分泌增加而唾液分泌减少；发汗功能增强等。此期，机体能耗下降，生长素分泌明显增多，有利于婴幼儿的体格生长和体力的恢复。

2. 快波睡眠（异相睡眠） 由于此期脑电波特征为去同步化快波而称为**快波睡眠**（fast wave sleep，FWS），又称为快速眼球运动睡眠。快波睡眠期的睡眠程度更深，各种感觉功能进一步减退，以致唤醒阈提高；肌紧张进一步减弱，肌肉几乎完全松弛，但会伴有间断的阵发性表现，如部分肢体抽动和快速眼球转动；自主神经功能出现不规则波动，如心率加快、血压升高、呼吸阵发性加快，并出现梦境等。此期脑血流量增加，脑细胞的蛋白质合成增加，有利于婴幼儿神经系统和智力发育，促进精力的恢复，增强记忆力。

在快波睡眠期间若被唤醒，80% 左右的人诉说正在做梦，所以做梦是快波睡眠期的特征之一。由于快波睡眠期会出现间断的阵发性表现，这可能与某些疾病如心绞痛、哮喘、阻塞性肺气肿等在夜间突然发作有关。

慢波睡眠与快波睡眠这两个时相可以相互转化。成人睡眠时，先进入慢波睡眠，持续约 80~120 分钟转入快波睡眠，约 20~30 分钟后，又转入慢波睡眠。整个睡眠过程中，如此反复转化 4~5 次，越接近睡眠后期，快波睡眠持续的时间越长。正常情况下，慢波睡眠和快波睡眠均可直接转为觉醒状态，但觉醒状态下只能进入慢波睡眠，而不能直接进入快波睡眠。两种睡眠状态保持适当的比例，既可以保证大脑和躯体获得充分的休息，功能得以恢复，又能促进脑的结构与功能得以发展。因此充足的睡眠对于促进生长和延缓衰老，增强机体免疫力，巩固记忆力都非常重要。

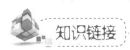

**失眠症**

失眠症是以入睡和睡眠维持困难所导致的睡眠质量或时间达不到正常生理需求，而影响白天社会功能的一种主观体验。病人主诉失眠，包括入睡困难（卧床 30 分钟不能入睡）、易醒、频繁觉醒（每夜超过 2 次）、多梦、早醒或醒后再次入睡超过 30 分钟，总睡眠时间不足 6 小时，同时伴有多梦、醒后有头昏、乏力等不适症状。社会功能受损，表现为白天头昏、乏力、精力不足、昏昏欲睡及注意力不集中等症状，严重者出现认知能力下降从而影响工作和学习。长期失眠多因心理因素、长期从事夜班、生活不规律及长期饮酒等因素所致。

# 三、学习与记忆

学习与记忆是两个密切联系的神经生理活动，是人类思维活动的基本环节，也是现代社会人必须具备的生存能力之一。学习是指人或动物获得外界信息的神经活动过程，人类通过学习不断获得新知识，掌握新技能。记忆是指将获得的信息进行储存和读出的神经活动过程。通过记忆，人类不断积累知识，丰富经验。

## （一）学习的形式

采用不同的标准，可以对学习的形式进行不同的分类。在此将学习的形式分为联合型学习与非联合型学习。

1. 非联合型学习 是一种简单的学习形式，是指人或动物学会了对单一刺激的反应，不需要刺激与反应之间形成明确的关系。非联合型学习有两种表现形式。

（1）习惯化：指人和动物对某些反复出现的温和刺激逐渐降低反应性。习惯化可以使人或动物忽略某些对当前生存不构成直接危害的刺激，而专注于处理一些更重要的事件。

（2）敏感化：指人或动物遭遇某些强烈或伤害性刺激时，对其他刺激的反应也会增强的现象。例如，受到强烈的疼痛刺激后，人或动物对温和刺激也会产生强烈、甚至是过激反应。敏感化会使习惯化失效，称为去习惯化。敏感化不需要强、弱刺激间建立联系，这是与建立条件反射的不同之处。

2. 联合型学习　是指刺激与反应之间形成明确的关系，两个时间上很接近的事件重复发生，最后在脑内逐渐形成关联的过程。人的大多数学习活动是联合型学习，包括经典条件反射和操作式条件反射。

（1）经典条件反射：俄国的生理学家巴甫洛夫首先提出了条件反射的概念。巴甫洛夫认为人类的学习就是建立条件反射的过程，要想获得巩固的知识，就要不断地复习强化。而记忆就是条件反射的巩固过程，经典条件反射使人学会在两种刺激之间建立联系。

以巴甫洛夫的经典实验"狗的唾液分泌"为例，说明经典条件反射的形成过程。在动物实验中，给狗食物引起狗的唾液分泌，这是非条件反射，食物是非条件刺激。给狗以铃声刺激，狗不会出现唾液分泌，因为铃声与进食无关，故称为无关刺激。但若在狗进食前先给予铃声刺激，然后再给食物，经过多次重复后发现，每当铃声响起，即使不给狗食物，狗也会分泌唾液，这就是建立了条件反射。因为铃声与食物多次结合后，铃声已由无关刺激变成了条件刺激。这种由条件刺激引起的反射称为**条件反射**。由此可见，条件反射的形成是无关刺激与非条件刺激在时间上的结合，这个过程称为**强化**。任何刺激通过强化后，都可成为条件刺激而建立条件反射。

建立条件反射，对条件刺激与非条件刺激的出现时序有严格要求，若条件刺激与非条件刺激同时出现，或条件刺激略先于非条件刺激出现，就有可能建立条件反射；若条件刺激与非条件刺激的出现相距太久，条件反射将无法建立，或者不能巩固。

条件反射建立初期，如果给予近似条件刺激的强化，也可以获得条件刺激的效果引起相同的条件反射，这种现象称为条件反射的泛化。这是由于条件刺激引起的大脑皮质兴奋向周围区域扩散的结果，也是条件反射建立初期不够深化的表现。如果只有条件刺激及时被强化，近似刺激得不到非条件刺激的强化，该近似刺激就不再引起条件反射的现象称为条件反射的分化，这是条件反射进一步深化的表现。

条件反射建立初期由于巩固不够，若不及时给予非条件刺激强化，很容易逐渐减弱甚至消失，称为条件反射的消退。条件反射的消退和分化都是大脑皮质发生抑制的表现。条件反射经过多次及时强化后，才可以巩固下来。

由于无关刺激的数量是无限的，因此建立条件反射的可能性也是无限的，可以消退或重建，具有极大的易变性，这就使机体对复杂多变的环境刺激具有高度完善的适应能力，使反射活动更加灵活、精确，并且具有预见性。

（2）操作式条件反射：操作式条件反射是由美国心理学家 Edward Thorndike 于 20 世纪初创立的复杂的条件反射方法，能进一步说明日常生活中的习得性行为。在操作式条件反射中，动物必须完成一定的动作或操作（如表演各种动作、训练动物走迷宫等）才能得到食物的奖赏，即强化。多次得到奖励的愉快体验，动物会重复进行这种动作或操作。若动物完成一定的动作或操作后，得不到奖赏反而被惩罚（如电击），为避免这种刺激，动物就会逃避。这种操作式条件反射的建立，使动物学会了将动作与结果相联系。这种模型在人类学习的过程中被反复运用，如婴幼儿在成长过程中，良好的行为受到鼓励与表扬就会不断巩固，不良行为受到批评与惩罚会改正或消除，就是操作式条件反射的再现。操作式条件反射使人和动物学会建立刺激与行为之间的联系。

### （二）记忆的过程与形式

1. 记忆过程 人类的记忆过程可以分为四个阶段（图 10-34）。

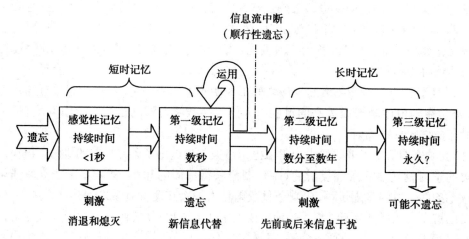

图 10-34 人类记忆过程分期示意图

（1）感觉性记忆：通过感觉系统获得信息后，首先在大脑感觉区储存的阶段，保持时间不超过 1 秒，如果没有经过注意或处理就会很快消失。若将先后进来的、不连续的信息经过分析处理，整合成新的连续印象，就可以从短时的感觉性记忆转为第一级记忆。

（2）第一级记忆：感觉性记忆通过变成口头性表达符号（如语言文字）或非口头性表达可以变成第一级记忆。第一级记忆的信息储存时间稍有延长，可达几秒钟，大多有即时应用的意义。信息经过反复学习和运用，延长信息的停留时间，可以转为第二级记忆。

（3）第二级记忆：信息储存量大，能持久储存，记忆保留时间可达数分钟到数年不等。某些记忆内容或操作由于反复运用，可以成为终身不忘的第三级记忆。

（4）第三级记忆：信息储存量最大，储存时间最久，常可终身不忘，是一种牢固的记忆。

2. 记忆的形式 根据记忆的储存和回忆方式，将记忆分为陈述性记忆和非陈述性记忆。

（1）陈述性记忆：也称清晰记忆。人们通常所说的记忆往往指的是陈述性记忆。陈述性记忆储存的信息是事件或事实，分为情景式记忆和语义式记忆。情景式记忆是关于事件或个人经历的记忆；语义式记忆是关于文字和语言（如法律条文、单词的含义、物理学定律等）的记忆。

（2）非陈述性记忆：也称含糊记忆。储存的是操作技能的信息，通过反复练习逐渐形成的，主要表现为行为的习得与改变，掌握一定的操作技能等。

陈述性记忆和非陈述性记忆可以互相转化。如学习护理技能操作过程中需要对某些情景和理论知识有陈述性记忆，通过操作练习，一旦学会就变成了技巧性动作，此时陈述性记忆已经转变为非陈述性记忆。可见，两种记忆形式可以互相促进。

学习和记忆的神经基础是中枢神经系统的高度可塑性，而突触连接是神经系统可塑性的关键部位。研究表明，习惯化的实质是突触传递的效能减弱，敏感化是由于突触效能的增强；海马和颞叶联合皮质对人类的记忆具有特殊的重要性；不同类型的记忆需要不同的神经结构参与。

### （三）遗忘

遗忘是一种正常的生理现象，是指部分或完全丧失回忆和再认的能力。产生遗忘的主要原因可由于条件刺激久不强化引起的消退抑制，或后来信息的干扰所致。

临床上将病理情况下引起的遗忘称为遗忘症或记忆障碍，分为顺行性遗忘症和逆行性遗忘症。顺行性遗忘症是指不能再储存新近获得的信息，常见于慢性酒精中毒病人，主要表现为新近记忆的严重障碍。逆行性遗忘症是指发生障碍之前一段时期内的记忆丧失，表现为病人不能回忆脑功能障碍之前一段时间内的经历,多见于脑震荡病人,第二级记忆可能发生了紊乱,但第三级记忆基本未受影响。

## 四、人类大脑皮质的语言功能

语言是人类文化的基础,是人类区别于其他动物的典型特征。人脑每天都要加工和处理大量的信息,其中大量信息是语言文字符号。在长期进化的过程中,人脑逐渐分化出了不同的语言功能系统。

### (一)第一信号系统和第二信号系统

人与动物大脑皮质功能的最大区别是人类具有两个信号系统,即第一信号系统和第二信号系统。巴甫洛夫把具体实物的刺激称为第一信号,例如食物、声音、光线等,对第一信号发生反应的大脑皮质功能系统称为**第一信号系统**,是人和动物共有的。抽象的语言文字信号称为第二信号,对第二信号发生反应的大脑皮质功能系统称为**第二信号系统**,是人类特有的,是人与动物区别的主要特征。

第二信号源于第一信号,因此第二信号系统是在第一信号系统基础上建立起来的。人类借助于语言文字来进行思维、表达情感和传承文化,极大地提高了认识世界和改造世界的能力。但由于第二信号系统的活动因个人的认识不同而带有不同的主观色彩,因此会产生与事实本来面目不完全相符的认识,因此第二信号系统的活动一定要与第一信号密切联系,即理论联系实际的重要性。在日常生活与工作中,运用语言恰当就会产生好的效果,使用不当就会适得其反,因此,作为护理工作者应注意人际沟通的语言技巧。

### (二)大脑皮质的语言中枢

人类创造了语言文字,随着语言文字的不断使用,催生了人类大脑皮质语言中枢的分化(图10-35)。19世纪法国神经病学家Broca和德国神经病学家Wernicke对中风患者语言功能的研究发现,人类大脑皮质某些特定区域受到损伤,会出现特有的语言功能障碍,说明大脑皮质有特定的语言功能区,并开启了神经语言功能研究的先河。

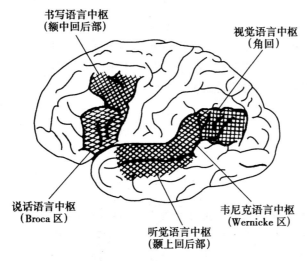

图10-35 人脑语言中枢示意图

1. 语言运动区 即说话中枢,位于中央前回底部前方(额下回后部)的Broca三角。该区损伤引起运动性失语症,病人能书写,可以看懂文字,能听懂别人讲话,发音器官正常,但不能讲话,不能用言语进行口头表达。

2. 语言书写区 即书写中枢,位于额中回后部。该区损伤引起失写症,病人能听懂别人讲话,能看懂文字,能讲话,手的运动功能正常,但丧失了书写与绘画能力。

3．语言视觉区　即阅读中枢，位于角回。该区损伤的病人引起失读症。病人能讲话，能书写，能听懂别人讲话，视觉功能良好，但看不懂文字的含义。

4．语言听觉区　即听话中枢，位于颞上回后部。该区损伤的病人出现感觉性失语症，又称 Wernicke 失语症。病人以听语言障碍和流利性失语为主（发音和语调正常，但缺乏实质性词语伴大量错词），表现为能讲话，能看懂文字，能书写，能听见别人发声，但听不懂别人讲话的含义。

随着电刺激皮质功能定位、脑电检测和脑功能成像等先进技术的运用，近年来研究又发现了一些新的脑功能区，包括额叶、颞叶、顶叶的多个脑功能区形成脑内网络，共同参与完成语言的处理和加工。

### （三）大脑优势半球与功能一侧化

人类大脑左、右两半球从解剖结构到生理功能都是不对称的。由于语言的使用使大脑半球出现功能分化。人类的语言活动由右利手的对侧脑控制，称为对侧律。绝大多数人的语言优势半球在左半球，即语言功能的一侧优势。这种语言功能的左侧优势，与人类在后天生活实践中习惯于用右手劳动有密切关系。人在出生时，两侧大脑半球有同样的神经结构基础，两侧半球都与语言活动功能相关，并无明显差异。小儿至 12 岁，左侧优势逐渐建立，若此时发生左侧大脑半球损伤，有可能在右侧大脑皮质建立语言活动中枢。成年后，左侧优势已经建立，若发生左侧大脑半球损伤，就很难再建立语言活动中枢。

大脑一侧半球主管语言活动功能，左侧半球称为优势半球，但这并不意味着右侧半球不重要，仅仅是分工不同而已。一般以右手劳动为主的人，左侧优势半球的功能主要表现在语言文字的识别与书写、精确计算和理性思考等方面；而右侧半球则在非语言性认识活动，如空间知觉、音乐欣赏和分辨等方面占优势。如右侧大脑皮质顶叶损伤的病人，由于非语言性认识能力障碍，常表现为穿衣失用症，病人没有肌肉麻痹，但穿衣困难，会将衣服前后倒穿，或只将一只胳膊伸入衣袖；右侧大脑皮质颞叶中部损伤的病人，发生视觉认识障碍，不能辨认别人的面部，只能根据语音来辨认熟人，有的人甚至不认识镜子里的自己面部，称为面容失认症；右侧大脑皮质顶叶、枕叶、颞叶结合部损伤的病人，常分不清左右，穿衣困难，不能绘制图表；中风和脑外伤伤及额顶部的病人，表现为计算能力损害的失算症等。

实际上，一侧优势是指人脑的高级功能向一侧半球集中的现象，左侧大脑半球在词语活动功能方面占优势，右侧大脑半球在非词语性认知功能方面占优势。语言功能的一侧优势只是相对的，双脑在语言功能方面是分工协作的。

（鲁兴梅）

**思考题**

1．兴奋在神经纤维上的传导和在神经元之间的传递有何不同？

2．神经‐肌接头的兴奋传递与中枢的突触传递有何异同？

3．特异性投射系统与非特异性投射系统有何区别？

4．人体受到损伤后，为什么会产生痛觉呢？

5．牵涉痛有助于哪些疾病的诊断？

6．自主神经对内脏器官有何调节作用？如何实现？

7．胆碱能受体有哪些？如何分布？列出其阻断剂。

8．应用 M 受体阻断剂阿托品，可能发生哪些内脏活动变化？请说明原因。

# 第十一章 内 分 泌

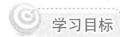 学习目标

1. 掌握激素的概念,甲状腺激素、糖皮质激素、胰岛素的生理作用及其分泌的调节。

2. 熟悉激素的化学分类和激素作用的一般特征,下丘脑与垂体的功能联系,生长激素、肾上腺髓质激素的主要生理作用,应急反应与应激反应。

3. 了解激素的作用机制,催乳素、甲状旁腺素、降钙素、胰高血糖素等激素的主要生理作用。

4. 能运用本章所学的知识,从激素的生理功能入手,解释常见的甲状腺疾病、糖尿病等内分泌系统疾病的主要临床表现及其产生原因。

5. 培养学生与病人换位思考的意识。

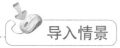 导入情景

**情景描述:**

邻居李阿姨家的女儿琳琳今年 15 岁了,身高只有 1.47m,可急坏了李阿姨,她多方寻找能使身材增高的办法。一天,李阿姨在网上看到了一则广告,某医院号称从日本引进口服活性生长激素,大量身材矮小的病人服用一疗程后,身高平均长高 6.5cm,创造男性 3 个月增高 14.8cm 的增高纪录,让无数身材矮小者重拾人生希望。李阿姨如获至宝,立即汇款邮购。结果,琳琳服用半年后,身高却没有任何明显的变化。

**请思考:**

1. 广告中宣传的口服活性生长激素真的能起到增高的作用吗?

2. 李阿姨的教训让我们从中得到什么启示?

内分泌系统是除神经系统外机体又一重要的功能调节系统,它通过分泌各种激素全面调控与个体生存密切相关的基础功能,如机体的新陈代谢、生长发育、行为、生殖以及内环境稳定等过程。

## 第一节 激素的概况

由内分泌腺或散在的内分泌细胞分泌的高效能生物活性物质,称为**激素**( hormone )。激素由体液传递,作为"化学信使"对组织细胞发挥调节作用,从而影响机体的生理功能。被激素作用的细胞、组织、器官和内分泌腺,分别称为该激素的靶细胞、靶组织、靶器官和靶腺。

大多数激素经血液运输到远距离的靶组织或靶细胞发挥作用,这种方式称为**远距分泌**

( telecrine )；某些激素，不经血液运输，而是通过组织液扩散作用于邻近细胞，这种方式称为**旁分泌**( paracrine )；如果内分泌细胞所分泌的激素在局部扩散，又返回作用于该内分泌细胞而发挥反馈作用，这种方式称为**自分泌**( autocrine )。另外，下丘脑有许多具有内分泌功能的神经细胞，这类细胞既能产生和传导神经冲动，又能合成和释放激素，故称为神经内分泌细胞，它们产生的激素称为神经激素，这些激素可沿轴突借轴浆流动运送至末梢而释放入血液，这种方式称为**神经分泌**( neurocrine )（图 11-1）。

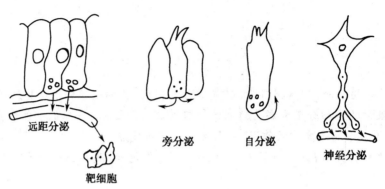

图 11-1 激素的传递方式

## 一、激素的分类

激素的种类繁多，来源复杂（表 11-1），按其化学性质主要分为含氮激素和类固醇激素两类。

表 11-1 主要激素的化学分类、主要来源

| 化学性质 | 主要来源 | 激素 | 英文缩写 |
| --- | --- | --- | --- |
| 含氮激素 | | | |
| 蛋白质、肽类 | 下丘脑 | 促甲状腺激素释放激素 | TRH |
| | | 促性腺激素释放激素 | GnRH |
| | | 生长激素释放抑制激素（生长抑素） | GHRIH（SS） |
| | | 生长激素释放激素 | GHRH |
| | | 促肾上腺皮质激素释放激素 | CRH |
| | | 促黑（素细胞）激素释放因子 | MRF |
| | | 促黑（素细胞）激素释放抑制因子 | MIF |
| | | 催乳素释放因子 | PRF |
| | | 催乳素释放抑制因子 | PIF |
| | | 血管升压素（抗利尿激素） | VP（ADH） |
| | | 催产素 | OXT |
| | 腺垂体 | 促肾上腺皮质激素 | ACTH |
| | | 促甲状腺激素 | TSH |
| | | 促卵泡激素 | FSH |
| | | 黄体生成素 | LH |
| | | 促黑（素细胞）激素 | MSH |
| | | 催乳素 | PRL |
| | | 生长激素 | GH |
| | 甲状旁腺 | 甲状旁腺激素 | PTH |
| | 甲状腺 C 细胞 | 降钙素 | CT |

笔记

续表

| 化学性质 | 主要来源 | 激素 | 英文缩写 |
|---|---|---|---|
| | 胰岛 | 胰岛素 | |
| | | 胰高血糖素 | |
| | | 胰多肽 | |
| | 消化道 | 促胃液素 | |
| | | 促胰液素 | |
| | | 缩胆囊素 | CCK |
| | 心房 | 心房钠尿肽 | ANP |
| | 胎盘 | 人绒毛膜促性腺激素 | hCG |
| 胺类 | 甲状腺 | 四碘甲腺原氨酸 | $T_4$ |
| | | 三碘甲腺原氨酸 | $T_3$ |
| | 肾上腺髓质 | 肾上腺素 | E |
| | | 去甲肾上腺素 | NE |
| 类固醇激素 | | | |
| | 肾上腺皮质 | 糖皮质激素（如皮质醇） | |
| | | 盐皮质激素（如醛固酮） | |
| | 睾丸 | 睾酮 | T |
| | 卵巢 | 雌二醇、雌三醇 | $E_2$、$E_3$ |
| | | 孕酮 | P |
| | 肾 | 1,25-二羟维生素 $D_3$ | 1,25-$(OH)_2$-$VD_3$ |

## （一）含氮激素

此类激素分子中含有氮元素，又可分为以下几类：

1. 蛋白质激素　如胰岛素、甲状旁腺激素和腺垂体激素。

2. 肽类激素　如下丘脑调节性多肽、神经垂体激素、降钙素和胃肠激素。

3. 胺类激素　如去甲肾上腺素、肾上腺素、甲状腺激素。

由于含氮激素（除外甲状腺激素）易被胃肠道消化酶分解而破坏，临床应用一般需注射，不宜口服（甲状腺激素除外）。

## （二）类固醇激素

类固醇激素包括肾上腺皮质激素（如皮质醇、醛固酮）和性激素（如雌激素、孕激素、雄激素）。此外，1,25-二羟维生素 $D_3$ 也归为此类。这类激素不易被消化液破坏，口服可被吸收。

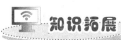

**知识拓展**

### 激素的发现

20世纪初，英国生理学家斯塔林（Starling E）和贝利斯（Bayliss W）在长期的动物实验观察中发现，当食物进入小肠后，胰腺马上会分泌胰液并立刻送到小肠参与消化活动。那么，食物到达小肠的信息胰腺是怎样获得的呢？起初，他们认为是通过神经系统传递的，但实验结果却否定了这个假设。又经过两年的仔细观察和研究，终于解开了这个谜团。原来，在正常情况下，当食糜进入小肠时，由于食糜与肠壁摩擦，小肠黏膜就会分泌出一种数量极少的物质进入血液，运送到胰腺，胰腺就会立刻分泌胰液。他们将这种物质提取出来，注入哺乳动物的血液，发现即使动物不吃东西，也会立刻分泌出胰液，于是给这种物质起名为"促胰液素"。后来斯塔林和贝利斯将上述这类数量极少但生理作用很强的生物活性物质命名为"激素"。

## 二、激素作用的一般特征

### （一）信息传递作用

激素对靶细胞实现其调节作用的过程中，只是将所携带的调节信息传递给靶细胞，从而使靶细胞原有的生理或生化过程增强或减弱。在这个过程中，激素并不另外产生新的信息，也不提供靶细胞反应所需的能量，只是作为细胞的信息传递者，起着"信使"的作用。在信息传递后，激素即被分解而失去活性。

### （二）相对特异性

某种激素有选择性的作用于某些靶器官和靶组织的特性，称为激素的特异性。激素作用的特异性与靶细胞上存在能与激素发生特异性结合的受体有关。各种激素作用的特异性差别较大，取决于受体在体内分布的范围。有些激素仅局限于较少的特定目标，如腺垂体分泌的促甲状腺激素，只作用于甲状腺；有些激素的作用比较广泛，如生长激素、甲状腺激素、胰岛素，几乎对全身的多种组织细胞都有作用。

### （三）高效能生物放大作用

激素在血液中的浓度很低，一般在纳摩尔，甚至皮摩尔数量级，但其作用却十分显著。这是因为激素与受体结合后，在细胞内发生一系列的酶促反应，逐级放大，形成一个效能极高的生物放大系统。例如，0.1mg 促肾上腺皮质激素释放激素可使腺垂体释放 1mg 促肾上腺皮质激素，再进一步引起肾上腺皮质分泌 40mg 糖皮质激素，生物效能放大了 400 倍。因此，体内激素水平稍有过多或不足，便可引起相应生理功能明显异常。

### （四）激素间的相互作用

各种激素的作用可以相互影响，主要表现在以下三个方面：

1. 协同作用　如生长激素、肾上腺素、糖皮质激素、胰高血糖素等都可以使血糖升高，在升糖效应上有协同作用。

2. 拮抗作用　如胰岛素能降低血糖，与上述激素的升糖效应相拮抗。

3. 允许作用　有的激素本身并不能直接对某些器官、组织或细胞产生生物效应，然而它的存在，却可使另一种激素的作用明显增强，这种现象称为**允许作用**（permissive action）。如糖皮质激素本身对血管平滑肌并无收缩作用，但是，只有在糖皮质激素存在的前提下，去甲肾上腺素才能更有效地发挥收缩血管的作用。

## 三、激素的作用机制

### （一）含氮激素的作用机制——第二信使学说

含氮激素与靶细胞膜上的特异性受体结合后，可激活细胞膜上的鸟苷酸调节蛋白（简称 G 蛋白），继而激活膜上的腺苷酸环化酶（AC），后者在 $Mg^{2+}$ 的参与下，催化胞质内三磷酸腺苷（ATP）转变为环一磷酸腺苷（cAMP）。cAMP 可激活细胞内无活性的蛋白激酶，催化细胞内多种蛋白质发生磷酸化反应，包括一系列酶蛋白发生磷酸化，进而引起靶细胞各种生理功能的改变，如肌细胞收缩、腺细胞分泌等（图 11-2）。

上述作用有两次信息传递过程。激素把信息传至靶细胞膜，而 cAMP 则将此信息由靶细胞表面传递到细胞内。因此，人们把激素称为第一信使，而把 cAMP 称为**第二信使**（second messenger）。激素作用的这种学说称为第二信使学说。

除了 cAMP 外，环 - 磷酸鸟苷（cGMP）、三磷酸肌醇（IP₃）、二酰甘油（DG）、$Ca^{2+}$、前列腺素等均可作为第二信使。

### （二）类固醇激素的作用机制——基因表达学说

类固醇激素分子量小，呈脂溶性，可以透过细胞膜进入细胞内，与胞质内特异性受体结

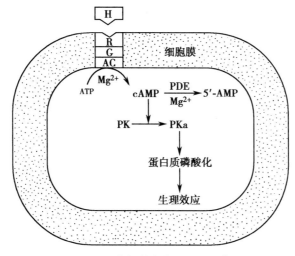

图 11-2 含氮激素作用机制示意图

H:激素　R:受体　AC:腺苷酸环化酶　PDE:磷酸二酯酶
PKa:活化蛋白激酶　cAMP:环-磷酸腺苷　G:鸟苷酸调节蛋白

合,形成激素-胞质受体复合物。此复合物在 $Ca^{2+}$ 参与下发生变构,并获得透过核膜的能力,进入细胞核内与核内受体结合,形成激素-核受体复合物,该复合物结合在染色质非组蛋白的特异位点上,激发 DNA 转录过程,生成新的 mRNA,诱导相应蛋白质的合成而产生生物效应。有的类固醇激素在进入细胞后,直接经胞质进入核内与核受体结合,调节基因表达。由于类固醇激素的作用主要是通过核内受体影响靶细胞 DNA 转录过程而实现的,所以把这一作用机制称为类固醇激素作用的基因调节机制,也称为基因表达学说(图 11-3)。

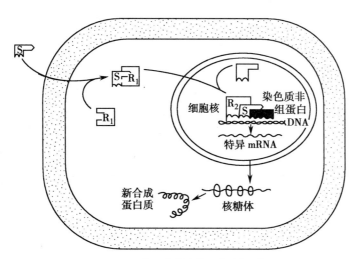

图 11-3 类固醇激素作用机制示意图

S:激素　$R_1$:胞质受体　$R_2$:核受体

# 第二节　下丘脑与垂体

## 一、下丘脑与垂体的功能联系

下丘脑又称丘脑下部,位于大脑腹面、丘脑的下方,是调节内脏活动和内分泌活动的较高级神经中枢所在。下丘脑的一些神经元既能分泌激素(神经激素),具有内分泌细胞的作用,又保持着典型神经细胞的功能。它们可将从大脑或中枢神经系统其他部位传来的神经信息,转变为激素信息,起着换能神经元的作用,进而以下丘脑为枢纽,把神经调节与体液调节紧密联系起来。

下丘脑的神经内分泌细胞是指下丘脑具有内分泌功能的神经元,由于这些神经内分泌细胞都能分泌肽类激素或神经肽,故统称为肽能神经元。下丘脑的肽能神经元主要分布于视上核、室旁核与促垂体区。

下丘脑与垂体在形态与功能上的联系非常密切,可将它们视作下丘脑 - 垂体功能单位,包括下丘脑 - 腺垂体系统和下丘脑 - 神经垂体系统两部分(图 11-4)。

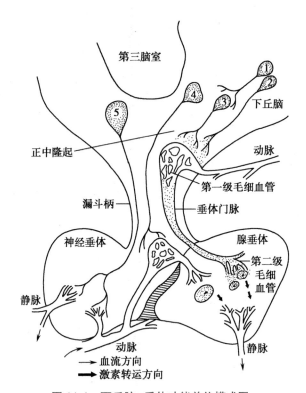

图 11-4　下丘脑 - 垂体功能单位模式图
1. 单胺能神经元　2、3、4、5. 下丘脑各类肽能神经元

### (一)下丘脑 - 腺垂体系统

下丘脑与腺垂体之间是通过特殊的血管系统——垂体门脉系统发生功能联系的。垂体上动脉的分支在下丘脑的正中隆起及漏斗柄上部形成第一级毛细血管丛,后又汇合成小静脉沿垂体柄下行至腺垂体,在此,小静脉再次分支形成第二级毛细血管丛,这些血管结构称为垂体门脉系统。由下丘脑促垂体区的神经元合成和分泌的下丘脑调节肽,由神经末梢释放进入第一级毛细血管丛,经血流带至腺垂体第二级毛细血管,作用于腺垂体,调节其分泌活动。这一功能单位称为下丘脑 - 腺垂体系统。

下丘脑促垂体区的肽能神经元主要产生调节腺垂体活动的肽类激素,称为下丘脑调节肽。目前已知的调节肽共有 7 种(表 11-2)。这些调节肽对腺垂体激素的合成和分泌具有兴奋或抑制作用。其中化学结构已被确定的称为释放激素或释放抑制激素,化学结构尚未被确定的称为释放因子或释放抑制因子。

此外,"促垂体区"的神经元还接受来自中脑、边缘系统及大脑皮质等处的神经纤维,因此能将来自大脑皮质等处的神经信息转变为激素信息,使神经系统与内分泌系统的联系更加密切。

表 11-2　下丘脑调节肽的化学性质与主要作用

| 种类 | 化学性质 | 主要作用 |
| --- | --- | --- |
| 促甲状腺激素释放激素（TRH） | 3 肽 | 促进促甲状腺激素、催乳素的分泌 |
| 促性腺激素释放激素（GnRH） | 10 肽 | 促进黄体生成素、促卵泡激素的分泌 |
| 促肾上腺皮质激素释放激素（CRH） | 41 肽 | 促进促肾上腺皮质激素的分泌 |
| 生长激素释放激素（GHRH） | 44 肽 | 促进生长激素的分泌 |
| 生长抑素（GHRIH） | 14 肽 | 抑制生长激素、促性腺激素、催乳素、促肾上腺皮质激素的分泌 |
| 催乳素释放因子（PRF） | 肽 | 促进催乳素的分泌 |
| 催乳素释放抑制因子（PIF） | 多巴胺 | 抑制催乳素的分泌 |
| 促黑激素释放因子（MRF） | 肽 | 促进促黑激素的分泌 |
| 促黑激素释放抑制因子（MIF） | 肽 | 抑制促黑激素的分泌 |

#### （二）下丘脑-神经垂体系统

下丘脑与神经垂体有着直接的神经联系。下丘脑的视上核、室旁核有神经纤维下行到垂体后叶，形成了下丘脑-垂体束，构成下丘脑-神经垂体系统。由视上核和室旁核的神经元胞体合成的血管升压素和催产素通过下丘脑-垂体束纤维的轴浆运输至神经垂体储存起来，在适宜的刺激下，由神经垂体释放入血。

## 二、腺 垂 体

腺垂体是人体内最重要的内分泌腺，能分泌 7 种不同的激素：生长激素（GH）、催乳素（PRL）促黑激素（MSH）和四种垂体促激素，即促肾上腺皮质激素（ACTH）、卵泡刺激素（FSH）、黄体生成素（LH）及促甲状腺激素（TSH）。

#### （一）生长激素

**生长激素**（growth hormone，GH）由腺垂体分泌，其特异性较强，除猴外，其他哺乳动物的生长激素对人无效。

1. 生长激素的生理作用

（1）促进生长发育：在机体生长发育过程中，生长激素起着关键性作用。生长激素可直接刺激骨的骺端生长，并调节成人的骨转换。幼年动物切除垂体后，生长立即停滞，如及时补充生长激素，可使其恢复生长发育。人幼年时期若生长激素分泌不足，将出现生长停滞，身材矮小，但智力正常，称为**侏儒症**（dwarfism）；若幼年时期分泌过多，可引起机体过度生长，出现**巨人症**（giantism）。成年后生长激素分泌过多，由于此时骨骺已闭合，只能使软骨成分较多的部位如手足、肢端短骨、面骨及其软组织向宽厚方向发展，以致形成手足粗大，鼻大唇厚，下颌突出，内脏器官增大等现象，称为**肢端肥大症**（acromegaly）。

（2）调节物质代谢：生长激素具有促进蛋白质合成，促进脂肪分解和升高血糖的作用。生长激素可促进氨基酸进入细胞，加速蛋白质合成，加强 DNA、RNA 合成；可激活对激素敏感的脂肪酶，促进脂肪分解，增强脂肪酸的氧化，并使组织特别是肢体的脂肪量减少；可抑制外周组织摄取和利用葡萄糖，减少葡萄糖的消耗，升高血糖水平。

2. 生长激素分泌的调节

（1）下丘脑对生长激素分泌的调节：生长激素的分泌受下丘脑生长激素释放激素与生长抑素的双重调节，平时以前者分泌占优势。血中生长激素水平升高时，还可通过负反馈作用抑制下丘脑生长激素释放激素和腺垂体生长激素的分泌。

（2）其他调节因素：睡眠尤其是慢波睡眠期，生长激素分泌明显增加。血糖浓度降低，血中脂肪酸、氨基酸浓度升高均可引起生长激素的分泌。应激状态、甲状腺激素、雌激素、雄激素等均能促进生长激素的分泌（图11-5）。

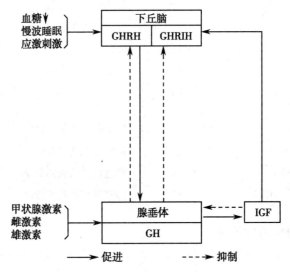

图 11-5 生长激素分泌的调节

### （二）催乳素

催乳素（prolactin，PRL）是一种蛋白质激素。平时血中催乳素的水平较低，妊娠期和哺乳期则显著升高。

1. 催乳素的生理作用

（1）对乳腺的作用：催乳素的主要作用是促进乳腺生长发育，并引起和维持泌乳。女性青春期乳腺的发育是雌激素、孕激素、生长激素、甲状腺激素以及催乳素等多种激素共同作用的结果。在妊娠期间，催乳素、雌激素、孕激素分泌增加，可以使乳腺进一步发育成熟并具备泌乳能力，但并不分泌乳汁，这是由于血中较高浓度的雌激素和孕激素与催乳素竞争受体，抑制了催乳素泌乳作用的缘故。分娩后，血中雌激素与孕激素浓度显著降低，催乳素才能发挥其始动和维持泌乳的作用。

（2）对性腺的作用：催乳素可以刺激黄体生成素受体的生成，促进排卵、黄体生成以及孕激素和雌激素的分泌。在男性，催乳素可促进前列腺和精囊的生长，促进睾酮的合成。

（3）参与应激反应：在应激状态下，血中催乳素与ACTH和生长激素的浓度一同增加。因此，催乳素也是参与应激反应的重要激素之一。

2. 催乳素分泌的调节 催乳素的分泌受下丘脑催乳素释放因子和催乳素释放抑制因子的双重调控，平时以催乳素释放抑制因子的抑制作用为主。哺乳时，婴儿吸吮乳头可反射性地引起催乳素释放增多，促使乳腺分泌乳汁。

### （三）促黑激素

促黑激素作用的靶细胞为黑色素细胞，其主要作用是促进黑色素细胞合成黑色素，使皮肤、毛发等颜色加深。促黑激素的分泌受下丘脑促黑激素释放因子与促黑激素释放抑制因子的双重调节，平时以促黑激素释放抑制因子的抑制作用占优势。

### （四）促激素

腺垂体分泌的四种促激素，分别作用于各自的靶腺，形成下丘脑-腺垂体-甲状腺轴、下丘脑-腺垂体-肾上腺皮质轴和下丘脑-腺垂体-性腺轴，通过调节靶腺的活动而发挥作用。

1. 促甲状腺激素（TSH） 主要作用是刺激甲状腺滤泡上皮细胞核酸与蛋白质的合成，使腺泡上皮细胞增生，腺体增大，同时促进甲状腺激素的合成与分泌。

2. 促肾上腺皮质激素（ACTH） 主要作用是促进肾上腺皮质束状带细胞增生,合成和分泌糖皮质激素。

3. 促性腺激素 包括卵泡刺激素（FSH）和黄体生成素（LH）,对于男性,FSH 又称精子生成素,LH 又称间质细胞刺激素,主要作用是促进性腺的正常生长发育和分泌性激素（具体作用详见生殖系统）。

## 三、神 经 垂 体

神经垂体不含腺细胞,本身不能合成激素,只能储存、释放由下丘脑视上核和室旁核合成的两种激素。视上核主要合成**血管升压素**（vasopressin, VP）,室旁核主要合成**催产素**（oxytocin, OXT）。合成的激素沿下丘脑 - 垂体束运输到神经垂体储存,在适宜的刺激下,由神经垂体释放入血。

### （一）血管升压素

生理剂量的血管升压素几乎没有升压作用,主要表现为抗利尿作用,因此又称为抗利尿激素。大剂量的血管升压素有收缩血管,升高血压的作用。在机体脱水或大失血等病理情况下,血中血管升压素的浓度明显升高。

### （二）催产素

催产素化学结构与血管升压素极为相似,因此生理作用有交叉现象。催产素的主要靶器官是乳腺和子宫。催产素可使乳腺周围肌上皮细胞收缩,使具有泌乳功能的乳腺排乳,并有维持哺乳期乳腺不致萎缩的作用。催产素对非孕子宫作用较弱,而对妊娠子宫作用较强,能使之强烈收缩。在临产或分娩时,子宫和阴道受到压迫和牵拉可反射性引起催产素的分泌与释放。在临床上催产素主要用于诱导分娩（催产）及防止或减少产后出血。

**知识拓展**

### 射乳反射

射乳反射是典型的神经内分泌反射。乳头含有丰富的感觉神经末梢,婴儿吸吮乳头的感觉信息经传入神经传至下丘脑,使分泌催产素的神经元发生兴奋,神经冲动经下丘脑 - 垂体束传送到神经垂体,使储存的催产素释放入血,并作用于乳腺中的肌上皮细胞使之产生收缩,引起乳汁排出。在射乳反射的基础上,很容易建立条件反射,如母亲见到婴儿或听到其哭声均可引起体内催产素分泌而出现射乳反射。

## 第三节 甲状腺和甲状旁腺

甲状腺是人体内最大的内分泌腺,平均重量约为 20～25g。甲状腺由许多甲状腺滤泡组成,滤泡壁的上皮细胞能合成和释放甲状腺激素。甲状腺激素是调节机体新陈代谢和生长发育的重要激素。此外,在甲状腺滤泡之间和滤泡上皮细胞之间还有滤泡旁细胞,又称 C 细胞,可分泌降钙素。

## 一、甲状腺激素

### （一）甲状腺激素的合成与代谢

甲状腺激素主要有两种,即四碘甲腺原氨酸（$T_4$）和三碘甲腺原氨酸（$T_3$）,他们都是酪氨酸的碘化物。在腺体或血液中 $T_4$ 含量较 $T_3$ 多,约占总量的 90%,但 $T_3$ 的生物学活性较 $T_4$ 强约 5 倍,是甲状腺激素发挥生理作用的主要形式（图 11-6）。

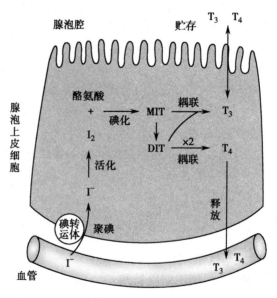

四碘甲腺原氨酸（T_4）

三碘甲腺原氨酸（T_3）

图 11-6 甲状腺激素的化学结构

1. 甲状腺激素的合成 甲状腺激素合成的主要原料是碘和酪氨酸。碘主要来源于食物，人每天从食物中摄取的无机碘约 $100\sim200\mu g$，其中约 1/3 被甲状腺摄取。因此，甲状腺与碘的代谢关系极为密切。酪氨酸来源于腺泡上皮细胞分泌的甲状腺球蛋白。甲状腺激素的合成过程包括三个步骤（图 11-7）。

（1）甲状腺腺泡聚碘：甲状腺腺泡上皮细胞具有摄取和聚集碘的能力。甲状腺内 $I^-$ 的浓度约为血清中的 30 倍，同时滤泡上皮细胞内又存在有 $-50mV$ 的静息电位，因此，肠道吸收入血的 $I^-$ 会被甲状腺腺泡上皮细胞基底膜上的 $Na^+/I^-$ 共转体（碘泵），逆电 - 化学梯度主动转运至甲状腺腺泡上皮细胞内。临床上常采用测定甲状腺摄取放射性碘的能力来判断甲状腺的功能状态。

（2）碘的活化：摄入腺泡细胞的 $I^-$ 在甲状腺过氧化物酶的作用下生成 $I_2$ 或 $I^+$，称为 $I^-$ 的活化，只有活化的 $I^-$ 才能取代酪氨酸残基上的氢原子。

（3）酪氨酸的碘化与甲状腺激素的合成：$I^-$ 活化后立即取代甲状腺球蛋白分子上酪氨酸残基上的氢原子而发生碘化。"活化碘"可以取代酪氨酸苯环上 3、5 位上的氢，形成 MIT 一碘酪氨酸残基（MIT）和二碘酪氨酸残基（DIT），然后两个分子的 DIT 耦联成 $T_4$，一个分子的 MIT 与一个分子的 DIT 发生耦联则形成 $T_3$。在一个甲状腺球蛋白分子上，$T_4$ 与 $T_3$ 之比为 20:1，所以甲状腺分泌的激素主要是 $T_4$。

图 11-7 甲状腺激素合成、储存和释放示意图
MIT：一碘酪氨酸残基 DIT：二碘酪氨酸残基

2. 甲状腺激素的释放、运输和代谢 合成的甲状腺激素是以甲状腺球蛋白的形式储存于腺泡腔的胶质中,其储存量很大,可供人体利用 50～120 天。因此,临床上应用抗甲状腺药物时,需较长时间才能奏效。当甲状腺受到适宜刺激时,腺泡上皮细胞通过胞饮作用将腺泡腔中的甲状腺球蛋白吞入细胞内,在溶酶体蛋白水解酶的作用下,将 $T_3$、$T_4$ 从甲状腺球蛋白分子中分离出来,并释放入血。

进入血液的甲状腺激素,99% 以上是以蛋白质结合的形式存在,不到 1% 是以游离形式存在,且主要为 $T_3$。只有游离型的甲状腺激素才能进入组织,发挥其生理效应。血中游离型和结合型的甲状腺激素可互相转化,保持动态平衡。

### (二)甲状腺激素的生理作用

甲状腺激素的主要作用是促进机体新陈代谢和生长发育。

1. 对代谢的影响

(1)产热效应:甲状腺激素能提高体内绝大多数组织(尤以心、肝、骨骼肌和肾脏最为显著)的耗氧量和产热量,使基础代谢率增高。实验表明,1mg $T_4$ 可以使机体增加产热量约 4200kJ,基础代谢率提高 28%。$T_3$ 的产热作用比 $T_4$ 强 3～5 倍。因此,甲状腺功能亢进的病人因产热增加而喜凉怕热、体温偏高;而甲状腺功能减退的病人则产热量减少,喜热畏寒,体温偏低。

(2)对物质代谢的影响:①糖代谢:甲状腺激素对糖代谢的作用呈双向性。甲状腺激素可促进小肠黏膜对糖的吸收,增强糖原分解,抑制糖原合成,使血糖升高,同时可以加强肾上腺素、胰高血糖素、皮质醇和生长激素升高血糖的作用;甲状腺激素又能增强外周组织对糖的利用,使血糖降低。但是总体上升糖效应大于降糖效应,故甲状腺功能亢进的病人可出现血糖升高,甚至糖尿。②蛋白质代谢:甲状腺激素对蛋白质代谢的影响因其分泌量不同而有差异。生理剂量的甲状腺激素可促进蛋白质的合成,有利于机体的生长发育。但大剂量的甲状腺激素却使蛋白质的分解代谢显著增强,特别是骨骼肌蛋白质大量分解,所以甲状腺功能亢进的病人表现为肌肉消瘦和乏力。甲状腺激素分泌不足时,蛋白质合成减少,但细胞间黏液蛋白增多。由于黏液蛋白可结合大量的正离子和水分子,在皮下形成一种特殊的、指压不凹陷的水肿,称为黏液性水肿。③脂肪代谢:甲状腺激素既能促进脂肪和胆固醇的合成,又能加速脂肪的动员,脂肪酸的氧化,促进肝将胆固醇转变为胆酸盐从血浆清除,但总的效应是分解大于合成。因此,甲状腺功能亢进的病人血胆固醇常低于正常,而甲状腺功能减退的病人血胆固醇高于正常。

2. 对生长发育的影响 甲状腺激素是促进机体正常生长发育必不可少的激素,对胎儿和新生儿脑的发育起关键作用,并协同生长激素调控幼年期的生长发育,促进长骨和牙齿的生长。先天性甲状腺发育不全的婴儿,由于脑的发育受累,一般在出生后数周至 3～4 个月才表现出明显的智力迟钝和长骨生长迟滞。因此,缺碘地区的孕妇尤其需要适时补充碘,保证足够的甲状腺激素合成,以减少呆小症的发病率。

3. 其他作用 甲状腺激素可以提高已分化成熟的中枢神经系统的兴奋性。因此,甲状腺功能亢进的病人多有烦躁不安,多言多动,喜怒无常、失眠多梦等症状。相反,甲状腺功能减退的病人则有反应迟钝、记忆减退、表情淡漠、少动思睡等表现。甲状腺激素可直接作用于心肌,使心率加快、心肌收缩力加强,心输出量增加。故甲状腺功能亢进的病人常出现心动过速、心肌肥大,严重者可导致心力衰竭。

### (三)甲状腺激素分泌的调节

甲状腺激素的分泌活动主要受下丘脑 - 腺垂体 - 甲状腺轴的调节。此外,还可进行一定程度的自身调节和神经调节。

1. 下丘脑 - 腺垂体对甲状腺的调节 下丘脑分泌的促甲状腺激素释放激素(TRH)经垂

体门脉系统运至腺垂体,有促进腺垂体合成和释放促甲状腺激素(TSH)的作用。内外环境因素变化,如寒冷、应激,可影响下丘脑 TRH 的分泌,进而调节 TSH 及甲状腺激素(TH)的分泌。例如,寒冷刺激的信息到达中枢神经系统,能增加 TRH 的释放,进而促进腺垂体释放 TSH;当机体受到应激刺激时,下丘脑可释放较多的生长抑素(SS),抑制 TRH 的合成与释放,从而使腺垂体分泌 TSH 减少(图 11-8)。

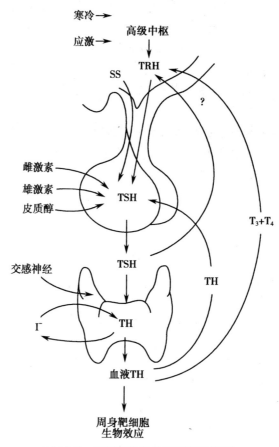

图 11-8　甲状腺激素分泌调节示意图

2. 甲状腺激素的反馈调节　血液中游离的 $T_3$、$T_4$ 浓度升降,对腺垂体 TRH 的分泌起着经常性地反馈调节作用。血液中 $T_3$、$T_4$ 浓度升高时,刺激腺垂体促甲状腺激素细胞产生一种抑制性蛋白,使 TSH 的合成与分泌减少,$T_3$、$T_4$ 的释放也随之减少。这种负反馈作用是体内 $T_3$、$T_4$ 浓度维持生理水平的重要机制。

当饮食中长期缺碘造成甲状腺激素合成减少时,甲状腺激素对腺垂体的反馈抑制作用减弱,TSH 分泌增多,进而刺激甲状腺细胞增生,腺体肿大,临床上称为单纯性甲状腺肿。

3. 甲状腺的自身调节　甲状腺能根据碘供应的情况,调整自身对碘的摄取和利用以及甲状腺激素的合成与释放,这种调节完全不受 TSH 的影响,故称自身调节。当碘供应不足时,甲状腺对碘的转运机制增强,对促甲状腺激素的敏感性提高,使 $T_3$、$T_4$ 的合成与释放不至于因碘供应不足而减少。反之,当外源性碘增加时,最初 $T_3$、$T_4$ 合成增加,但超过一定限度后,$T_3$、$T_4$ 合成速度不再增加,反而明显下降,这种过量的碘所产生的抗甲状腺效应称 Wolff-Chaikoff 效应。临床上常用大剂量碘产生的抗甲状腺效应处理甲状腺危象和作手术前准备。

4. 自主神经对甲状腺活动的影响　甲状腺受自主神经支配。交感神经兴奋可促进甲状腺激素的合成与分泌;副交感神经兴奋则抑制甲状腺激素的合成与分泌。

此外，雌激素、生长激素和糖皮质激素均可反馈作用于下丘脑、腺垂体而影响 $T_3$、$T_4$ 的分泌。

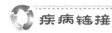 疾病链接

### 地甲病的起因与防治

地方性甲状腺肿（以下简称地甲病），俗称"大脖子病"、"大颈病"等，主要由于环境缺碘引起。如果自然环境中缺碘，岩石、土壤和水中含碘少，导致粮食、蔬菜、饲草中含碘少，生活在该地方的人摄入碘少，就会患甲状腺肿。正常人每日需摄取碘素 100～250μg。饮水水源中含碘量少于每升 10μg（也有的说法认为少于每升 30μg）的地区，就有可能发生地甲病。碘缺乏危害人的智力，影响到民族的繁荣和人口素质。我国对消除碘缺乏病非常重视，采取了以长期供应加含碘盐为主的综合防治措施，自 1996 年起，全国所有食盐都要加碘。所谓碘盐就是在普通食盐中以 1：20 000 的比例掺加碘化钾或碘酸钾。因此，人们只要正确地食用碘盐，合理选择水源，就可以预防碘缺乏病。

## 二、甲状旁腺激素

**甲状旁腺激素（parathyroid hormone，PTH）**是由甲状旁腺主细胞合成分泌的激素。

### （一）甲状旁腺激素的生理作用

甲状旁腺激素的生理作用主要是升高血钙和降低血磷，是调节血中钙磷水平的最重要激素。

1. 对骨的作用　甲状旁腺激素能动员骨钙入血，使血 $Ca^{2+}$ 浓度升高。其机制是激活破骨细胞，加速骨组织的溶解，使钙、磷进入血液。血钙保持一定的浓度对维持神经、肌肉等组织的正常兴奋性十分重要。甲状腺手术时，如不慎误将甲状旁腺切除，将导致严重的低血钙，神经和肌肉的兴奋性异常增高，引起手足搐搦，甚至因呼吸肌痉挛而窒息。

2. 对肾脏的作用　甲状旁腺激素能促进远曲小管对钙的重吸收，减少尿钙排出，使血钙升高。同时可抑制近曲小管对磷的重吸收，增加尿磷排出，使血磷下降。

甲状旁腺激素还可激活肾内的 1α- 羟化酶，催化 25-OH-D$_3$ 转变为生物活性更高的钙三醇，间接促进小肠黏膜上皮细胞对钙和磷的吸收。

### （二）甲状旁腺激素的分泌调节

甲状旁腺激素的分泌主要受血钙浓度的调节。血钙浓度降低可直接刺激甲状旁腺细胞分泌甲状旁腺激素。血钙浓度是以负反馈形式调节甲状旁腺激素分泌的。当血钙浓度降低时，甲状旁腺激素分泌增多，较长时间的低血钙，可刺激甲状旁腺增生；当血钙浓度升高时，甲状旁腺活动减弱，甲状旁腺激素分泌减少，腺体缩小。此外，血磷升高也可引起甲状旁腺激素分泌，这是由于血磷升高可使血钙降低，间接地引起了甲状旁腺激素的释放。

## 三、降　钙　素

**降钙素（calcitonin，CT）**主要是由甲状腺 C 细胞合成和分泌的。

### （一）降钙素的生理作用

降钙素的主要作用是降低血钙和血磷，其靶器官主要是骨，对肾也有一定作用。

1. 对骨的作用　降钙素能抑制原始骨细胞转化为破骨细胞，抑制破骨细胞的活动，同时增强成骨过程，使骨组织钙、磷沉积增加、释放减少，结果导致溶骨过程减弱而成骨过程加强，从而使血钙与血磷浓度降低。

2. 对肾脏的作用　降钙素能降低肾小管对钙、磷、钠、氯等的重吸收，增加它们在尿中

的排出量。此外,CT还可抑制小肠对钙和磷的吸收。

**(二)降钙素分泌的调节**

降钙素的分泌主要受血钙浓度的反馈调节。血钙浓度升高时,降钙素分泌增加,反之则分泌减少。此外,胰高血糖素和某些胃肠道激素,如胃泌素、促胰液素也可促进降钙素分泌。

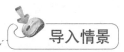

**情景描述:**

李娜是护理专业大二的学生,老师安排她和几名同学去社区医院进行课间见习。来到社区医院后,李娜对这里的一切都充满了好奇。在诊室里,一个医生出诊使用的急诊药箱引起了她的兴趣,箱子里究竟有什么"灵丹妙药"呢?在征得带教老师的同意后她打开药箱,发现里面有各种急救药物,其中地塞米松(肾上腺皮质激素)和盐酸肾上腺素引起了她的注意,这些可是在理论课上曾经学习过的,但是在临床上如何有效使用这些药物呢?带着这些疑问她请教了老师。

**请思考:**

1. 将这两种药物放在急诊药箱中的目的是什么?

2. 运用你所学过的知识,分析一下急诊药箱里面还应该有什么药品?

# 第四节 肾 上 腺

肾上腺包括皮质和髓质两部分,尽管皮质和髓质在胚胎发生、形态结构和功能上均不相同,但由于髓质的血液供应来自皮质,两者在功能上有一定的联系。

## 一、肾上腺皮质激素

肾上腺皮质由三层不同的细胞组成,从外向内分别称球状带、束状带和网状带。球状带细胞主要合成和分泌盐皮质激素,如醛固酮;束状带细胞主要合成和分泌**糖皮质激素**( glucocorticoid ),如皮质醇;网状带细胞主要合成和分泌性激素,如脱氢异雄酮和雌二醇,也能分泌少量的糖皮质激素。肾上腺皮质激素都是以胆固醇为原料经腺细胞生物合成的类固醇激素。

**(一)糖皮质激素的生理作用**

糖皮质激素因对糖代谢有较强的调节作用而得名。但实际上,这类激素的生理作用是非常广泛的。人体糖皮质激素以皮质醇分泌量最大,作用最强。

1. 对物质代谢的作用

(1)糖代谢:糖皮质激素是调节机体糖代谢的重要激素之一,它能促进糖异生,升高血糖。这是由于它能促进蛋白质分解,促进较多的氨基酸进入肝,同时增强肝脏内与糖异生有关酶的活性,致使糖异生过程大大加强。此外,糖皮质激素还有抗胰岛素作用,它能降低肌肉与脂肪等组织细胞对胰岛素的反应性,以致外周组织对葡萄糖的利用减少,使血糖升高。

糖皮质激素分泌不足时,可出现低血糖;分泌过多或服用此类药物过多,可使血糖升高,重者甚至出现糖尿。

(2)蛋白质代谢:糖皮质激素能促进肝外组织,特别是肌肉组织蛋白质分解,加速氨基酸转移至肝，生成肝糖原。糖皮质激素分泌过多或长期应用糖皮质激素者，将出现生长停滞、肌肉消瘦、骨质疏松、皮肤变薄、淋巴组织萎缩及创口愈合延迟等现象。

（3）脂肪代谢：糖皮质激素可以促进脂肪分解，增强脂肪酸在肝内的氧化过程，有利于糖异生作用。但全身不同部位的脂肪组织对糖皮质激素的敏感性不同，四肢敏感性较高，面部、肩、颈、躯干部位敏感性较低。当肾上腺皮质功能亢进或过多使用糖皮质激素时，四肢脂肪组织分解增强，而面、肩及背的脂肪合成有所增加，以致出现面圆、背厚、躯干部脂肪堆积而四肢消瘦的"向心性肥胖"的特殊体征。

（4）水盐代谢：糖皮质激素有较弱的潴钠排钾作用，即对肾远曲小管和集合管重吸收 $Na^+$ 和排出 $K^+$ 有轻微的促进作用。另外，还可降低肾小球入球血管阻力，增加肾小球血浆流量，使肾小球滤过率增加，有利于水的排出。肾上腺皮质功能不全者，排水能力明显降低，严重时会出现"水中毒"，如补充适量的糖皮质激素可得到缓解。

2. 在应激反应中的作用　当机体突然受到感染、缺氧、饥饿、创伤、疼痛、手术、寒冷及恐惧等有害刺激时，血液中促肾上腺皮质激素（ACTH）的浓度急剧增加，导致血中糖皮质激素浓度显著升高，并产生一系列的非特异性反应，称为**应激反应**（stress reaction）。引起应激反应的刺激称为应激刺激。动物实验表明，切除肾上腺髓质的动物可以抵抗应激刺激而不产生严重后果，但切除肾上腺皮质的动物，给予维持剂量的糖皮质激素，在安静环境中，动物尚可正常生存，一旦遭受上述有害刺激时则易于死亡。

在应激反应中，除下丘脑 - 腺垂体 - 肾上腺皮质系统的作用外，交感 - 肾上腺髓质系统也参与应激活动，使血中儿茶酚胺含量增加，在糖皮质激素的允许作用下，增强儿茶酚胺对血管的调节作用，维持动脉血压的稳定。同时，生长激素、催乳素、抗利尿激素、醛固酮等分泌均增加，以提高机体对应激刺激的耐受能力和生存能力。所以，应激反应是以 ACTH 和糖皮质激素分泌增加为主，多种激素共同参与的、使机体耐受力增强的非特异性反应。

药理剂量的糖皮质激素还有抗炎、抗过敏、抗毒和抗休克的作用。

3. 对其他器官组织的作用

（1）对血细胞的影响：糖皮质激素可使红细胞、血小板和中性粒细胞增多，使淋巴细胞和嗜酸性粒细胞减少，其机制各不相同。糖皮质激素可促进骨髓造血功能，使血液中红细胞和血小板的数量增多；它能促使附着在小血管壁边缘的中性粒细胞进入血液循环，使血液中的中性粒细胞增多；可以抑制淋巴细胞 DNA 的合成过程，使淋巴细胞数量减少。此外，糖皮质激素对巨噬细胞系统吞噬和分解嗜酸性粒细胞的活动有增强作用，使血中嗜酸性粒细胞的数量减少。

（2）对心血管系统的影响：糖皮质激素能增强血管平滑肌对儿茶酚胺的敏感性（允许作用），有利于提高血管的张力和维持血压。糖皮质激素还可降低毛细血管壁的通透性，减少血浆的滤出，有利于维持血容量稳定。实验表明，糖皮质激素对离体心脏有强心作用。

（3）对消化系统的影响：糖皮质激素能增加胃酸分泌和胃蛋白酶原的生成，加速胃黏膜细胞的脱落，使胃黏膜的保护和修复能力减弱。因此，长期大量服用糖皮质激素，可诱发或加重消化性溃疡。

（4）对神经系统的影响：糖皮质激素有提高中枢神经系统兴奋性的作用。肾上腺皮质功能亢进的病人可出现思维不能集中，烦躁不安和失眠等现象。

### （二）糖皮质激素分泌的调节

糖皮质激素的分泌可分为基础分泌和应激分泌两种形式。前者是指在正常生理状态下的分泌，后者是指应激刺激时机体发生适应性反应时的分泌。但无论是基础分泌还是应激分泌，均由下丘脑 - 腺垂体 - 肾上腺皮质轴进行调节（图 11-9），以维持血中糖皮质激素的相对稳定和在不同状态下的生理需要。

在下丘脑-腺垂体-肾上腺皮质轴中,还存在反馈调节。当腺垂体分泌的促肾上腺皮质激素在血中浓度达到一定水平时,通过负反馈作用于下丘脑肽能神经元,抑制促肾上腺皮质激素释放激素的释放,称为短反馈。血液中糖皮质激素浓度升高时又可反馈作用于下丘脑和腺垂体,抑制促肾上腺皮质激素释放激素和促肾上腺皮质激素的分泌,这种反馈即长反馈。但在应激状态下,可能由于下丘脑和腺垂体对反馈刺激的敏感性降低,使这些负反馈作用暂时失效,ACTH 和糖皮质激素的分泌大大增加,从而增强机体对有害刺激的耐受能力。由于糖皮质激素对促肾上腺皮质激素和促肾上腺皮质激素释放激素的分泌存在上述的负反馈抑制作用,因此,长期大量使用糖皮质激素治疗的病人,促肾上腺皮质激素的分泌因负反馈作用而受到抑制,病人肾上腺皮质将逐渐萎缩而导致分泌功能减退或停止,此时若突然停药,可出现急性肾上腺皮质功能减退的严重后果,甚至危及生命。因此,应逐渐减量停药或在治疗过程中间断补充促肾上腺皮质激素,以促使自身皮质功能逐步恢复,防止肾上腺皮质萎缩。

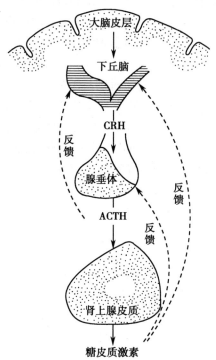

图 11-9 糖皮质激素分泌调节示意图

CRH:促肾上腺皮质激素释放激素　　ACTH:促肾上腺皮质激素

——→表示促进　------→表示抑制

## 二、肾上腺髓质激素

肾上腺髓质分泌的激素主要有**肾上腺素**( epinephrine,E )和**去甲肾上腺素**( norepinephrine,NE ),它们都是以酪氨酸为原料,由肾上腺髓质嗜铬细胞分泌和储存,属于儿茶酚胺类化合物。

### （一）肾上腺髓质激素的生理作用

肾上腺素与去甲肾上腺素的生理作用广泛而多样,其主要生理作用已在有关章节中分别介绍,这里主要讨论其在应急反应中的作用和对代谢的影响。

1. 在应急反应中的作用　肾上腺髓质直接受交感神经节前纤维的支配,当交感神经兴奋时,髓质激素分泌增多。肾上腺髓质激素的作用与交感神经兴奋时的效应相似,因此,把交感神经与肾上腺髓质在结构和功能上的这种联系,称为交感-肾上腺髓质系统。

当机体内外环境发生急剧变化时(如剧烈运动、失血、创伤、寒冷、愤怒、恐惧),肾上腺素和去甲肾上腺素大量分泌,作用于中枢神经系统,使其兴奋性增高,反应灵敏;同时心率加快,心缩力加强,心输出量增加,血压升高;呼吸频率加快,每分通气量增加;肝糖原与脂肪分解加强,使血糖与血脂肪酸增加,为骨骼肌、心肌等活动提供更多的能源。这些变化是在紧急情况下,通过交感-肾上腺髓质系统活动的加强所产生的适应性反应,称为**应急反应**(emergency reaction)。应急反应有利于机体随时调动机体各器官潜能,以应对环境的急剧变化,使机体度过紧急时刻而"脱险"。

"应急"与"应激"的概念不同,两者既有区别又有联系。当机体受到有害刺激时,"应急"反应表现为交感-肾上腺髓质系统活动加强,使血液中肾上腺髓质激素浓度明显升高,从而充分调动机体的潜能,提高机体对环境突变的应对能力;而"应激"反应表现为下丘脑-腺垂体-肾上腺皮质轴活动加强,使血液中促肾上腺皮质激素(ACTH)和糖皮质激素浓度显著升高,以增强机体对有害刺激的"耐受力"。两者相辅相成,共同提高机体抵抗病害的能力。

2. 对代谢的作用　肾上腺素和去甲肾上腺素能促进肝糖原、肌糖原分解,加速脂肪分解,促使乳酸合成糖原,抑制胰岛素的分泌,使血糖升高。此外,还增加组织耗氧量和机体产热量。

### (二)肾上腺髓质激素分泌的调节

肾上腺髓质接受交感神经节前纤维支配,当交感神经兴奋时,其神经末梢释放乙酰胆碱,通过 N 型胆碱受体使肾上腺素和去甲肾上腺素分泌增加。ACTH 可直接作用于肾上腺髓质,也可通过糖皮质激素间接刺激肾上腺髓质,促进髓质激素的合成与分泌。肾上腺髓质激素的分泌也存在负反馈调节。

# 第五节　胰　岛

胰岛属胰腺的内分泌部,是呈小岛状散在分布于外分泌腺泡之间的内分泌细胞团。人类的胰岛细胞分为 A 细胞、B 细胞、D 细胞及 PP 细胞等。A 细胞约占胰岛细胞的 20%,分泌胰高血糖素;B 细胞约占 60%~70%,分泌胰岛素;D 细胞占 5% 左右,分泌生长抑素;PP 细胞数量很少,分泌胰多肽。

## 一、胰　岛　素

**胰岛素**(insulin)是由 51 个氨基酸残基组成的小分子蛋白质。正常人空腹状态下血清胰岛素浓度约为 69pmol/L。胰岛素的半衰期为 5~6 分钟,主要在肝脏内灭活。

### (一)胰岛素的生理作用

胰岛素是促进合成代谢、调节血糖浓度的主要激素,对机体能源物质的储存和人体生长有重要作用。

1. 对糖代谢的影响　胰岛素一方面促进全身组织对葡萄糖的摄取和利用,加速肝糖原和肌糖原的合成,并促进葡萄糖转变为脂肪;另一方面抑制糖原分解和糖异生,从而增加血糖的去路,减少其来源,使血糖降低。当胰岛素缺乏时,血液中葡萄糖不能被细胞储存和利用,导致血糖升高,当血糖超过肾糖阈时,出现尿糖。

2. 对脂肪代谢的影响　胰岛素可促进脂肪的合成与储存,促进葡萄糖进入脂肪细胞,合成甘油三酯和脂肪酸。胰岛素还能抑制脂肪酶的活性,减少脂肪的分解,降低血中脂肪酸的浓度。胰岛素缺乏时,血脂浓度升高,同时由于细胞对葡萄糖的利用障碍,出现脂肪代谢紊乱,表现为脂肪过度分解,生成大量酮体。血脂升高,易引起动脉广泛硬化,造成心、脑

205

血管系统的严重疾病；血中酮体升高，则会引起酮血症和酮症酸中毒，甚至昏迷。

3. 对蛋白质代谢的影响 胰岛素可促进细胞对氨基酸的摄取和利用，促进蛋白质的合成，抑制蛋白质的分解，因而有利于机体的生长发育。胰岛素促进机体生长的作用必须在生长激素存在的情况下，才能发挥效应。当胰岛素缺乏时，蛋白质合成不足，机体抵抗力下降，组织的再生和修复能力减弱，表现为损伤处伤口迟迟不能愈合。

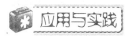

糖尿病是一组以高血糖为特征的代谢性疾病。临床上，糖尿病病人除了具有高血糖和糖尿的体征外，还常具有"三多一少"的症状，即多尿、多饮、多食、消瘦（体重减少）。
**请思考：**
1. 为什么糖尿病病人会出现"三多一少"的临床症状？
2. 如何对糖尿病病人进行饮食指导？

### （二）胰岛素分泌的调节

1. 血糖浓度 血糖浓度是调节胰岛素分泌的最重要因素。当血糖浓度升高时，胰岛素分泌明显增加，从而促进血糖下降；血糖浓度降低则可抑制胰岛素的分泌，促使血糖回升。血糖浓度对胰岛素分泌的负反馈作用是维持血中胰岛素及血糖正常水平的重要机制。

此外，血中游离脂肪酸、酮体和氨基酸（主要为精氨酸和赖氨酸）浓度升高，均可促进胰岛素的分泌。

2. 激素作用 胰高血糖素可直接作用于相邻的 B 细胞刺激其分泌胰岛素，也可以通过升高血糖而间接刺激胰岛素分泌；胃肠道激素如促胃液素、促胰液素、缩胆囊素和抑胃肽等都有刺激胰岛素分泌的作用；生长激素、糖皮质激素、甲状腺激素等可通过升高血糖浓度而间接促进胰岛素的分泌；肾上腺素则抑制胰岛素的分泌。

3. 神经调节 胰岛受迷走神经和交感神经的支配。迷走神经兴奋时，可通过释放乙酰胆碱作用于胰岛 B 细胞膜上的 M 受体，引起胰岛素的释放，也可刺激胃肠道激素的释放而间接促进胰岛素分泌。交感神经兴奋时，可通过释放去甲肾上腺素作用于 B 细胞膜上的 $\alpha_2$ 受体，抑制胰岛素的分泌。

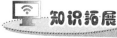

#### 人工合成结晶牛胰岛素

蛋白质研究一直被喻为破解生命之谜的关键点。我国科学家经过坚持不懈的努力，终于在 1965 年 9 月 17 日完成了结晶牛胰岛素的合成，这是世界上第一次人工合成多肽类生物活性物质。这一成果标志着人类在揭开生命奥秘的道路上又迈出了一步，也是中国科学家与诺贝尔奖零距离接触的重要成果。因此，人工结晶牛胰岛素的合成，开辟了人工合成蛋白质的时代，有着极为深远的意义。

## 二、胰高血糖素

胰高血糖素（glucagon）与胰岛素的作用相反，是一种促进物质分解代谢的激素、可动员体内能源物质的分解。

### （一）胰高血糖素的生理作用

胰高血糖素最重要的作用是升高血糖。它能促进肝糖原分解及糖异生，使血糖浓度明显升高,故名胰高血糖素。胰高血糖素还能促进脂肪分解和脂肪酸的氧化,使血中酮体生成增多。胰高血糖素对蛋白质也有促进分解和抑制合成的作用,能使氨基酸迅速进入肝细胞转化为葡萄糖,即增加糖异生。

### (二)胰高血糖素分泌的调节

血糖浓度是影响胰高血糖素分泌的最重要因素。血糖升高抑制胰高血糖素的分泌,降低则促进分泌。胰岛素可直接作用于 A 细胞,抑制胰高血糖素的分泌,也可通过降低血糖间接刺激胰高血糖素的分泌。

胰高血糖素的分泌还受神经系统的调节。交感神经兴奋,通过 β 受体促进胰高血糖素的分泌,迷走神经兴奋,则通过 M 受体抑制其分泌。

血糖浓度主要受胰岛素和胰高血糖素的调节,而血糖浓度对它们的分泌又有调节作用。这就构成一个闭合的自动反馈调节系统,以维持血糖稳态。

（王　腾）

**思考题**

1. 结合甲状腺激素的生理作用,请说出甲状腺功能亢进病人的临床表现。

2. 结合所学知识,说明长期使用糖皮质激素的病人为何不能突然停药?

3. 请同学们根据课本知识及查阅相关资料,分析甲状腺手术误切除甲状旁腺后,病人会出现哪些临床表现?如何治疗?

4. 请同学们利用手中的课外读物或网络,查找出世界上最高和最矮的人的相关信息,通过了解其成因加深对生长激素作用的理解。

5. 升高血糖的激素有哪些?

# 第十二章 生 殖

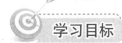 学习目标

1. 掌握雌激素、孕激素的主要生理作用，月经周期的分期及各期中卵巢和子宫内膜的周期性变化。

2. 熟悉睾丸和卵巢的主要生理功能，月经周期的概念及其形成机制。

3. 了解睾酮的主要生理作用，睾丸及卵巢功能的调节。

4. 能运用本章所学知识，解释男、女两性青春期后生理变化产生的原因，并能正确认识自身的变化。

5. 引导学生养成良好的个人卫生习惯，树立自我保护意识，关注和促进生殖健康。

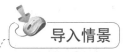 导入情景

**情景描述：**

护校女生小刘，在上体育课时突然出现面色苍白、四肢冰冷、出冷汗，瘫坐在地上。在同学们的搀扶下来到校医务室，李校医经询问得知，小刘现正处于月经期，几年来月经一直不规律，经期长短不一，经量多少不定。今天已是月经第十天，血量较往日量多，感觉小腹坠胀不适。李校医让她马上卧床休息，观察出血情况。30分钟后，小刘症状好转。

**请思考：**

1. 女性为什么会来月经？这与生殖功能有什么关系？

2. 小刘为什么会出现上述症状？最可能的原因是什么？

3. 作为女性，怎样做好月经期的个人保健？

生命的诞生是一个奇妙的过程。机体生长发育成熟后，产生与自己相似的子代个体的过程，称为**生殖**( reproduction )。生殖是维持种系繁衍和生命延续的重要生命活动。人类的生殖是靠两性生殖器官的共同活动实现的，包括生殖细胞的形成、交配、受精、着床、胚胎发育以及分娩等一系列的生理过程。

生殖系统的器官可分为主性器官和附性器官。主性器官也称性腺，是指男性的睾丸和女性的卵巢，具有产生生殖细胞和分泌性激素的生理功能。附性器官是指生殖系统除主性器官以外的所有器官，包括附属腺、生殖管道和外生殖器，其主要功能是辅助主性器官完成生殖功能。进入青春期后，在主性器官分泌的性激素作用下，促进附性器官生长发育，并激发副性征出现。副性征是指男、女两性在青春期开始出现的一系列与性别有关的特征，称为副性征或第二性征。

本章主要阐述男、女两性的生殖功能及其调节。

 笔记

# 第一节 男性生殖

男性的主性器官是睾丸,附性器官包括附睾、输精管、射精管、前列腺、精囊腺、尿道球腺、阴囊和阴茎等。睾丸具有产生精子和分泌雄激素的功能。睾丸的生理功能主要受下丘脑-腺垂体-睾丸轴活动的调节。

## 一、睾丸的功能

睾丸的生精小管是精子的生成部位,其管壁由生精细胞和支持细胞构成。间质细胞存在于生精小管间的结缔组织内,具有合成和分泌雄激素的功能。

### (一)睾丸的生精功能

精子是由生精小管管壁的生精细胞发育形成的。最原始的生精细胞为精原细胞,其分化过程经历精原细胞、初级精母细胞、次级精母细胞、精子细胞和精子不同的发育阶段(图12-1)。在生精小管管壁中,生精细胞按上述发育的顺序自基膜向管腔依次排列,镶嵌在支持细胞之间。从青春期开始,精原细胞分阶段持续不断地发育形成精子,最终进入生精小管的管腔。一个精原细胞经过大约7次分裂可产生近百个精子,从精原细胞发育成精子大约需要两个半月。在精子生成的过程中,支持细胞对各级生精细胞起支持、保护和营养作用。支持细胞紧密连接形成的血-睾屏障可以阻止某些物质进出生精上皮,形成有利于精子分化发育的"微环境";同时,还能防止生精细胞的抗原物质进入血液循环而引起免疫反应。

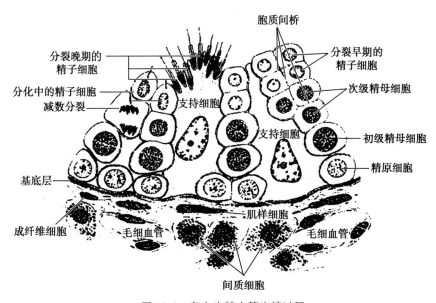

图12-1 睾丸生精小管生精过程

精子生成还需要适宜的温度。阴囊内温度较腹腔温度低2℃,适宜精子的生成。精子在生精小管生成后,暂时储存于附睾、输精管等处。在附睾内停留18~24小时后,精子进一步成熟,并获得运动能力。精子与附睾、精囊、前列腺和尿道球腺的分泌物混合形成的精液,在性高潮时射出体外。正常男性每次射出的精液3~6ml,每毫升精液含精子2000万~4亿个,少于2000万个时,不易使卵子受精。在胚胎发育期,如果某种原因导致睾丸滞留于腹腔未降入阴囊,称为隐睾症,由于腹腔温度较高,影响精子生成,这是男性不育症的原因之一。另外,某些疾病和药物、吸烟、酗酒、吸毒等也可影响男性精子生成。

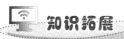

### （二）睾丸的内分泌功能

睾丸间质细胞分泌**雄激素**（androgen），支持细胞分泌抑制素。

1. 雄激素　雄激素主要包括睾酮、脱氢表雄酮、雄烯二酮和雄酮，其中睾酮的生物活性最强，但睾酮进入靶组织后可转变成为活性更强的双氢睾酮。肾上腺皮质和卵巢也分泌少量睾酮。男性20～50岁血液中睾酮含量最高，50岁以后随年龄增长睾酮分泌量逐渐减少。

睾酮的主要生理作用表现在以下几个方面：

（1）影响胚胎分化：在雄激素诱导下，含有Y染色体的胚胎向男性方面分化发育。胚胎7周时分化出睾丸并分泌雄激素，诱导有关结构分化出男性内、外生殖器；胚胎期睾酮主要促进内生殖器的发育，并对睾丸下降起主要作用。双氢睾酮主要促进外生殖器发育。

（2）维持生精作用：睾酮进入生精小管后可直接转变为活性更强的双氢睾酮，与生精细胞的雄激素受体结合，促进生精细胞的分化和精子的形成。

（3）刺激男性附性器官生长发育：睾酮能刺激男性附性器官的生长发育，并维持其成熟状态。尤其是青春期的附性器官对睾酮作用十分敏感。睾酮还与维持男性正常性欲和性行为有关。

（4）激发男性副性征的出现并维持其正常状态。睾酮能刺激男性体毛的生长，并呈现男性的分布特征；引起喉结突出、声带变宽、增厚，声音低沉；皮脂腺分泌增多，骨骼粗壮、肌肉发达；出现男性特有的气味等。

若在青春期前切除睾丸，则男性副性征将不出现，成年后体貌近似女性，音调高，外生殖器处于童年状态。若成年后切除睾丸，男性的附性器官逐渐萎缩，性欲显著降低，注射睾酮后可恢复。

（5）促进蛋白质合成：睾酮能促进蛋白质的合成代谢，从而加速生长，特别是对肌肉和生殖器官的作用更为明显；促进骨骼生长及钙、磷沉积；参与水盐代谢，有利于水和$Na^+$等电解质在体内的适度潴留。此外，还可刺激肾脏产生促红细胞生成素，促进骨髓造血功能，使红细胞生成增多。因此，临床上常用雄激素治疗再生障碍性贫血。

（6）调节腺垂体的分泌：血液中睾酮浓度升高，可反馈性抑制腺垂体分泌LH，维持血液中睾酮浓度的稳态。

2. 抑制素　是睾丸支持细胞分泌的糖蛋白激素。抑制素对腺垂体合成和分泌卵泡刺激素（FSH）有很强的抑制作用，而生理剂量的抑制素对黄体生成素（LH）的分泌无明显影响。

## 二、睾丸功能的调节

睾丸的生精功能和内分泌功能主要受下丘脑 - 腺垂体的调节，睾丸分泌的激素又对下

丘脑 - 腺垂体进行反馈调节。下丘脑、腺垂体、睾丸在功能上相互影响，构成了下丘脑 - 腺垂体 - 睾丸轴。此外，睾丸内还存在着复杂的局部调节机制。

1. 下丘脑 - 腺垂体对睾丸的调节　下丘脑分泌的促性腺激素释放激素（GnRH）经垂体门脉系统直接作用于腺垂体，促进腺垂体合成和分泌 FSH 和 LH。FSH 主要作用于生精细胞与支持细胞，促进精子的形成，因此又称为精子生成素。LH 主要作用于间质细胞，刺激间质细胞的发育并分泌睾酮，因此又称为间质细胞刺激素。FSH 和 LH 对生精过程均有调节作用。因为 LH 的作用是通过睾酮实现的，所以生精过程受 FSH 和睾酮的双重调控。实验表明，FSH 起着始动生精作用，而睾酮则有维持生精的作用。

2. 对下丘脑 - 腺垂体的负反馈调节　当血中睾酮增多达到一定浓度时，可反馈性抑制下丘脑分泌 GnRH，进而抑制腺垂体分泌 LH，通过负反馈调节作用，可使血中睾酮浓度稳定在一定水平。FSH 能刺激支持细胞分泌抑制素，而抑制素对腺垂体 FSH 的分泌有负反馈调节作用，从而稳定 FSH 的分泌，保证睾丸生精功能的正常运行。

此外，在睾丸的局部，尤其是在支持细胞与生精细胞和间质细胞之间，还存在错综复杂的局部调节机制。

# 第二节　女　性　生　殖

女性的主性器官是卵巢，附性器官包括输卵管、子宫、阴道、外生殖器等。女性的生殖功能主要包括卵巢的生卵功能及内分泌功能等。卵巢功能接受下丘脑 - 腺垂体的调节，三者在功能上密切配合，互相影响，构成下丘脑 - 腺垂体 - 卵巢轴。

## 一、卵巢的功能

卵巢是女性生殖系统中的重要器官，甚至对整个机体都具有十分重要的作用。

### （一）卵巢的生卵功能

卵巢的生卵功能是成熟女性最基本的生殖功能。卵巢内存在大量处于不同发育阶段的卵泡。青春期开始后，卵巢在腺垂体促性腺激素的作用下，其活动发生月周期性的变化，称为卵巢周期，一般分为卵泡期（排卵前期）和黄体期（排卵后期）两个阶段。

1. 卵泡期　卵泡期是原始卵泡经过不同的发育阶段，成为成熟卵泡的时期。新生儿期卵巢内约有 200 万个未发育的原始卵泡，到青春期进一步减少到 30 万～40 万个。原始卵泡发育成为成熟卵泡，要经历初级卵泡、次级卵泡两个发育阶段。原始卵泡由一个初级卵母细胞和周围的单层卵泡细胞组成。在卵泡的成熟过程中，卵母细胞逐渐增大，卵泡细胞不断增殖，由单层变为多层的颗粒细胞层，出现卵泡腔和卵泡液，卵泡液将卵细胞推向一侧形成卵丘，发育成为成熟卵泡。一般每月卵巢内有 15～20 个原始卵泡同时开始发育，但通常只有一个卵泡发育为优势卵泡并成熟，其他卵泡都在发育的不同阶段退化成为闭锁卵泡。

卵泡成熟后，在 LH 分泌高峰的作用下，卵泡壁破裂，卵细胞与其周围的透明带、放射冠等随同卵泡液排至腹腔，此过程称为**排卵**。排出的卵子随即被输卵管伞拾取并送入输卵管。卵巢平均 28 天排卵一次，一般左、右卵巢交替排卵，每次只排出 1 个卵子，偶尔可见一次排出双卵或多个卵子。正常女性一生中，两侧卵巢共能排卵约 400～500 个。

2. 黄体期　排卵后，残余的卵泡壁内陷，血液进入卵泡腔并发生凝固，形成血体。血液被吸收后，大量新生血管长入，残余卵泡细胞增殖，胞质中出现黄褐色颗粒，血体变成外观黄色、血管丰富的内分泌细胞团，即为黄体。在 LH 作用下，黄体细胞分泌大量孕激素和雌激素。黄体维持的时间，与是否受精有关。若排出的卵子未受精，则黄体在排卵后第 9～10 天开始退化，此时称为**月经黄体**，最后被结缔组织取代形成白体。月经黄体的寿命一般约为 14 天。若排出的卵子受精，黄体则继续生长发育成为**妊娠黄体**，一直维持到妊娠 10 周，以后便退化成为白体（图 12-2）。

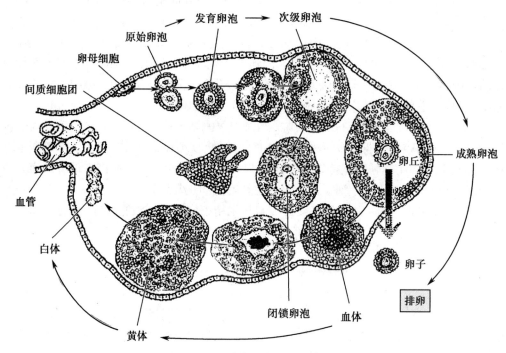

图 12-2 卵巢生卵过程示意图

### （二）卵巢的内分泌功能

卵巢主要分泌雌激素和孕激素，还可分泌抑制素和少量雄激素。在卵泡期卵泡的内膜细胞和颗粒细胞分泌雌激素，在黄体期由黄体细胞分泌孕激素和雌激素。由于下丘脑 - 腺垂体 - 卵巢轴的周期性活动，血液中雌激素和孕激素的水平也呈周期性波动。在一次生殖周期中，雌激素出现两次分泌高峰，孕激素则在排卵后 5～10 天内出现一次分泌高峰。

1. 雌激素的生理作用　人类的**雌激素（estrogen）**包括有雌二醇、雌酮和雌三醇等，其中雌二醇分泌量最大、活性最强。雌激素的主要生理作用是促进女性生殖器官的生长发育，激发女性副性征出现并维持正常状态。此外，还参与调节代谢活动。

（1）促进女性生殖器官的生长发育及维持正常功能：①促进卵泡细胞生长发育，诱导排卵前 LH 峰的出现，促进排卵。②促进子宫发育，使子宫内膜发生增生期变化，内膜逐渐增厚，还可使宫颈腺体分泌大量稀薄的黏液，有利于精子穿行。能促进子宫收缩，提高对催产素的敏感性。③促进输卵管上皮细胞增生、分泌，输卵管节律性收缩，输卵管纤毛活动增强，有利于精子和卵子的运行。④刺激阴道上皮细胞增生、角化，糖原含量增加；糖原分解产物使阴道分泌物呈酸性，抑制其他病原体生长，增强阴道抵抗细菌的能力。

（2）促进女性副性征的出现并维持其正常状态：①促进乳腺导管和结缔组织增生，促进乳腺和臀部等部位脂肪沉积；②促进体毛生长，使毛发分布呈现女性特征；③使音调变高。

（3）对代谢的影响：①促进蛋白质合成，特别是促进生殖器官的细胞增殖与分化，促进生长发育；②影响钙和磷的代谢，增强成骨细胞的活动，加速骨的生长和钙盐沉积，促进骨骺愈合；③促进肾小管对水和 $Na^+$ 的重吸收，增加细胞外液的量，某些妇女月经前水肿，可能与此有关；④增加高密度脂蛋白含量，有一定的抗动脉硬化作用。

笔记

2. 孕激素的生理作用　孕激素主要有**孕酮（progesterone，P）**、20α- 羟孕酮和 17α- 羟孕酮，其中以孕酮的生物活性最强。孕激素通常在雌激素作用的基础上发挥作用，主要作用于子宫内膜和子宫肌，为受精卵着床做准备，并维持妊娠。

（1）对子宫的作用：①在雌激素作用的基础上，使子宫内膜进一步增生变厚，并促进子宫腺体的分泌，为受精卵着床和发育提供适宜环境。②降低子宫平滑肌的兴奋性和对催产素的敏感性，抑制子宫收缩，抑制母体的免疫排斥反应，避免将胚胎排出子宫。③使子宫颈口闭合，黏液减少变稠，不利于精子穿透。黄体酮是由卵巢黄体分泌的一种天然孕激素，临床常用黄体酮治疗先兆流产。

（2）对乳腺的作用：在雌激素作用的基础上，促进乳腺腺泡发育、成熟，为分娩后泌乳做准备。

（3）产热作用：女性基础体温在排卵日最低，排卵后可升高 0.5℃ 左右，持续至下次月经来临。这种前低后高的体温曲线，称为双相型体温曲线。临床上常将这一基础体温改变作为判断是否排卵的标志之一。

（4）调节腺垂体激素的分泌：通过对下丘脑的负反馈作用，抑制腺垂体促性腺激素的分泌。

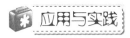

> 赵女士，27 岁，平素身体较弱，月经不规律，结婚 2 年未育，于是到医院妇科就诊，但各项检查结果未见明显异常。于是，医生让她测量一个月的基础体温并记录。1 个月后，医生看到赵女士的体温记录单，发现赵女士每日体温都在 36.7℃ 左右，上下不超过 0.2℃。
>
> **请思考：**
> 1. 医生为什么让赵女士测量 1 个月的基础体温？
> 2. 通过赵女士的体温记录单，你能否初步推断她未育的原因？

## 二、月经周期及其形成机制

### （一）月经周期

女性自青春期起，除妊娠期外，在卵巢激素的影响下，子宫内膜发生周期性剥落，产生每月一次的阴道流血现象，称为月经。成熟女性的月经周期平均 28 天，20～40 天范围内均属正常。第一次月经称为月经初潮，一般年龄为 12～14 岁。50 岁左右月经周期停止，此后称为绝经期。

### （二）月经周期形成机制

月经周期是下丘脑 - 腺垂体 - 卵巢轴密切配合，共同活动的结果。卵巢的周期性活动受下丘脑 - 腺垂体的调节，而卵巢分泌的激素一方面对下丘脑和腺垂体激素的分泌产生反馈作用；同时也对女性附性器官，尤其是子宫内膜的活动产生周期性影响，因而形成月经周期。月经周期分为增生期、分泌期和月经期三个阶段，月经期和增生期相当于卵巢周期的卵泡期，而分泌期相当于黄体期。

1. 增生期的形成　自青春期开始，下丘脑 GnRH 神经元已发育成熟，GnRH 的分泌量增加，呈脉冲式分泌，经垂体门脉输送到腺垂体，调节腺垂体 FSH 和 LH 分泌。FSH 的主要生理作用是促进卵泡的生长、发育和成熟，与 LH 配合，促进颗粒细胞生成及分泌雌激素；在雌激素作用下，子宫内膜发生增生性变化。在增生期末，即排卵前一天，血液中雌激素的分泌量达到高峰，通过正反馈作用使 GnRH 分泌量进一步增多，进而使 FSH 和 LH 分泌量增加，尤其是 LH 分泌量明显增加，产生 LH 峰；在高浓度 LH 的作用下，诱发成熟卵泡排卵。

2. 分泌期和月经期的形成 卵泡排卵后，在 LH 的作用下，残余卵泡发育成月经黄体，继续分泌大量的雌激素和孕激素。这两种激素共同作用，尤其是孕激素，使子宫内膜呈现分泌期变化。随着黄体的增长，雌激素和孕激素分泌量不断增加，至排卵后第 8～10 天，血液中雌激素和孕激素浓度达到高峰，通过负反馈作用抑制下丘脑和腺垂体的活动，使 GnRH、FSH 和 LH 分泌量减少，黄体开始退化、萎缩，血液中雌激素和孕激素的浓度迅速下降，子宫内膜突然失去这两种激素的支持而发生脱落出血，形成月经。

### （三）月经周期中卵巢及子宫内膜的变化规律

根据卵巢及子宫内膜的变化规律将月经周期分为三期，每一期中卵巢和子宫内膜活动都呈现出周期性变化（图 12-3，表 12-1）。

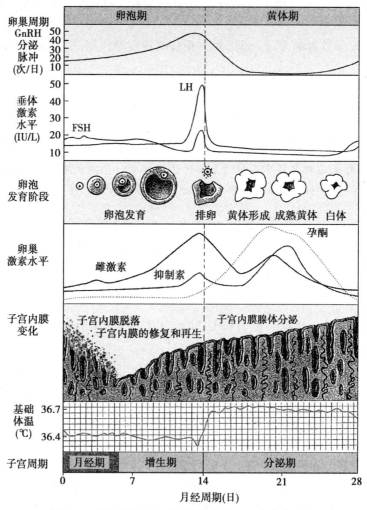

图 12-3 月经周期中相关激素、卵巢及子宫内膜的变化
GnRH：促性腺激素释放激素；FSH：卵泡刺激素；LH：黄体生成素

1. 增生期（卵泡期或排卵前期） 从月经停止之日起至排卵日止，相当于月经周期的第 5～14 天。在此期，卵泡不断发育并分泌雌激素，子宫内膜逐渐增厚，血管、腺体增生，但腺体尚不分泌。此期末，卵巢内卵泡发育成熟并排卵。

2. 分泌期（黄体期或排卵后期） 从排卵日起到下次月经到来日止，相当于月经周期的第 15～28 天。排卵后的残余卵泡发育成黄体，开始分泌孕激素与雌激素。在这两种激素、特别是孕激素的作用下，子宫内膜进一步增生变厚、血管扩张、腺体呈现高度分泌状态，子宫内膜变得松软并富有营养物质，为胚泡着床和发育做好准备。在此期内，如果受孕，黄体

214

则发育成妊娠黄体继续分泌孕激素和雌激素,使子宫内膜形成蜕膜,月经周期停止,进入妊娠状态;如未受孕,黄体退化、萎缩,进入月经期。

3．月经期　从月经出血开始到出血停止,即月经周期的第1~4天。在此期内,由于黄体退化、萎缩,血中孕激素和雌激素水平迅速下降。子宫内膜失去这两种激素的支持,功能层的螺旋小动脉痉挛,导致内膜缺血、坏死、脱落、出血,即月经来潮。月经期出血量约50~100ml,因其富含纤溶酶而不易凝固。月经期因子宫内膜剥落形成创伤面,细菌容易入侵,引起逆行感染,因此月经期女性应注意经期卫生。

表12-1　月经周期分期及各期中卵巢和子宫内膜的周期性变化

| 分期 | 时间 | 卵巢 | 血液中激素浓度 | 子宫内膜 |
|---|---|---|---|---|
| 增生期 | 第5~14天 | 卵泡生长发育,分泌雌激素,此期末排卵 | 雌激素分泌增加,至此期末达高峰 | 内膜增生变厚,其中的血管和腺体增生 |
| 分泌期 | 第15~28天 | 残余卵泡发育成黄体,分泌孕激素和雌激素 | 孕激素、雌激素分泌增加 | 内膜进一步增生变厚,血管扩张充血,腺体分泌 |
| 月经期 | 第1~4天 | 黄体退化、萎缩 | 雌、孕激素水平迅速下降 | 内膜血管痉挛,缺血、坏死、脱落、出血 |

月经周期中,卵巢提供发育成熟的卵子,子宫内膜适时地创造适合受精卵着床和发育的环境。因此月经周期是为受精、着床、胚胎发育作周期性准备的过程。

总之,月经周期的形成是下丘脑-腺垂体-卵巢轴共同作用的结果,也受大脑皮质的影响。因此月经周期容易受到社会和心理因素的影响,导致月经失调。

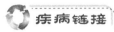 疾病链接

痛经

痛经是指行经前后或月经期出现下腹疼痛、坠胀,伴有腰酸或其他不适,为妇科常见现象,症状严重者影响生活质量。痛经分为原发性和继发性两类。原发性痛经是指生殖器官无器质性病变的痛经,占痛经90%以上。原发性痛经在青春期多见,常在初潮后1~2年内发病;继发性痛经是盆腔器质性疾病引起的痛经。痛经的发生主要与子宫内膜前列腺素含量增高有关,还受疼痛的主观感受、个体痛阈等因素的影响。

（杨　月）

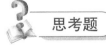 思考题

1．女性为什么会出现月经周期?

2．怀孕后女性为什么不来月经?

3．根据月经周期的变化规律,如何指导计划生育?

# 中英文名词对照索引

# Z

# 参考文献

1. 朱大年. 生理学. 第 7 版. 北京：人民卫生出版社, 2008.
2. 彭波. 生理学. 第 2 版. 北京：人民卫生出版社, 2010.
3. 彭波, 李茂松. 生理学. 第 2 版. 北京：人民卫生出版社, 2008.
4. 朱大年, 王庭槐. 生理学. 第 8 版. 北京：人民卫生出版社, 2013.
5. 唐四元. 生理学. 第 3 版. 北京：人民卫生出版社, 2012.
6. 白波, 高明灿. 生理学. 第 6 版. 北京：人民卫生出版社, 2012.
7. 姚泰. 生理学. 第 6 版. 北京：人民卫生出版社, 2006.
8. 潘丽萍. 生理学. 第 2 版. 北京：人民卫生出版社, 2011.
9. 彭波, 王发宝. 生理学. 北京：人民卫生出版社, 2013.
10. 高明灿. 生理学. 第 3 版. 北京：科学出版社, 2012.